Rationelle
dermatologische Rezeptur

Grundlagen und kommentierte Rezeptursammlung aus DAB, DAC, NRF und mit Preiskalkulation

Claus Garbe, Holger Reimann, Christine Sander-Bähr

108 kommentierte Rezepturen, 67 Tabellen

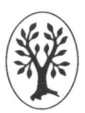

**1996
Georg Thieme Verlag in Kooperation
mit GOVI-Verlag**

Prof. Dr. med. Claus Garbe
Universitäts-Hautklinik
Eberhard-Karls-Universität
Liebermeisterstr. 25
72076 Tübingen

Dr. rer. nat. Holger Reimann
Leiter der Abteilung Neues Rezeptur-Formularium
Zentrallaboratorium Deutscher Apotheker
Ginnheimer Str. 20
65760 Eschborn

Dr. rer. nat. Christine Sander-Bähr
Krankenhaus-Apotheke
Klinikum Benjamin Franklin
Freie Universität Berlin
Hindenburgdamm 30
12200 Berlin

Die Deutsche Bibliothek – CIP-Einheitsaufnahme
Garbe, Claus:
Rationelle dermatologische Rezeptur : Grundlagen und kommentierte Rezeptursammlung mit DA
DAC, NRF und Preiskalkulation / von Claus Garbe ; Holger Reimann ; Christine Sander-Bähr. - Au
Nr. 1 - Stuttgart ; New York : Thieme 1996
NE: Reimann, Holger:; Sander-Bähr, Christine:

Wichtiger Hinweis:
Wie jede Wissenschaft ist die Medizin ständigen Entwicklungen unterworfen. Forschung und klin
sche Erfahrung erweitern unsere Erkenntnisse, insbesondere was Behandlung und medika-mentö
Therapie anbelangt. Soweit in diesem Werk eine Dosierung oder eine Applikation er-wähnt wird, da
der Leser zwar darauf vertrauen, daß Autoren, Herausgeber und Verlag große Sorgfalt darauf ve
wandt haben, daß diese Angabe **dem Wissensstand bei Fertigstellung des Werkes** entspricht.
Für Angaben über Dosierungsanweisungen und Applikationsformen kann vom Verlag jedoch kein
Gewähr übernommen werden. **Jeder Benutzer ist angehalten,** durch sorgfältige Prüfung der Be
packzettel der verwendeten Präparate und gegebenenfalls nach Konsultation eines Spe-zialiste
festzustellen, ob die dort gegebene Empfehlung für Dosierungen oder die Beachtung von Kontraind
kationen gegenüber der Angabe in diesem Buch abweicht. Eine solche Prüfung ist be-sonders wicht
bei selten verwendeten Präparaten oder solchen, die neu auf den Markt gebracht worden sind. **Jee
Dosierung oder Applikation erfolgt auf eigene Gefahr des Benutzers.** Autoren und Verlag appelli
ren an jeden Benutzer, ihm etwa auffallende Ungenauigkeiten dem Verlag mitzuteilen.

Geschützte Warennamen (Warenzeichen) werden **nicht** besonders kenntlich gemacht. Aus de
Fehlen eines solchen Hinweises kann also nicht geschlossen werden, daß es sich um einen freie
Warennamen handele.

Das Werk, einschließlich aller seiner Teile, ist urheberrechtlich geschützt. Jede Verwertung außerha
der engen Grenzen des Urheberrechtsgesetzes ist ohne Zustimmung des Verlages unzulässig ur
strafbar. Das gilt insbesondere für Vervielfältigungen, Übersetzungen, Mikrover-filmungen und d
Einspeicherung und Verarbeitung in elektronischen Systemen.

© 1996 Georg Thieme Verlag, Rüdigerstraße 14, D-70469 Stuttgart
Printed in Germany

Satz: Ausbelichtung nach Autorendiskette, Fa. Screenart, 72821 Wannweil
Druck: Druckhaus Götz GmbH, 71633 Ludwigsburg
ISBN 3-13-107291-1 (Thieme)
ISBN 3-7741-0578-2 (Govi)   2 3 4 5 6

Vorwort

In der dermatologischen Literatur existieren eine Vielzahl von Rezeptursammlungen, die oftmals einer kritischen Prüfung nicht standhalten. Die Rezepturen enthalten z.T. obsolete Wirkstoffe, sind galenisch nicht verträglich, weisen eine unzureichende physikalische oder chemische Stabilität auf, oder sind aus therapeutischen Gesichtspunkten nicht rationell kombiniert. Mit dem vorliegenden Band beabsichtigen wir, therapeutisch sinnvolle Rezepturen zusammenzustellen, die galenisch verträgliche Komponenten enthalten und eine hinreichende Stabilität besitzen. Diese Aufgabe wurde in einer arbeitsintensiven Kooperation zwischen Dermatologen und Apothekern in Angriff genommen.

Im vorliegenden Band werden die theoretischen und pharmazeutischen Grundlagen der dermatologischen Rezeptur ausführlich behandelt. Dazu gehören die Eigenschaften und die Indikationsgebiete der offizinellen Grundlagen, die Besprechung von 70 Wirkstoffen und von mehr als 120 Hilfsstoffen sowie von möglichen Inkompatibilitäten. Der aktuelle Stand der Bewertung obsoleter Stoffe wird dargestellt. In die Rezeptursammlung wurden 108 Rezepturen aufgenommen, die mit einem pharmazeutischen Kommentar, dermatologischen Indikationen, Anwendungshinweisen und Preiskalkulationen versehen wurden. Die vielen Preisbeispiele machen auch die wirtschaftliche Bewertung der Rezeptur möglich. Dieser Band stellt erst einen wichtigen Schritt in Richtung auf wissenschaftlich begründete Rezepturempfehlungen dar, der weiterer Ergänzung bedarf. Für Hinweise und Vorschläge sind wir dankbar.

Das Zentrallaboratorium Deutscher Apotheker in Eschborn prüft Rezepturen auf ihre galenischen Eigenschaften und ihre Haltbarkeit, und unter der Leitung von Herrn Dr. rer. nat. H. Reimann wurden Standardvorschriften für die Herstellung in der Apotheke ausgearbeitet, die im Neuen Rezeptur-Formularium (NRF) enthalten sind. Diese Rezepturen wurden im vorliegenden Band berücksichtigt. Frau Dr. rer. nat. C. Sander-Bähr hat darüberhinaus in das vorliegende Werk ihre Erfahrungen als Krankenhausapothekerin mit der Herstellung und dem Einsatz dermatologischer Rezepturen eingebracht. An einer ersten Bearbeitung der Rezepturen haben sich aktiv die Ärzte der Poliklinik in der Universitäts-Hautklinik im Klinikum Benjam Franklin in Berlin beteiligt, unser Dank gilt Frau Dr. U. Blume-Petavi, Herrn Dr. U. Hettmannsberger, Herrn Dr. E. Hilbert, Herrn Dr. K. Krasagakis, Herrn Dr. M. Owsianowski, Frau Dr. K. Schröder und Herrn Dr. G. Wahl.

Schließlich wurden auch Rezepturempfehlungen der pharmazeutischen und kosmetischen Industrie berücksichtigt. Die Angaben über die Kompatibilität und über die Stabilität dieser Empfehlungen stammen von den Herstellern und wurden von uns nicht überprüft. Schließlich sind wir Herrn Dr. rer. nat. H. W. Reinhardt aus Offenbach für seine kritische Durchsicht des Manuskriptes und für seinen Kommentar zu Rezepturempfehlungen der pharmazeutischen Industrie zu Dank verpflichtet.

Tübingen, im März 1996   Prof. Dr. med Claus Garbe

Inhaltsverzeichnis

1.	Fertigarzneimittel und Rezepturen	15
2.	Ziele der individuellen dermatologischen Rezeptur	19
3.	Formaler Aufbau des Rezeptes	23
3.1	Die Rezeptformalität	23
3.2	Rezeptursammlung in der Apotheke – Gesetzliche Grundlagen	25
4.	Die wirtschaftliche Rezeptur, Grundlagen und Beispiele der Preiskalkulation	27
5.	Grundlagen für die externe Behandlung	34
5.1	Salben und Cremes	34
5.1.1	Salben	
5.1.2	Cremes	37
5.1.3	Erkennen des Emulsionstyps (praktische Hinweise):	40
5.2	Puder	41
5.3	Lösungen und Öle	42
5.4	Schüttelmixturen oder Lotionen	44
5.5	Pasten	44
5.6	Gele	45
5.7	Bäder und Umschläge	47
6.	Rezeptierbare Wirkstoffe - Eine Auswahl von 70 Stoffen	48
6.1	Aluminiumchlorid-Hexahydrat	48
6.2	Ammoniumbituminosulfonat und Ammoniumsulfobitol (Ichthyol®, Tumenol®-Ammonium)	48
6.3	Anthrarobin	49
6.4	Antibiotika	49
6.5	Antihistaminika	51
6.6	Antimykotika	51
6.7	Azelainsäure	52
6.8	Benzoylperoxid	53

6.9	Benzylbenzoat	53
6.10	Brillantgrün	53
6.11	Bufexamac	54
6.12	Chinolinderivate	54
6.13	Chlorhexidin	55
6.14	Chlorocresol	55
6.15	Dexpanthenol	55
6.16	Dimeticon	56
6.17	Dithranol (Anthralin, Cignolin)	56
6.18	Estrogenderivate	56
6.19	Ethacridinlactat (Rivanol®)	57
6.20	Formaldehyd	57
6.21	Fuchsin	57
6.22	Harnstoff	57
6.23	Hydrochinon	58
6.24	Kaliumpermanganat	58
6.25	Kortikosteroide	59
6.26	Merbromin	60
6.27	Methylrosaniliniumchlorid und Methylviolett	60
6.28	Metronidazol	60
6.29	Milchsäure	61
6.30	Minoxidil	61
6.31	Natriumchlorit	61
6.32	Phenol	62
6.33	Polidocanol 600 (Thesit®)	62
6.34	Polyvidon-Iod	62
6.35	Resorcin	62
6.36	Salicylsäure	63
6.37	Schwefel	63
6.38	Silbernitrat	64
6.39	Teer-Anwendungen	64
6.40	Testosteron und Testosteronpropionat	65
6.41	Tretinoin (Vitamin-A-Säure)	65
6.42	Zinkoxid	66
6.43	Zinksulfat	66

7.	**Hilfsstoffe** **67**
7.1	Hydrophobe Stoffe als Lipidbestandteile und Konsistenzgeber 67
7.2	Hydrophile Komponenten und Lösungsvermittler 70
7.3	Emulgatoren und Tenside 72
7.4	Pigmente und Pudergrundstoffe 75
7.5	Verdickungsmittel 77
7.6	pH-Regulantien 79
7.7	Konservierungsmittel 81
7.8	Antioxidantien 86
7.9	Wechselwirkungen und Unverträglichkeiten 88
7.9.1	Physikalisch-chemische Unverträglichkeiten 88
7.9.2	Wechselwirkung über Wasserstoffbrücken 89
7.9.3	Ionische Wechselwirkung 89
7.9.4	Grenzflächeneffekte 90
7.9.5	Beeinflussung der Wirkung 90
8.	**Haltbarkeit von Dermatika-Rezepturen** **92**
8.1	Haltbarkeit von Grundstoffen 92
8.2	Laufzeit von Fertigarzneimitteln 93
8.3	Aufbrauchsfrist von Rezepturen 96
9.	**Obsolete, bedenkliche und problematische Stoffe** **98**
9.1	Die besondere Situation bei der Verordnung von Externa und ihre Gründe 98
9.2	Obsolete Hilfsstoffe 98
9.3	Obsolete Wirkstoffe 101
9.4	Aufbereitungsmonographien für die Nachzulassung 102
9.5	Problematische Wirkstoffe 105
9.6	Empfehlungen für den Umgang mit Problemstoffen 107
10.	**Rezeptursammlung einschließlich der NRF-Rezepturen** **110**
10.1	**Wasserfreie Salbengrundlagen** 110
10.1.1	Weißes Vaselin DAB (Vaselinum album) 110
10.1.2	Schweineschmalz DAB (Adeps suillus) 111
10.1.3	Erdnußölfettsalbe (Freie Rezeptur) 112
10.1.4	Wollwachsalkoholsalbe DAB (Lanae alcoholum unguentum, Eucerin anhydricum) 113

10.1.5	Hydrophile Salbe DAB (Unguentum emulsificans)	114
10.1.6	Hydrophobes Basisgel DAC (Mucilago basalis hydrophobica, Polyethylen-Oleogel)	115
10.2	**Fettfreie Salbengrundlagen**	**116**
10.2.1	Polyethylenglykolsalbe DAB 8 (Polyaethylenglycoli unguentum, Macrogolsalbe)	116
10.2.2	Hydroxyethylcellulosegel DAB (Hydroxyethylcellulosi mucilago)	117
10.2.3	Wasserhaltiges Polyacrylatgel DAB 9 (Polyacrylati mucilago aquosa)	118
10.3	**Cremes und Emulsionsgrundlagen**	**119**
10.3.1	Wasserhaltige Wollwachsalkoholsalbe DAB (Lanae alcoholum unguentum aquosum, Eucerin cum aqua)	119
10.3.2	Wasserhaltige Wollwachsalkoholsalbe pH 5 (NRF 11.32.)	120
10.3.3	Wasserhaltige hydrophile Salbe DAB (Unguentum emulsificans aquosum)	121
10.3.4	Nichtionische hydrophile Creme DAB (Unguentum emulsificans nonionicum aquosum)	122
10.3.5	Lanolin DAB (Lanolinum)	123
10.3.6	Kühlsalbe DAB (Unguentum leniens)	124
10.3.7	Basiscreme DAC (Cremor basalis, Ambiphile Creme)	125
10.3.8	Emulsionsgrundlage (nach NRF 11.47. und 11.72.)	126
10.3.9	Dimeticon-Creme (NRF 11.34.) (Dimeticoni Cremor)	127
10.4	**Zinkoxidhaltige Grundlagen**	**128**
10.4.1	Zinkoxid-Talkum-Puder 50 %, weiß oder hautfarben (NRF 11.60.) (Zinkpuder, weiß oder hautfarben)	128
10.4.2	Zinkoxidschüttelmixtur, DAC oder hautfarben (NRF 11.22.) (Zinci oxidi lotio/ Zinci oxidi lotio rubra, Lotio alba aquosa/ Lotio rubra aquosa)	129
10.4.3	Ethanolhaltige Zinkoxidschüttelmixtur, weiß oder hautfarben (NRF 11.3.)	130
10.4.4	Emulsions-Zinkoxidschüttelmixtur (NRF 11.49.) (18er-Lotio)	131
10.4.5	Zinkpaste DAB (Zinci pasta, pasta zinci)	132
10.4.6	Hydrophobe hautfarbene Abdeckpaste, gelblich, mittel oder rötlich (NRF 11.58.)	133
10.4.7	Hydrophile hautfarbene Abdeckpaste, gelblich, mittel oder rötlich (NRF 11.59.)	134
10.4.8	Weiche Zinkpaste DAB (NRF 11.21.) (Pasta Zinci mollis DAB)	135
10.4.9	Zinköl (NRF 11.20.) (Zinci oleum, Oleum zinci)	136
10.5	**Keratolytika**	**137**
10.5.1	Salicylsäuresalbe 1 / 2 / 3 / 5 / 10 oder 20 % (NRF 11.43.)	137

10.5.2	Salicylsäure-Öl 2 / 5 oder 10 % (NRF 11.44.)	138
10.5.3	Ethanolhaltiges Salicylsäure- Gel 6 % (NRF 11.54)	139
10.5.4	Harnstoff-Creme 10 oder 15 % mit 5 % Milchsäure (Freie Rezeptur)	140
10.5.5	Harnstoff-Creme 12 % mit 0,03 % Tretinoin (Freie Rezeptur)	141
10.5.6	Anionische Harnstoff-Creme 5 oder 10 % (NRF 11.71.)	142
10.5.7	Hydrophile Harnstoff-Emulsion 5 oder 10 % (NRF 11.72.)	143
10.5.8	Harnstoff-Cetomacrogolsalbe 10 % (NRF 11.73.)	144
10.5.9	Wasserhaltige Harnstoff-Wollwachsalkoholsalbe 5 oder 10 % (NRF 11.74.)	145
10.5.10	Harnstoff-Natriumchlorid-Salbe (NRF 11.75.)	146
10.5.11	Fettender Salicylsäure-Hautspiritus 1 / 2 / 3 / oder 5 % (NRF 11.45.)	147
10.5.12	Isopropylalkoholhaltiger Salicylsäure-Hautspiritus 1 / 2 / 3 / 5 oder 10 % (NRF 11.55.)	148
10.6	**Kortikosteroidhaltige Externa**	149
10.6.1	Hydrophile Hydrocortisonacetat-Creme 0,5 % oder 1,0 % (NRF 11.15.)	149
10.6.2	Hydrophile Hydrocortison Creme 0,5 % oder 1,0 % (NRF 11.36.)	150
10.6.3	Hydrophile Prednisolon-Creme 0,5% (NRF 11.35.)	151
10.6.4	Hydrophile Triamcinolonacetonid-Creme 0,1 % (NRF 11.38.)	152
10.6.5	Triamcinolonacetonid-Hautspiritus 0,2 % mit Salicylsäure 2 % (NRF 11.39.)	153
10.6.6	Betamethason-V-Creme 0,05 oder 0,1 % (NRF 11.37.)	154
10.6.7	Betamethason-V-Lotio 0,05 oder 0,1 % (NRF 11.47.)	155
10.6.8	Hydrophile Clobetasolpropionat-Creme 0,05 % (NRF 11.76.)	156
10.7	**Antipruriginosa**	157
10.7.1	Polidocanol 5 % in Basiscreme oder in Basiscreme mit 30 % Aqua dest (Freie Rezeptur) (Thesit® Creme)	157
10.7.2	Polidocanol 5 % in Wollwachsalkoholsalbe (Freie Rezeptur) (Thesit® in Eucerin)	158
10.7.3	Polidocanol-600-Zinkoxidschüttelmixtur 3 oder 5 % (NRF 11.66.) (Thesit® in Lotio alba)	159
10.8	**Antipsoriatika**	160
10.8.1	Dithranol-Salbe 0,05 / 0,1 / 0,25 / 0,5 / 1 oder 2 % mit Salicylsäure 2 % (NRF 11.51.)	160
10.8.2	Abwaschbare Dithranol-Salbe 0,05 / 0,1 / 0,25 / 0,5 / 1 oder 2 % mit Salicylsäure 2 % (NRF 11.52.)	162
10.8.3	Dithranol-Macrogolsalbe 0,25 / 0,5 / 1 oder 2 % (NRF 11.53.)	164

10.8.4	Weiche Dithranol-Zinkpaste 0,05 / 0,1 / 0,25 / 0,5 / 1 oder 2 % (NRF 11.56.)	165
10.9	**Antiekzematosa**	167
10.9.1	Ammoniumsulfobitol-Zinkschüttelmixtur 2.5 % (NRF 11.2.)	167
10.9.2	Ammoniumbituminosulfonat-Salbe 10 / 20 oder 50 % (NRF 11.12.)	168
10.10	**Desinfizienzien**	169
10.10.1	Arningsche Lösung (NRF 11.13.)	169
10.10.2	Polyvidon-Iod-Lösung (NRF 11.16.) (Polyvidoni-Iodi solutio)	170
10.10.3	Polyvidon-Iod-Salbe und weiche Polyvidon-Iod-Salbe 10 % (NRF 11.17.)	171
10.10.4	Castellanische Lösung (NRF 11.26.) (Castellani solutio)	172
10.10.5	Farblose Castellanische Lösung (NRF 11.9.) (Castellani solutio sine colore)	173
10.10.6	Weiche Zinkpaste mit Chlorkresol und feinverteiltem Schwefel (NRF 11.6.)	174
10.10.7	Sterile Ethacridinlactat-Lösung 0,05 / 0,1 / 0,5 / oder 1 % (NRF 11.61.) (Rivanol®-haltige Lösung)	175
10.10.8	Ethanolhaltige Ethacridinlactat-Lösung 0,05 % oder 0,1% (NRF 11.8.) (Alkoholische Rivanol®-Lösung)	176
10.10.9	Ethacridinlactat-Salbe 1 % mit Salicylsäure 3 % (NRF 11.63.)	177
10.10.10	Ethacridinlactat-Zinkpaste 1 % (NRF 11.7.) (Rivanol®-Zinkpaste)	178
10.10.11	Chlorhexidingluconat-Creme 1 % (Freie Rezeptur)	179
10.10.12	Sterile Brillantgrün-Lösung 0,05 % oder 0,1 % (NRF 11.67.)	180
10.10.13	Brillantgrün-Lösung 0,5 % (NRF 11.68.)	181
10.10.14	Methylrosaniliniumchlorid-Lösung 0,1 % oder 0,5 % NRF 11.69.) (Gentianaviolett-Lösung)	182
10.10.15	Methylviolett-Lösung 0,1 % oder 0,5 % pH 7 (NRF 11.70.)	183
10.10.16	Desinfektionsspiritus (NRF 11.27.)	184
10.11	**Antiinfektiosa**	185
10.11.1	Clotrimazol-Lösung 1 % (NRF 11.40.)	185
10.11.2	Clotrimazol-Hautspray 1 % (NRF 11.41.)	186
10.11.3	Harnstoff-Paste 40 % mit Clotrimazol 1 % (NRF 11.57.)	187
10.11.4	Hydrophile Clotrimazol-Salbe 2 % (NRF 11.50.)	188
10.11.5	Hydrophile Miconazolnitrat-Creme 2 % (NRF 11.79.)	189
10.11.6	Ethanolhaltige Miconazolnitrat-Lösung 1 % (NRF 11.80.)	190
10.11.7	Anionische Miconazolnitrat-Creme 2 % (NRF 11.81.)	191
10.11.8	Benzylbenzoat-Emulsion 10 oder 25 % (NRF 11.64.)	192

10.11.9	Hydrophiles Metronidazol-Gel 0,75 % (NRF 11.65.)	193
10.11.10	Metronidazol-Creme 2 % (Freie Rezeptur)	194

10.12 Wundbehandlungsmittel 195
10.12.1 Pantothenylalkohol-Creme (NRF 11.28.) (Dexpanthenolcreme) 195
10.12.2 Pantothenylalkohol-Salbe (NRF 11.29.) 196
10.12.3 Harnstoff-Glucose-Puder (NRF 11.48.) 197
10.12.4 Polyvidon-Iod-Zucker-Salbe (NRF 11.42.) 198
10.12.5 Natriumchlorit-Lösung 0,12 % (NRF 11.62.) 199

10.13 Antihidrotika 200
10.13.1 Aluminiumchlorid-Hexahydrat-Gel 20 % (NRF 11.24.) 200
10.13.2 Isopropylalkoholhaltige Aluminiumchlorid-Hexahydrat-Lösung 20 % (NRF 11.1.) 201

10.14 Aknetherapeutika 202
10.14.1 Benzoylperoxid - Gel 5 oder 10 % (NRF 11.25.) 202
10.14.2 Salicylsäure-Aknespiritus 5 oder 10 % (NRF 11.23.) 203
10.14.3 Ethanolhaltige Erythromycin-Lösung 0,5 / 1 / 2 oder 4 % (NRF 11.78.) 204

10.15 Warzentherapeutika und Schälmittel 205
10.15.1 Harnstoff-Paste 40 % (NRF 11.30.) 205
10.15.2 Warzensalbe (NRF 11.31.) 206
10.15.3 Zusammengesetzte Resorcinpaste (NRF 11.10.) 207
10.15.4 Salicylcollodium (NRF 11.18.) 208

10.16 Proktologika 209
10.16.1 Hämorrhoidensalbe (NRF 5.1.) 209
10.16.2 Hämorrhoidal-Suppositorien (NRF 5.2.) 210
10.16.3 Ölige Phenol-Injektionslösung 5 % (NRF 5.3.) 211
10.16.4 Chininhydrochlorid-Injektionslösung 20 % mit (1)-Mepivacainhydrochlorid 2% oder Chininhydro-chlorid-Injektionslösung 20 % ohne (2) Mepivacain (NRF 5.4.) 212
10.16.5 Ethanolhaltige Zinkchlorid-Sklerosierungslösung (NRF 5.5.) 213

10.17 Stomatologika 214
10.17.1 Chlorhexidin-Gurgellösung (NRF 7.2.) (Chlorhexidini gargarisma) 214
10.17.2 Dexpanthenol-Lösung (NRF 7.3.) (Pantothenyl-alkohol-Lösung) 215
10.17.3 Citronensäure-Glycerol 0,5 / 1 oder 2 % (NRF 7.4.) 216
10.17.4 Künstlicher Speichel (NRF 7.5.) 217

10.18 Sonstiges 218
10.18.1 Zinkleim DAB, Zinci gelatina (NRF 11.19.) (Gelatina Zinci) 218

10.18.2	Depigmentierende Kligmansche Salbe 2, 3 oder 5 % Hydrochinon (Freie Rezeptur)	219
11.	**Rezepturempfehlungen pharmazeutischer und kosmetischer Industrieunternehmen.**	**220**
12.	**Kompatibilitätstabellen der pharmazeutischen Industrie**	**228**
13.	**Rezepturempfehlungen pharmazeutischer Unternehmen – eine kritische Stellungnahme eines Industriepharmazeuten** Dr. H. W. Reinhardt, Offenbach	**254**
14.	**Weiterführende Literatur**	**259**
15.	**Sachverzeichnis**	**260**

Tabellen

Tabelle 1:	Veränderungen der Rezeptur von Solutio Castellani im Vergleich der „Deutschen Rezeptormeln" und des „Neuen Rezeptur-Formulariums" (NRF, 1983)	17
Tabelle 2:	Vergleich der Zusammensetzung der Eucerinum®-Grundlagen als Beispiel für die Zunahme der Hilfsstoffe in neueren Salbengrundlagen	20
Tabelle 3:	Gliederung des Rezeptes	23
Tabelle 4:	Bezeichnung von Gewichtsmengen	24
Tabelle 5:	Abkürzungen und Sprachgebrauch der Subscriptio	25
Tabelle 6:	Rezeptur Betamethasoncreme (NRF 11.37.)	28
Tabelle 7:	Rezeptur Hydrophile Prednisolon-Creme 0,5 % (NRF 11.35.)	28
Tabelle 8:	Beispielrezeptur: Einarbeitung eines triamcinolonhaltigen Fertigarzneimittels in eine Rezeptur, um eine Salbe mit geringer Triamcinolonacetonid-Konzentration zu erhalten	29
Tabelle 9:	Beispielrezeptur: Einarbeitung der gleichen Triamcinolonacetonid-Konzentration in eine Rezepturgrundlage	30
Tabelle 10:	Beispielrezeptur: Hydrophile Triamcinolonacetonid-Creme 0,1 % (NRF 11.38.) in Mengen von 20 g bis 200 g	30
Tabelle 11:	Beispielrezeptur: 50 g Triamcinolonacetonidsalbe 0,1 % mit Asche Basis Salbe oder mit Excipial Fettcreme	32
Tabelle 12:	Beispielrezeptur Pantothenylalkohol-Salbe (NRF 11.29.)	33
Tabelle 13:	Wasserfreie lipophile Salbengrundlagen (Weißes Vaselin DAB, Schweineschmalz DAB, Erdnußölfettsalben)	35
Tabelle 14:	Wasserfreie wasserlösliche Salbengrundlagen (Polyethylenglykolsalbe DAB 8)	36
Tabelle 15:	Wasserfreie Absorptionsgrundlagen (Wollwachsalkoholsalbe DAB = Eucerin anhydricum, Hydrophile Salbe DAB)	37
Tabelle 16:	Lipophile Cremes (wasserhaltig); Wasserhaltige Wollwachsalkoholsalbe DAB = Eucerin cum aqua (50 %), Eucerin cum 25 % aqua, Lanolin DAB, Kühlsalbe DAB	38
Tabelle 17:	Wasserhaltige hydrophile Cremes; Wasserhaltige Hydrophile Salbe DAB, Nichtionische hydrophile Creme DAB	39
Tabelle 18:	Wasserhaltige ambiphile Creme (Basiscreme DAC	40
Tabelle 19:	Verpackungsform verschiedener Grundlagen und Haltbarkeit	41

Tabellenverzeichnis 13

Tabelle 20: Puder..42
Tabelle 21: Arzneilösungen 43
Tabelle 22: Schüttelmixturen oder Lotionen (Zinkoxid-
schüttelmixtur NRF 11.22., Lotio Cordes) 44
Tabelle 23: Lipophile Pasten (Zinkpaste DAB, Weiche
Zinkpaste DAB)..45
Tabelle 24: Hydrogele (Wasserhaltiges Polyacrylatgel
DAB 9, Isopropylhaltiges Polyacrylatgel
DAB 9, Hydroxyethylcellulosegel DAB) 46
Tabelle 25: Oleogele (Plastibase), Hydrophobes Basisgel DAC............47
Tabelle 26: Extern wirksame Kortikosteroide mit Angabe
von wirksamen Konzentrationen und von Preisen. 59
Tabelle 27: Lipidkomponenten in Dermatika...68
Tabelle 28: Hydrophile Komponenten in Dermatika..............................71
Tabelle 29: Emulgatoren und Tenside in Dermatika..............................73
Tabelle 30: Pigmente und Pudergrundstoffe in Dermatika 76
Tabelle 31: Verdickungsmittel für hydrophile Flüssigkeiten...............77
Tabelle 32: pH-Regulation in Dermatika-Rezepturen 80
Tabelle 33: Wasserhaltige Dermatika-Rezepturen ohne
mikrobielles Risiko 83
Tabelle 34: Für Dermatika-Rezepturen wichtige Konser-
vierungsstoffe und antimikrobielle Grundlagen-
bestandteile..84
Tabelle 35: Antioxidantien und Synergisten in Dermatika..................87
Tabelle 36: Instabilitäten bei Arzneimitteln 93
Tabelle 37: Richtwerte für Aufbrauchsfristen bei Dermatika 97
Tabelle 38: Obsolete und fast obsolete Hilfsstoffe für
Dermatika 100
Tabelle 39: Aufbereitungsmonographien für die Nach-
zulassung: negativ beurteilte Dermatika-
Wirkstoffe 103
Tabelle 40: Aufbereitungsmonographien für die Nach-
zulassung: Ihr Wert und Unwert bei der Rezeptur........ 104
Tabelle 41: Abgestufte Vorgehensweisen bei problematischen
Rezepturen 108
Tabelle 42: Wirkstofffreie Fertigarzneimittel, die zu Rezeptur-
zwecken mit den Krankenkassen vereinbart
worden sind und ihre Preise in der Rezeptur.
(Stand 15.5.1995)..223
Tabelle 43: Wirkstofffreie pharmazeutische Grundlagen
(keine Abgabe als Fertigarzneimittel, sondern
wird nur zu Rezepturzwecken verwendet)
und ihr Preis in der Rezeptur (Stand 15.5.1995) 224
Tabelle 44: Wirkstoffhaltige Fertigarzneimittel, die zu
Rezepturzwecken mit den Krankenkassen
vereinbart worden sind, und ihre Preise in
der Rezeptur (Stand 15.5.1995)..225

Tabelle 45:	Pharmazeutische und kosmetische Grundlagen ohne Vereinbarung über Rezepturzweck mit den Krankenkassen (Stand Februar 1996)	226
Tabelle 46:	Kompatibilitätstabelle der Fa. Asche für Asche Basis-Präparate	229
Tabelle 47:	Kompatibilitätstabelle der Fa. Beiersdorf für Eucerinum-Grundlagen	231
Tabelle 48:	Kompatibilitätstabelle der Fa. Beiersdorf für Laceran-Präparate	234
Tabelle 49:	Kompatibilitätstabelle der Fa. Cordes für Basis Cordes® RK	235
Tabelle 50:	Kompatibilitätstabelle der Fa. Cordes für Unguentum Cordes	236
Tabelle 51:	Kompatibilitätstabelle der Fa. Cordes für Pasta Cordes	237
Tabelle 52:	Kompatibilitätstabelle der Fa. Dumex für Abitima Creme	238
Tabelle 53:	Kompatibilitätstabelle der Fa. Galderma für Nubral-Präparate	240
Tabelle 54:	Kompatibilitätstabelle der Fa. Grünenthal für Jellin-Präparate	241
Tabelle 55:	Kompatibilitätstabelle der Fa. Hermal für Amciderm Basiscreme	242
Tabelle 56:	Kompatibilitätstabelle der Fa. Hermal für Aqua-non Hermal	242
Tabelle 57:	Kompatibilitätstabelle der Fa. Hermal für Basodexan-Präparate	243
Tabelle 58:	Kompatibilitätstabelle der Fa. Hermal für Decoderm Basiscreme	244
Tabelle 59:	Kompatibilitätstabelle der Fa. Hoechst für Topisolon Basissalbe	245
Tabelle 60:	Kompatibilitätstabelle der Fa. Hoechst für Dermatop-Präparate	246
Tabelle 61:	Kompatibilitätstabelle der Fa. Hans Karrer für Excipial-Präparate	247
Tabelle 62:	Kompatibilitätstabelle der Fa. La Roche-Posay für Cold Cream und Onguent	249
Tabelle 63:	Kompatibilitätstabelle der Fa. Schering für Neribas-Präparate	250
Tabelle 64:	Kompatibilitätstabelle der Fa. Stiefel für Pruricalm Lotion	251
Tabelle 65:	Kompatibilitätstabelle der Fa. Stockhausen für Praecutan-Produkte	251
Tabelle 66:	Kompatibilitätstabelle der Fa. Wolff für Linola-Präparate und Wolff Basis Creme	252
Tabelle 67:	Kompatibilitätstabelle der Fa. Yamanouchi für Alfason Basis Cresa	253

1. Fertigarzneimittel und Rezepturen

Für topische Behandlungen steht derzeit dem dermatologisch behandelnden Arzt eine breite Palette von Fertigarzneimitteln zur Verfügung. Der Dermatologe kann in seiner Behandlung heute weitgehend ohne selbst verfaßte Rezepturen auskommen. Die pharmazeutische Industrie hat fast alle modernen, gebräuchlichen dermatologischen Rezepturen in Fertigarzneimittel umgesetzt. Dennoch erfreut sich die Rezeptur insbesondere bei Dermatologen in den letzten Jahren wieder einer zunehmenden Beliebtheit und erlebt eine Renaissance. Für diese Entwicklung gibt es verschiedene Gründe, die unter den Zielen des Rezeptierens ausführlich dargestellt werden. Ausschlaggebend sind vor allem zwei Vorteile der Rezeptur: (a) Die Rezeptur kann individuell auf die Erfordernisse der Behandlung des Patienten abgestimmt werden; so können beispielsweise allergieauslösende Substanzen wie Konservantien, Duftstoffe, Emulgatoren etc. gezielt vermieden werden, und die Grundlage der Rezeptur kann auf den Hauttyp des Patienten abgestimmt werden. (b) Rezepturen können in vielen Fällen, insbesondere bei der Erfordernis größerer Verschreibungsmengen von Salben etc. für die Behandlung, erheblich billiger als die Verordnung von Fertigarzneimitteln sein. Dies gilt insbesondere für die in der dermatologischen Behandlung häufig verwendeten topischen Kortikosteroide.

Mit der Verlagerung der Herstellung von Arzneimitteln von den Apotheken auf die pharmazeutische Industrie haben sich die Qualitätsanforderungen an Arzneimittel grundlegend geändert. Die Entwicklung eines Arzneimittels setzt heute umfangreiche Testungen in vitro und in vivo voraus, die Aufschlüsse über die Unbedenklichkeit des Arzneistoffes, seine Pharmakokinetik und seine Wirkung geben müssen. Bei Zulassung von Fertigarzneimitteln müssen die pharmazeutische Qualität einschließlich der Haltbarkeit sowie die Unbedenklichkeit und die Wirksamkeit der Präparate in wissenschaftlich anerkannten Prüfungen nachgewiesen werden. Zusätzlich wird die Herstellung der Arzneimittel inzwischen in der Europäischen Gemeinschaft strengen Kontrollen entsprechend den GMP-Richtlinien (Good Manufacturing Practise) unterzogen.

Insofern hat die Verbreitung von Fertigarzneimittelpräparaten in der Dermatologie ganz ohne Zweifel zu einer wesentlichen Verbesserung der therapeutischen Optionen geführt und dazu beigetragen, daß Therapieerfolge durch Anwendung gleichbleibend qualitativ hochwertiger Arzneimittel besser reproduzierbar wurden. Von diesem Standard sind zugegebenermaßen eine Reihe von in der Dermatologie gebräuchlichen Rezepturen zur Zeit noch weit entfernt.

Die dermatologische Rezeptur muß deshalb einer kritischen Prüfung unterzogen werden. Die Rezepturen sollten sich dem Standard annähern, der von Fertigarzneimitteln der pharmazeutischen Industrie vorgegeben wird. Als Mindestvoraussetzungen sind dafür anzusehen, (a) daß die rezeptierten Wirkstoffe und Hilfsstoffe nach bestem Ermessen unbedenklich sind, (b) daß die verordneten Stoffe gegen das zu behandelnde Krankheitsbild wirksam sind, (c) daß die Galenik des rezeptierten Arzneimittels stimmt sowie die chemische und physikalische Stabilität gegeben ist, und (d) daß der Patient ausreichend informiert wird. Mit diesem Anspruch wurden dermatologische Rezepturen von der Arzneimittelkommission der Deutschen Apotheker und dem Zentrallaboratorium Deutscher Apotheker überprüft, und die Rezepturvorschriften wurden im „Neuen Rezeptur-Formularium" zusammengefaßt. Das „Neue Rezeptur-Formularium" ist eine pharmazeutische Vorschriftensammlung, die neben etwa 100 Dermatika-Rezepturen auch etwa gleich viele Monographien aus anderen Indikationsgebieten enthält. Sie ist in jeder Apotheke vorhanden, bei Dermatologen und Allgemeinärzten aber noch wenig bekannt. Die Rezepturen des „Neuen Rezeptur-Formulariums" stellen gleichzeitig den Grundstock des vorliegenden Bandes dar. Darüberhinaus wurden zusätzlich Rezepturen aufgenommen, die aus Sicht der Verfasser eine sinnvolle Ergänzung des Bestandes des „Neuen Rezeptur-Formulariums" darstellen.

Eine rationale dermatologische Rezeptur muß gegen verschiedene Traditionen des dermatologischen Rezeptierens durchgesetzt werden, die z.T. noch die Praxis bestimmen. Folgende seien genannt:

- *Das traditionalistische Konzept dermatologischen Rezeptierens*: Viele Rezepturen entstanden zu Beginn des 20. Jahrhunderts, zu einem Zeitpunkt, als erst wenige topisch wirksame Arzneistoffe zur Verfügung standen und Fertigarzneimittel noch nicht auf dem Markt waren. Die dermatologische Therapie war zu dieser Zeit eine fast ausschließlich topische Therapie, und der behandelnde Dermatologe hatte keine Alternative zum Rezeptieren. Das Konzept des Rezeptierens war damals weitgehend verschieden von unserem heutigen Verständnis moderner Therapeutika. Während wir heute als ein geeignetes Arzneimittel insbesondere Monosubstanzen in einer geeigneten Grundlage ansehen, wurden damals Rezepturen eher wie Kochrezepte gedacht. Das Zusammenmischen verschiedener Substanzen mit ähnlichen Effekten schien den bestmöglichen Erfolg zu versprechen, der damals auch noch kaum exakt meßbar war. Die bekanntesten Beispiele für diese Rezepturphilosophie sind die Solutio Castellani und die Tinctura Arning. Beide Rezepturen sind auch im vorliegenden Band ebenso wie im „Neuen Rezeptur-Formularium" mit gewissen Modifikationen aufgenommen, da sie sich in der Erfahrung vieler Dermatologen bei bestimmten Indikationen durchaus bewährt haben. Daneben finden sich aber in dermatologischen Rezeptursammlungen noch viele Rezepturen, die diesem Konzept folgen und heute sicher als obsolet angesehen werden müssen. Dazu gehören z.b. die Schälpasten nach Unna und nach Lassar, die heute in der Aknebehandlung besser durch z. B. Vitamin A-Säure-Präparate ersetzt werden. Dazu gehören ebenfalls viele Rezepturen zur Behandlung von Dermatitiden, die u.a. Resorcin, Schwefel etc. enthalten. Derartige Rezepturen wurden in die vorliegende Sammlung bewußt nicht mehr aufgenommen.

- *Die Verwendung obsoleter Substanzen.* Eine Reihe von Substanzen, die in klassischen Rezepturen enthalten sind, werden heute als obsolet angesehen (siehe Kapitel 9). So liegen beispielsweise negative Monographien zur Nutzen-Risiko-Beurteilung durch das Bundesinstitut für Arzneimittel und Medizinprodukte für folgende Stoffe vor: Resorcin, Phenol, Schwefel, topische Sulfonamide, Guajazulen, Cadmiumsulfid usw. Bei Verschreibung von Rezepturen, die diese Substanzen enthalten, wird sich der Arzt im Schadensfalle die Frage stellen lassen müssen, ob nicht unbedenklichere Alternativen zur Behandlung zur Verfügung standen. Wegen ihrer Toxizität gelten seit langem Quecksilbersalze, Bleisalze und Borsäure in der topischen Behandlung als obsolet. Dieser Situation wurde im „Neuen Rezeptur-Formularium" bei der Zusammenstellung traditioneller Rezepturen in manchen Fällen dadurch Rechnung getragen, daß obsolete Substanzen substituiert wurden, die Rezeptur aber nach wie vor unter dem traditionellen Namen aufgeführt wird (vergleiche dazu Solutio Castellani, Tabelle 1). Insbesondere wegen des nach wie vor vorhandenen Resorcins wird die Castellanische Lösung in der vorliegenden Rezeptursammlung negativ kommentiert.

Tabelle 1: Veränderungen der Rezeptur von Solutio Castellani im Vergleich der „Deutschen Rezeptformeln" und des „Neuen Rezeptur-Formulariums" (NRF, 1983)

Deutsche Rezeptformeln (DRF)		*Neues Rezeptur-Formularium (NRF 11.26.)*	
Sol. Fuchsini spirit. 10 %	7,94	Solut. Fuchsini spirit. 4 %	10,0
Phenol. Liquefac.	3,97	Natriumedetat	0,02
Acidi Borici	0,79	Chlorocresol	0,1
Acetoni	3,97	Aceton	5,0
Resorcini	7,94	Resorcin	10,0
Aqua purif.	zu 100,0	Aqua purif.	zu 100,0

- *Die Verdünnung von wirkstoffhaltigen Fertigarzneimitteln mit unterschiedlichen Grundlagen*: Diese heute noch verbreitete

Praxis sollte bis auf wenige begründete Ausnahmen aufgegeben werden. Insbesondere das Zusammenmischen von unterschiedlichen Fertigarzneipräparaten, um verschiedene Wirkstoffe zu kombinieren, sollte unbedingt unterlassen werden. Hier werden unterschiedliche Grundlagen und Hilfsstoffe zusammengeführt, deren Kompatibilität in Frage steht. Darüberhinaus summieren sich in der Endrezeptur die Hilfsstoffe, Konservantien und Duftstoffe, die alle das Sensibilisierungsrisiko zusätzlich erhöhen. Weiterhin führt das Zusammenmischen verschiedener Fertigarzneimittel auch zu unnötig hohen Kosten, da z.T. angebrochene Tuben voll berechnet werden müssen, und zusätzlich die Apothekentaxe erhoben wird. Allenfalls ist es sinnvoll, ein wirkstoffhaltiges Fertigarzneipräparat mit der identischen Basiscreme zu verdünnen. In seltenen Fällen steht der Wirkstoff nicht als Rezeptursubstanz zur Verfügung (z.B. bei Patentschutz), so daß er bei Bedarf nur in Form des Fertigarzneimittels als Rezepturbestandteil verschrieben werden kann.

- *Die spontane Rezeptur*: Nicht selten werden Rezepturen geschrieben, deren Herstellung galenisch nicht möglich ist, die inkompatible Substanzen enthalten oder nicht über den vorgesehenen Anwendungszeitraum stabil bleiben. Die vorliegende Sammlung rationeller Rezepturen beabsichtigt, derartige Fehlschläge zu vermeiden. Die Voraussetzung dazu ist eine Kooperation zwischen Arzt und Apotheker. Die ärztliche Ausbildung umfaßt weder im Studium noch während der Spezialisierung eine eingehende Beschäftigung mit der Galenik, die aber Voraussetzung für die Herstellung von funktionierenden Rezepturen ist. Unter anderem beabsichtigt der vorliegende Band auch, das Wissen der rezeptierenden Ärzte über die Funktion der verschiedenen in den Rezepturen vorhandenen Wirk- und Hilfsstoffe zu verbessern. Deshalb wird bei jeder Rezeptur im Kommentar auf diese Punkte im einzelnen eingegangen.

Im Spannungsverhältnis zwischen Fertigarzneimitteln und individueller Rezeptur geht es heute darum, den Qualitätsstandard der Rezepturen anzuheben. Dazu gehört die kritische Prüfung der verwendeten Inhaltsstoffe und damit der Verzicht auf eine Reihe traditioneller Substanzen, die heute als bedenklich eingestuft werden müssen. Die galenische Verträglichkeit der verwendeten Substanzen ist unbedingt zu fordern. Weiterhin sollen Arzt und Patient über die chemische und physikalische Haltbarkeit des rezeptierten Arzneimittels informiert sein. Schließlich sollte der verschreibende Arzt einen Preisvergleich zur Verordnung von Fertigarzneimitteln vornehmen können. Da die Berechnung des Preises rezeptierter Arzneimittel kompliziert ist (vergleiche Kapitel 4), ist die Angabe von Kosten für verschiedene Mengen der Rezeptur dazu erforderlich. Der vorliegende Band hat zum Ziel, dem rezeptierenden Arzt entsprechende Hilfestellungen zu bieten, um rationelle Entscheidungen möglich zu machen.

2. Ziele der individuellen dermatologischen Rezeptur

Die individuelle Rezeptur wird heute in größerem Maßstab nahezu nur noch für die topische Behandlung von Hautkrankheiten verordnet. Folgende Gründe sprechen dafür, daß die dermatologische Rezeptur auch langfristig eine sinnvolle Ergänzung zu Fertigarzneimitteln bleiben wird:
- Wirkstoffe werden in Kombination mit Vehikeln (Grundlagen) therapeutisch angewandt, wobei die Wahl der richtigen Grundlage entscheidend für den Behandlungserfolg sein kann. Dafür können je nach Hauttyp und Krankheitsstadium unterschiedliche Erfordernisse vorliegen.
- Bei der topischen Behandlung der Haut sind Allergien im Vergleich zur systemischen Anwendung von Wirkstoffen stark erhöht. Häufiger als bei systemischer Medikamentenanwendung muß dem Vorliegen von Allergien Rechnung getragen werden. Beim Rezeptieren können besonders einfach zusammengesetzte pharmazeutische Grundlagen verwendet werden, deren Sensibilisierungspotential gering ist. Der rezeptierende Arzt sollte wissen, daß die modernen pharmazeutischen Grundlagen, insbesondere in Fertigarzneimitteln, oft viel mehr Inhaltsstoffe enthalten als klassische Varianten. Ein Beispiel dafür kann aus dem Vergleich der Eucerinum®-Grundlagen von Beiersdorf gesehen werden, wo die traditionellen Grundlagen Eucerinum® anhydricum und Eucerinum® cum aqua nur wenige Stoffe enthalten und konservierungsstofffrei sind. Die modernen Grundlagen Eucerinum® O/W Grundlage und Eucerinum® W/O Grundlage enthalten dagegen bereits eine Vielzahl von Hilfsstoffen (vgl. Tabelle 2).
- Je nach Fläche der Hauterscheinungen kann die erforderliche Menge des jeweiligen Externums außerordentlich stark variieren. Eine Ganzkörperbehandlung bei einer akuten Dermatitis kann 100 bis 200 g Salbe täglich erfordern, während für eine kleinflächige Dermatitis (z.B. Herpes simplex) eine Behandlung mit 5 g pro Woche ausreichend sein kann. Eine Mengenstandardisierung ist deshalb für die topische Behandlung der Haut viel schwieriger als für die systemische Behandlung.
- Eine Modifikation der Arzneiwirkung ist in der externen Therapie selten allein über die Dosierung ausreichend möglich, so daß

sich Bedarf für unterschiedliche Konzentrationsstufen ergibt. Die erwünschten Konzentrationsunterschiede der verwendeten Wirkstoffe können dabei bis zu zwei Zehnerpotenzen umfassen. Fertigarzneimittel können aus wirtschaftlichen Gründen meist nur die wichtigsten Konzentrationsstufen berücksichtigen.

Tabelle 2: Vergleich der Zusammensetzung der Eucerinum®-Grundlagen als Beispiel für die Zunahme der Hilfsstoffe in neueren Salbengrundlagen

EUCERINUM® anhydricum	EUCERINUM® cum Aqua	EUCERINUM® o/w-Grundlage	EUCERINUM® w/o-Grundlage
93,5% Weißes Vaselin 6,0% Wollwachsalkohole (Eucerit®) 0,5% Cetylstearylalkohol	Mischung von Eucerinum® anhydricum mit Wasser im Verhältnis 50:50	Gereinigtes Wasser Palmitinsäureisopropylester Glyzerinmonostearat Glycerol 85% PEG-5 Stearylstearat Flüssiges Paraffin Weißes Vaselin PEG-21 Stearylether Benzylalkohol Silicone Wollwachsalkohole (Eucerit®) Phenoxyethanol Natriumhydroxid	Gereinigtes Wasser Flüss. Paraffin Propylenglykoldicaprylat/Dicaprat. Ceresin Glycerol 85% Sorbitanisosterarat PEG-2 hydriertes Rizinusöl Methoxy PEG-22 Dodecylglycol-Copolymer PEG-45 Dodecylglycol-Copolymer Magnesiumsulfat Phenoxyethanol Hydriertes Rizinusöl Wollwachsalkohole (Eucerit®) Methyldibromo-Glutaronitril

- Lokaltherapeutika können in Fällen sinnvoller Wirkstoffkombination in der Regel nicht wie systemisch verabreichte Medikamente gleichzeitig gegeben werden, sondern müssen die Wirkstoffe in einer Rezeptur vereinigen. Entsprechende individuelle Kombinationen kann die Industrie ebenfalls nur schwer in Fertigarzneimitteln verwirklichen.

2. Ziele der individuellen dermatologischen Rezeptur

- Die Haltbarkeit ist bei vielen wasserhaltigen Externa ein schwerwiegenderes Problem als bei den wasserfreien, festen Medikamenten zur oralen Verabreichung. So entsteht ein besonderer Bedarf für nur kurzfristig stabile Rezepturen bei dem Wunsch nach Vermeidung von Konservantien wegen der Gefahr von Unverträglichkeitsreaktionen. Passende Mengen für die Behandlung können dann besser rezeptiert werden.

Folgende Ziele werden mit einer rationellen dermatologischen Rezeptur verbunden:

- Sie ermöglicht die individuelle Auswahl, Dosierung und Kombination von Wirkstoffen. In seltenen Fällen können Wirkstoffe gewählt werden, die in Fertigarzneimitteln bisher nicht zur Verfügung stehen (z.B. Metronidazol, Minoxidil, Chlorhexidin etc.). Häufiger dient die Rezeptur der Wahl einer niedrigeren Konzentration eines Wirkstoffes als er in Fertigarzneimitteln vorliegt (dies trifft insbesondere für Kortikosteroide zu). Auch die kombinierte Einarbeitung von Wirkstoffen, die in der topischen dermatologischen Therapie zur Anwendung kommt, kann individuell gestaltet werden.
- Die Auswahl des Vehikels (der Grundlage) kann dem Akuitätsstadium der Erkrankung und dem jeweiligen Hauttyp individuell angepaßt werden. Das gilt sowohl für den prinzipiellen Typ des Vehikels (Fettsalbe, Creme, Lösung, Lotio, Gel etc.) als auch für den gewünschten Fettgehalt bei Cremes und Fettsalben. Zwar bieten heute auch Fertigarzneimittel hier schon eine gewisse Wahlmöglichkeit, die aber den Wunsch des Dermatologen nach der gesamten Klaviatur bei weitem nicht befriedigen kann.
- In Bezug auf Wirkstoffe und Grundlagen können abgestufte Therapiestrategien verfolgt werden. So kann z.B. mit Abklingen einer akuten Dermatose die Konzentration des Wirkstoffes (z.B. bei Kortikosteroiden) gesenkt werden und der Fettgehalt der Grundlage stufenweise erhöht werden. Derartig abgestufte Therapiekonzepte werden mittels der Rezeptur optimiert.
- Die individuelle Rezeptur stellt auch ein Mittel zur Verbesserung der Compliance des Patienten gegenüber der Behandlung dar. Die maßgeschneiderte Rezeptur zeigt dem Patienten, daß er keine Behandlung „von der Stange" angeboten bekommt. Im Laufe längerfristiger Behandlungen lassen sich so die Rezepturen auch entsprechend der Rückmeldung und der Empfindlichkeit des Patienten modifizieren. Sie erlaubt auch, gegebenenfalls nach bisher erfolgloser Behandlung oder nach Arztwechsel, eine für den Patienten erkennbare Abgrenzung der Medikation.
- Individuelle Rezepturen sind z.T. deutlich preisgünstiger als vergleichbare Fertigarzneimittel. Das trifft insbesondere dann zu, wenn größere Mengen eines Externums verordnet werden müssen. So gilt beispielsweise für kortikosteroidhaltige Externa, daß für denselben Preis wie für eine 50-g-Tube einer steroid-

haltigen Salbe 200 bis 300 g einer gleichwertigen Rezeptur verordnet werden können. So kann der Arzt besser auf die Erfordernisse einer großflächigen Behandlung reagieren.

Der vorliegende Band soll dabei behilflich sein, die Vorteile der individuellen Rezeptur optimal auszuschöpfen. Die vorliegenden Rezepturen wurden nicht einfach aus anderen Kompendien abgeschrieben. Sie sind zum größten Teil im Zentrallaboratorium Deutscher Apotheker standardisiert worden und haben sich in der Praxis bewährt. Die ausführliche Kommentierung der pharmazeutischen Konzeption der aufgeführten Rezepturen und ihr Beispielcharakter sollen es weiterhin ermöglichen, in Anlehnung ähnliche Rezepturen herzustellen.

3. Formaler Aufbau des Rezeptes

3.1 Die Rezeptformalität

Das Rezept stellt eine schriftliche Anweisung des Arztes an den Apotheker zur Herstellung und Abgabe einer Arznei dar. Rezepte dürfen nur von approbierten Ärzten ausgestellt werden. Es gilt als eine Privaturkunde. Rezepte haben einen formalen Aufbau, müssen aber nicht auf speziellen Vordrucken ausgestellt werden. Spezielle Vordrucke sind lediglich für Kassenrezepte erforderlich. Das Privatrezept kann auch auf ein einfaches Blatt Papier mit handgeschriebener Inscriptio, s.u., ausgestellt werden.

Der Tradition folgend wird das Rezept in der Regel in lateinischer Sprache abgefaßt. Die eindeutig nur die für den Patienten bestimmte „Gebrauchsanweisung, die Signatur", wird in deutscher Sprache geschrieben.

Tabelle 3: Gliederung des Rezeptes

Inscriptio	Dr. med. X.Y., Dermatologe
	Ort, Straße Nr., Tel.-Nr.
	Datum
Invocatio	Rp.
Praescriptio	
Subscriptio	M.f. ......
Signatura	S. Genaue Gebrauchsanweisung
	mit Einzel- und Tagesdosis
	Für Herrn X.Y. in Z.
	Straße Nr.
	Dr. Unterschrift

(a) Inscriptio

Sie enthält Namen, Adresse und genaue Berufsbezeichnung des verordnenden Arztes

(b) Invocatio

Sie enthält die Aufforderung an den Apotheker „Recipe" = Nimm! und wird abgekürzt Rp.

(c) Praescriptio

Die Verschreibung (auch Ordinatio genannt) führt die einzelnen Stoffe und die Gewichtsmengen des Rezeptes aus. Die Gewichtsmengen werden in Gramm angegeben, die Angabe Gramm erscheint aber nicht im Rezept. Nur in Ausnahmefällen ist die Gesamtmenge als Volumenangabe in Milliliter zu verstehen und sollte dann zur Vermeidung von Rückfragen auch so angegeben werden (volumendosierte Lösungen).

Tabelle 4: Bezeichnung von Gewichtsmengen

a͞a (ana partes aequales)	=	jeweils die angegebene Masse zu gleichen Teilen
ad	=	bis zu
a͞a ad	=	zu gleichen Teilen bis zu

(d) Subscriptio

Die Subscriptio stellt die Anweisung an den Apotheker dar und wird heute nur noch in Ausnahmefällen aufgeschrieben:

- in welcher Form die Arzneimittel hergestellt werden sollen
- wieviele solcher Dosen abzugeben sind
- und welcher Art die Verpackung sein soll

Tabelle 5: Abkürzungen und Sprachgebrauch der Subscriptio

> M. = Misce = Mische
> f. = fiat = (damit) entstehe(n),
> pulv. = pulvis = Pulver,
> D. = Da = Gib,
> tal.dos.Nr.X = tales doses Nr. X = 10 solcher Dosen
> ad = in,
> chartas = Papiertütchen bzw. andere Behältnisse

(e) Signatura

Die Signatur stellt die Gebrauchsanweisung für den Patienten dar und ist deshalb in deutscher Sprache abzufassen. Sie wird vom Apotheker auf die Medikamentenverpackung übertragen und ist bei verschreibungspflichtigen Medikamenten Pflicht. Die Signatur ist bei Rezepturen aber allgemein notwendig, denn nur dadurch kann der Apotheker eindeutig erkennen, wie die Rezeptur herzustellen ist (Nasensalbe, Augensalbe, zur Anwendung an der Haut, zur Anwendung an der Schleimhaut etc.).

(f) Arztstempel

Ein Arztstempel ist für eine Rezeptur grundsätzlich nicht erforderlich, sondern nur für ein Kassenrezept.

3.2 Rezeptursammlung in der Apotheke – gesetzliche Grundlagen

In allen Apotheken müssen laut Rechtsverordnung (§ 5 ApBetrO) das Deutsche Arzneibuch (DAB) und der Deutsche Arzneimittel-Codex (DAC) vorhanden sein. Die enthaltenen Vorschriften und Rezeptur-Monographien haben verbindlichen bzw. stark empfehlenden Charakter.

Arzneibuch DAB

In § 55 des Arzneimittelgesetzes von 1976 wird das Deutsche Arzneibuch gesetzlich definiert als eine im Bundesanzeiger „...

(1) ... vom Bundesministerium bekanntgemachte Sammlung anerkannter pharmazeutischer Regeln über die Qualität, Prüfung, Lagerung, Abgabe und Bezeichnung von Arzneimitteln und den bei ihrer Herstellung verwendeten Stoffen. Das Arzneibuch enthält

auch Regeln für die Beschaffenheit von Behältnissen und Umhüllungen. ...

(8) Arzneimittel dürfen nur hergestellt und zur Abgabe an den Verbraucher (...) in den Verkehr gebracht werden, wenn die in ihnen enthaltenen Stoffe und ihre Darreichungsformen den anerkannten pharmazeutischen Regeln entsprechen. ..."

1978 wurde das DAB 8 als erstes Arzneibuch mittels Rechtsverordnung auf dieser Grundlage eingeführt. Die heute gültige Fassung ist das DAB 1996. Für nicht mehr enthaltene Vorschriften sind vorangegangene Arzneibücher zu berücksichtigen.

Deutscher Arzneimittel-Codex

Der Deutsche Arzneimittelcodex (DAC) wird von der ABDA (Bundesvereinigung Deutscher Apothekerverbände) herausgegeben; er enthält Qualitätsvorschriften für Arzneistoffe, Arzneizubereitungen, Drogen und Hilfsstoffe, die nicht in den Arzneibüchern enthalten sind, aber von praktischer Bedeutung sind. Das DAC zählt zu den „allgemein anerkannten Regeln der pharmazeutischen Wissenschaft".

Neues Rezeptur-Formularium

Dem DAC ist 1983 das Neue Rezeptur-Formularium (NRF) als Sammlung zeitgemäßer Rezepturvorschriften angeschlossen worden. Es löst als solches historische Rezeptursammlungen wie das DRF und das RF ab.

Standardrezepturen

Die vom Institut für Arzneimittelwesen der DDR aus den Reichsformeln weiterentwickelte Sammlung wurde bis zu ihrer letzten, der 15. Auflage 1990, jährlich aktualisiert. Ein großer Teil der Rezepturen kann durch das jetzt zur Verfügung stehende Angebot an Fertigarzneimitteln als entbehrlich gelten, andere Vorschriften müssen wegen neuerer Nutzen-Risiko-Beurteilungen oder Bezugsschwierigkeiten für bestimmte Ausgangsstoffe heute als obsolet angesehen werden (vergleiche Kapitel 9). Die Standardrezepturen haben in den neuen Bundesländern immer noch eine wichtige Bedeutung. Ihre noch praxisrelevanten Vorschriften sollen nach und nach in das NRF eingearbeitet werden.

Formularium hospitale

Die von der Bundesvereinigung Deutscher Krankenhausapotheker (ADKA) herausgegebenen Herstellungsvorschriften aus deutschen Krankenhausapotheken enthalten auch einige dermatologische Monographien.

4. Die wirtschaftliche Rezeptur, Grundlagen und Beispiele der Preiskalkulation

Arzneimittel, die nach Definition des Arzneimittelgesetzes nicht im Einzelhandel frei verkäuflich sind, sondern der Apothekenpflicht unterliegen, dürfen bei der Abgabe durch eine Apotheke nicht frei kalkuliert werden. Sie unterliegen in der Preisgestaltung der Arzneimittelpreisverordnung.

Die Arzneimittelpreisverordnung (AMPreisV) gilt sowohl für Fertigarzneimittel als auch für Rezepturen. Sie schreibt bestimmte Festzuschläge und den Aufschlag der Umsatzsteuer auf die von der Apotheke zu entrichtenden Einkaufspreise für Fertigarzneimittel und Grundsubstanzen vor. So muß nach §5 AMPreisV für eine Rezeptur ein Festzuschlag von 90% für die Basisstoffe und die erforderliche Verpackung erhoben werden, zusätzlich wird ein je nach Arbeitsaufwand festgelegter Rezepturzuschlag berechnet.

Die Einkaufspreise, die eine Apotheke bei der Berechnung von Rezepturen auf Kassenrezept zugrunde legen darf, wird durch den Vertrag über Apothekeneinkaufspreise für Stoffe und Zubereitungen zwischen den Krankenkassenverbänden und dem Deutschen Apothekerverein reglementiert. Sie haben eine gemeinsame technische Kommission gebildet, die jeweils Preislisten mit einer Aufstellung der gängigen Drogen, Chemikalien und Galenika und Abgabegefäße enthält. Das Ergebnis ist eine alphabetische Gesamtliste, die etwa vierteljährlich aktualisiert wird und vom Arzneibüro der ABDA herausgegeben wird. In Apotheken ist sie unter dem Namen „Hilfstaxe" bekannt und dient als Grundlage zum Taxieren von Rezepturen auf Kassenrezepten. Allgemeinverkäufliche rezeptierte Arzneimittel fallen im Gegensatz zu den allgemeinverkäuflichen Fertigarzneimitteln unter die Arzneimittelpreisverordnung, wenn sie auf Rezept eines Arztes, Zahnarztes, Tierarztes, Heilpraktikers oder Tierheilpraktikers abgegeben werden. Auch sie werden damit zur Erstattung durch die Krankenkassen mit Hilfe der Hilfstaxe berechnet. Häufig sind rezeptierte Arzneimittel preiswerter für die Krankenkassen als Fertigarzneimittel. Ein Beispiel für die Wirtschaftlichkeit der Rezeptur stellt die Betamethasoncreme dar - das vergleichbare Fertigarzmittel kostet mehr als das Doppelte (Fertigarzneimittel Celestan V Creme 100 g: 66,19 DM).

Tabelle 6: Rezeptur Betamethasonvalerat-Creme (NRF 11.37.)

Bestandteile	Menge	Preise (DM)
Betamethason-17-valerat	0,1 g	7,60
Ol. neutrale (Miglyol 812)	0,5 g	0,02
Citratpufferlösung	5,0 g	0,04
Basiscreme DAC	94,4 g	6,86
Tube 100 ml 1 St.		2,26
		16,78
+ Qualitätszuschlag		2,85
+ Rezepturzuschlag		3,00
		22,63
+ 15,00 % Mwst		3,39
Endsumme	**100,0 g:**	**26,02**

Eine ähnliche Situation liegt bei anderen Kortikosteroid-haltigen Arzneimitteln vor. So ist beispielsweise die rezeptierte Prednisoloncreme deutlich preiswerter als vergleichbare Handelprodukte (z.B.: Fertigarzneimittel Linola Fett H 100 g: 38,34 DM).

Tabelle 7: Rezeptur Hydrophile Prednisolon-Creme 0,5 % (NRF 11.35.)

Bestandteile	Menge	Preise (DM)
Prednisolon mikrofein	0,5 g	7,32
Ol. neutrale (Miglyol 812)	1,5 g	0,08
Basiscreme DAC	98,0 g	7,11
+ Kruke 100 g 1 St.		1,46
Summe		15,97
+ Rezepturzuschlag		3,00
Summe		18,97
+ 15,00% Mwst		2,85
Endsumme	**100,0 g**	**21,82**

4. Preiskalkulation

Die Einarbeitung von wirkstoffhaltigen Fertigarzneimitteln in eine Rezeptur ist in der Regel sehr teuer. Das Fertigarzneimittel wird in dem Fall, wie z.B. Kortikoidcreme ratiopharm, wie eine Basissubstanz behandelt. Auf den schon hohen Apothekeneinkaufspreis der Kortikoidcreme ratiopharm wird ein Zuschlag von 90% erhoben, zusätzlich werden weitere eingearbeitete Substanzen, der Arbeitspreis und die Mehrwertsteuer berechnet.

Tabelle 8: Beispielrezeptur: Einarbeitung eines triamcinolonhaltigen Fertigarzneimittels in eine Rezeptur, um eine Salbe mit geringer Triamcinolonacetonid-Konzentration zu erhalten

Bestandteile	Menge	Preise (DM)
Kortikoidcreme ratiopharm 50 g		
50 g EK 11,73 + 90 %	50,0 g	22,29
Basiscreme DAC	50,0 g	3,63
+ Kruke 100 g 1 St.		1,46
		27,38
+ Rezeptzuschl.		3,00
Summe		30,38
+ 15 % Mwst		4,56
Endsumme	**100,0 g**	**34,94**

Sehr viel preiswerter ist es in der Regel, die Arzneistoffe mit in der Apotheke verfügbaren Grundlagen zu rezeptieren. Dieser Hinweis gilt insbesondere für Kortikosteroide:

Tabelle 9: Beispielrezeptur : Einarbeitung der gleichen Triamcinolonacetonid-Konzentration in eine Rezepturgrundlage

Bestandteile	Menge	Preise (DM)
Triamcinolonacetonid	0,05 g	2,85
Ol. neutrale	0,5 g	0,02
Basiscreme DAC	ad 100,0 g	7,22
+ Kruke 100 g 1 St.		1,46
Summe		11,55
+ Rezepturzuschlag		3,00
Summe		14,55
+ 15 % Mwst		2,18
Endsumme	**100,0 g**	**16,73**

Der größte Vorteil der Rezeptur besteht in der vergleichsweise preiswerten Verordnung von größeren Mengen von Externa, insbesondere wenn diese Kortikosteroide oder andere teure Wirkstoffe enthalten.

Tabelle 10: Beispielrezeptur: Hydrophile Triamcinolonacetonid-Creme 0,1% (NRF 11.38.) in Mengen von 20 g bis 200 g

Bestandteile Preise [DM] für	20 g	50 g	100 g	200 g
Triamcinolonacetonid	1,12	2,81	5,61	11,22
Ol. neutrale	0,02	0,02	0,02	0,02
Basiscreme DAC	1,14	2,85	5,70	11,40
+ Kruke 100 g 1 St.	0,82	0,92	1,43	2,34
Summe	3,10	6,63	12,76	24,98
+ Rezepturzuschlag	3,00	3,00	3,00	3,00
Summe	6,10	9,63	15,76	27,98
+ 15 % Mwst	0,92	1,44	2,36	4,20
Endsumme	**7,02**	**11,07**	**18,12**	**32,18**

4. Preiskalkulation

Ein Fertigarzneimittel mit vergleichbarer Zusammensetzung – z.B. Triamcinolon Wolff Creme – kostet

50 g	20,98 DM
100 g (2 Tuben)	41,96 DM
200 g (4 Tuben)	83,92 DM

Für eine Liste von zur Zeit 24 Fertigarzneimitteln, die sowohl wirkstoffhaltige Salben als auch wirkstofffreie Grundlagen einschließt, sind zwischen Apothekerverbänden und den Krankenkassen Preise und Mindestberechnungsmengen für die Verarbeitung in Rezepturen ausgehandelt worden (siehe Kapitel 11). Bei diesen Fertigarzneimitteln dürfen nur die tatsächlich eingesetzten Teilmengen von der Apotheke in Rechnung gestellt werden. Bei nicht in dieser Liste enthaltenen Fertigarzneimitteln darf die Apotheke die erforderliche kleinste im Handel befindliche Packung vollständig abrechnen und verbleibende Restmengen vernichten. Ein Beispiel ist der Vergleich zweier kortikoidhaltiger Zubereitungen in Asche-Basissalbe (aufgenommen in der mit den Krankenkassen vereinbarten Liste) und in Excipial Fettcreme.

Tabelle 11: **Beispielrezeptur: 50 g Triamcinolonacetonidsalbe 0,1 % mit Asche Basis Salbe oder mit Excipial Fettcreme**

Bestandteile	Menge	Preise (DM)
Triamcinolonacetonid	0,05 g	2,81
Ol. neutrale	0,5 g	0,02
Asche Basissalbe	**ad 50,0 g**	**7,50**
+ Kruke 50 g .		0,95
Summe		11,28
+ Rezepturzuschlag		3,00
Summe		14,28
+ 15 % Mwst		2,14
Endsumme	**50,0 g**	**16,42**

Bestandteile	Menge	Preise (DM)
Triamcinolonacetonid	0,05 g	2,81
Ol. neutrale	0,5 g	0,02
Excipial Fettcreme **(100 ml EK* 8,43 DM)**	**ad 50,0 g**	**15,77**
+ Kruke 50 g .		0,95
Summe		19,55
+ Rezepturzuschlag		3,00
Summe		22,55
+ 15 % Mwst		3,38
Endsumme	**50,0 g**	**25,93**

* Einkaufspreis ohne MWSt.

Eine Rezeptur ist aber nicht in jedem Falle billiger als ein Fertigarzneimittel. So kosten verschiedene *Dexpanthenolsalben* auf dem Markt für *die 100 g-Tube zwischen 15,62 DM und 19,67 DM*. Die vergleichbare Rezeptur im NRF ist dagegen teurer:

Tabelle 12: Beispielrezeptur Pantothenylalkohol-Salbe (NRF 11.29.)

Bestandteile	Menge	Preise (DM)
Dexpanthenol	5,0 g	7,77
Ol. neutrale (Miglyol 812)	7,0 g	0,36
Eucerinum anhydricum	58,0 g	2,70
Aqua purificata + Zuschlag	30,0 g	0,06
+ Kruke 100 g 1 St.		1,46
Summe		12,35
+ Qualitätszuschlag		2,85
+ Rezepturzuschlag		3,00
Summe		18,20
+ 15,00 % Mwst.		2,73
Endsumme	**100,0 g**	**20,93**

Der Sinn des Rezeptierens ist sicher auch zu einem wichtigen Teil von der Wirtschaftlichkeit der Verschreibung abhängig. Die dargestellten Beispiele können diesen Zusammenhang im Vergleich zu Fertigarzneimitteln im Ansatz verständlich machen. Bei der Verschreibung von Rezepturen empfiehlt es sich, die im vorliegenden Band enthaltenen Preiskalkulationen kritisch den Preisen von Fertigarzneimitteln gegenüberzustellen. Im Zweifelsfalle sollte der Arzt den Apotheker zu Rate zu ziehen!

Eine Aufstellung der Abgabepreise sämtlicher NRF-Rezepturen ist für 1996 in der „Hilfstaxe für Apotheken" vorgesehen.

5. Grundlagen für die externe Behandlung

5.1 Salben und Cremes

Nach umfassender Definition des Deutschen Arzneibuches sind Salben alle streichfähigen Zubereitungen. Sie sind zur Anwendung auf der Haut oder einigen Schleimhäuten bestimmt und sollen eine lokale Wirkung ausüben, Wirkstoffe perkutan zur Resorption bringen oder eine erweichende oder schützende Wirkung auf die Haut ausüben. Je nach Zusammensetzung kann die Grundlage die Wirkung der Zubereitung beeinflussen. Mehrere Arten von Salben werden unterschieden:

- *Salben*
  mit lipophilen, wasseraufnehmenden oder hydrophilen Eigenschaften

- *Cremes*
  mit lipophilen oder hydrophilen Eigenschaften

- *Gele (s. 5.6.)*
  mit hydrophoben oder hydrophilen Eigenschaften

- *Pasten (s. 5.5.)*

Falls in einer Rezeptur nichts anderes angegeben ist, ist als Salbengrundlage von der Apotheke nach Vorschrift des Deutschen Arzneibuchs Wollwachsalkoholsalbe DAB (≅Eucerin anhydricum®) oder eine zweckentsprechende Salbengrundlage des Arzneibuchs zu verwenden.

5.1.1 Salben

Lipophile Salben nehmen nur kleinste Mengen Wasser auf. Von Dermatologen werden diese Salben häufig als „*Fettsalben*" bezeichnet, enthalten aber chemisch nicht immer Fette. Als Fette werden Triglyceride bezeichnet, in denen Glycerin mit verschiedenen Fettsäuren verestert ist. Die natürlichen Fette (z.B. Schweineschmalz) sind vorwiegend mit ungesättigten Fettsäuren verestert und deswegen schlecht haltbar. Sie erfordern den Zusatz von Antioxidantien. Stabiler sind teilsynthetische Fette, deren ungesättigte Bindungen hydriert sind (z.B. Hartfett, gehärtetes Erdnußöl). Fette sind gut hautverträglich. „Fettähnliche Substanzen" wie Vaselin oder Hartparaffin sind keine Fette, sondern gesättigte Kohlenwasserstoffe und werden aus der Erdöldestillation gewonnen. Weißes Vaselin wird für Externa am häufigsten als „Fettgrundlage" eingesetzt. Es ist weitgehend indifferent, hat eine äußerst niedrige Allergisierungsrate, wird kaum resorbiert und ist mit den meisten Wirkstoffen gut verträglich. Vaselin hat keratoplastische Wirkungen und ihre Langzeitanwendung kann zur Bildung von Hyperkeratosen führen.

Hydrophile Salben sind fettfreie Zubereitungen, deren Grundlagen mit Wasser mischbar sind. Diese Salbengrundlagen bestehen üblicherweise aus einem Gemisch von flüssigen und festen Polyäthylenglykolen. Sie spielen durch ihre hautunfreundlichen Eigenschaften sowie durch Unverträglichkeiten mit vielen Wirkstoffen eine untergeordnete Rolle. Die Polyethylenglykolsalbe des Arzneibuchs wird vorwiegend als Grundlage für Polyvidonjodsalbe eingesetzt.

Tabelle 13: Wasserfreie lipophile Salbengrundlagen (Weißes Vaselin DAB, Schweineschmalz DAB, Erdnußölfettsalben)

Charakteristik	*einphasige Grundlagen, praktisch wasserfrei, nicht mit Wasser mischbar, feste Konsistenz*
Anwendung	bei hyperkeratotischen Veränderungen, zum Erweichen und Ablösen von Krusten; bei chronischen Dermatosen
Vorteile	durch Abdeckung und resultierende Mazeration des Stratum corneum können enthaltene Arzneistoffe in tiefere Hautschichten penetrieren, aufweichender Effekt auf die Hornschicht, abdeckend, einfache Zusammensetzung ohne allergene Zusätze
Nachteile	Quellung des Stratum corneum bis zur Mazeration, Wärmestau, behindert die Perspiratio insensibilis, Vaselin: Hyperkeratose bei Langzeitanwendung
	entzündungsfördernd; nicht mit Wasser abwaschbar
Inkompatibilitäten	Schweineschmalz: leicht verderblich, Kühllagerung und Antioxidantienzusatz erforderlich
	Inhomogenität bei Einarbeitung flüssiger oder halbfester hydrophiler Stoffe (z.B. Dexpanthenol, Thesit, Steinkohlenteerlösung)

Tabelle 14: Wasserfreie wasserlösliche Salbengrundlagen (Polyethylenglykolsalbe DAB 8)

Charakteristik	einphasige Grundlage, praktisch wasserfrei, wasserlöslich, halbfeste Konsistenz
Anwendung	wasserfreie Grundlage zur Anwendung im behaarten Bereich, entquellend, für antimykotische und antiseptische Dermatika geeignet
Vorteile	nicht fettend, abwaschbar, einfache Zusammensetzung ohne allergene Hilfsstoffe, keine Konservierung erforderlich
Nachteile	hygroskopisch, führt zum Austrocknen des Stratum corneum Sensibilisierungsgefahr: Polyethylenglykol
Inkompatibilitäten	Konsistenzveränderung: Phenolische Stoffe, Zinkoxid, Talkum u.a. Verfärbung: Chrysarobin, Sulfathiazol, Silbernitrat, Quecksilberoxid, u.a. schlechte Freisetzung zahlreicher Arzneistoffe, u.a. Kortikosteroide und Salicylsäure Abfüllung: Kann Kunststofftuben anlösen, deshalb bevorzugt in Aluminiumtuben

Setzt man den lipophilen Salben einen geeigneten Emulgator zu, entstehen die *Absorptionssalben*. Das Wirkprinzip von Emulgatoren besteht darin, die Grenzflächenspannung von Öl- bzw. Wassertröpfchen herabzusetzen, so daß diese in der jeweils anderen Phase fein verteilt bleiben, ohne daß sich die Phasen wieder entmischen. In den wasserfreien Absorptionssalben können die Emulgatoren diese Zubereitungen gegenüber den reinen lipophilen Salben anwenderfreundlicher machen. So wird die Wollwachsalkoholsalbe des DAB10 gegenüber der reinen Vaseline durch den Emulgatorzusatz (Wollwachsalkohole, Cetylstearylalkohol) besser applizierbar und hautfreundlicher. Gleichzeitig bringt der Einsatz von Emulgatoren jedoch Probleme mit sich. Bekannt sind chemische Inkompatibilitäten zwischen Wirkstoffen und bestimmten Emulgatoren und das Allergisierungspotential von Wollwachs, Wollwachsalkoholen und Cetylstearylalkohol.

Tabelle 15: Wasserfreie Absorptionsgrundlagen (Wollwachsalkoholsalbe DAB = Eucerin anhydricum, Hydrophile Salbe DAB)

Charakteristik	Zusatz von Emulgatoren zu einer lipophilen Salbengrundlage (Vaselin), dadurch großes Wasseraufnahmevermögen. Standardsalbengrundlage des DAB
Anwendung	wasserfreie Grundlage zur schonenden Anfettung trockener Haut; zur Behandlung chronischer Dermatosen
Vorteile	kein Zusatz von Konservierungsmitteln erforderlich; hautfreundlicher als die reinen lipophilen Salbengrundlagen
Nachteile	schlecht abwaschbar, behindert perspiratio insensibilis Sensibilisierungsgefahr: Wollwachsalkohole, Wollwachs, Cetylstearylalkohol
Inkompatibilitäten	Verfärbung: Oxytetracyclin, Silbernitrat, Pyrogallol

5.1.2 Cremes

Arbeitet man in die wasserfreien emulgatorhaltigen Absorptionsgrundlagen Wasser ein, erhält man die *Cremes*. Cremes sind Emulsionen, d.h. mehrphasige Zubereitungen, die aus einer lipophilen und einer wäßrigen Phase bestehen. Man unterscheidet lipophile, hydrophile und sogenannte ambiphile Cremes.

Lipophile Cremes sind Wasser-in-Öl (W/O)-Emulsionen, die durch ihren Gehalt an Emulgatoren vom W/O-Typ (Wollwachs, Sorbitanester, Cetylstearylalkohol, Monoglyceride) definiert sind. Hydrophile Cremes stellen Öl-in-Wasser (O/W)-Emulsionen dar, die durch ihren Gehalt an Emulgatoren vom O/W-Typ (Natrium- oder Trometamolseifen, sulfatierte Fettalkohole, Polysorbate) entstehen. Die ambiphilen Cremes stellen Mischemulsionen aus dem O/W- und W/O-Typ dar und sind mit Fett und Wasser mischbar. Sie sind wie hydrophile Cremes mit Wasser abwaschbar.

Tabelle 16: Lipophile Cremes (wasserhaltig); Wasserhaltige Wollwachsalkoholsalbe DAB = Eucerin cum aqua (50 %), Eucerin cum 25 % aqua, Lanolin DAB, Kühlsalbe DAB

Charakteristik	W/O-Emulsion, wäßrige Phase feinverteilt in fetter oder fettähnlicher Grundlage unter Verwendung von W/O-Emulgatoren (Wollfett, Sorbitanester, Monoglyceride)
Anwendung	schonende Fettung, okklusive Wirkung, bei chronisch entzündlichen Dermatosen
Vorteile	gut dosierbar, Zuführung von Fett und Feuchtigkeit zugleich, keine Konservierung nötig, häufig Antioxidantienzusatz notwendig
Nachteile	nicht gut abwaschbar; behindert die Perspiratio insensibilis „Fettglanz" auf der Haut Sensibilisierungsgefahr: Wollwachs, Wollwachsalkohole, Cetylstearylalkohol
Inkompatibilitäten	Brechen der Emulsion: Liquor carbonis detergens, Polidocanol (Thesit®), selten auch mit: Lokalanästhetika, Antihistaminika, Ammoniumsulfobituminat, Ethacridinlactat

Tabelle 17: Wasserhaltige hydrophile Cremes; Wasserhaltige Hydrophile Salbe DAB, Nichtionische hydrophile Creme DAB

Charakteristik	O/W Emulsion, ölige Phase feinverteilt in wäßriger Phase unter Verwendung von O/W-Emulgator (Natrium- oder Trometamolseifen, Polysorbate, sulfatierte Fettalkohole), weiche Konsistenz
Anwendung	gering fettend, feuchtigkeitshaltig, schonend austrocknend und kühlend; bei Dermatitiden ohne keratotische Veränderungen, bei subakuten und subchronischen Zuständen
Vorteile	gut dosierbar, Zuführung von Fett und Feuchtigkeit zugleich, gut abwaschbar
Nachteile	Zusatz von Konservierungs- und Feuchthaltemitteln erforderlich Sensibilisierungsgefahr: Cetylstearylalkohol, Propylenglykol
Inkompatibilitäten	Brechen der Emulsion: kationische Wirkstoffe (Alkaloidsalze, Antihistaminika, Antibiotika, Farbstoffkationen) reagieren mit anionaktivem Emulgator, Phenole mit nichtionischem Emulgator; Konsistenzveränderung: Tetracain-Hydrochlorid, Diphenhydramin-Hydrochlorid, möglicherweise mit nichtionogenem Emulgator

Tabelle 18: Wasserhaltige ambiphile Creme (Basiscreme DAC)

Charakteristik	Mischemulsion, die mit Wasser und Fett bzw. fettähnlichen Bestandteilen mischbar ist und eine O/W oder W/O Emulsion bildet
Anwendung	schonende Fettung, okklusive Komponente, Einsatz bei verschiedenen Hauttypen möglich
Vorteile	kein Konservierungsmittelzusatz erforderlich, abwaschbar, Einarbeitung von hydrophilen und lipophilen Bestandteilen möglich
Nachteile	Sensibilisierungsgefahr: Cetylalkohol, Propylenglykol
Inkompatibilitäten	Brechen der Emulsion, begrenzte Stabilität mit Salicylsäure, Resorcin, Kresol, Tannin, Thymol, Liquor carbonis detergens, Ethacridinlactat

5.1.3 Erkennen des Emulsionstyps (praktische Hinweise):

Der Emulsionstyp ist durch die „Verdünnungsprobe" einfach feststellbar:

Etwa 0,5 g Creme können bei Vorliegen einer O/W-Emulsion in einem Becherglas mit etwa 50 ml Wasser durch vorsichtiges Umschwenken oder Umrühren milchig und gleichmäßig verteilt werden. Cremes vom Typ W/O lassen sich hingegen nicht mit Wasser mischen, es bleiben zwei Phasen erkennbar.

Der Emulsionstyp einer Creme ist zu beachten, wenn z.B. die Verarbeitung eines Fertig-arzneimittels mit einer wirkstofffreien Grundlage rezeptiert werden soll. Es muß eine Grundlage vom gleichen Emulsionstyp gewählt werden, damit eine stabile Zubereitung entstehen kann.

Das Deutsche Arzneibuch stellt in der Rahmenmonographie „Salben" auch Anforderungen an die Verpackung, in der rezeptierte Zubereitungen abgegeben werden sollen: Cremes sind vorzugsweise in Aluminiumtuben abzugeben, um sie gegen mikrobiellen Befall oder Austrocknen optimal zu schützen. Wasserfreie Salben werden üblicherweise in Kruken abgefaßt.

Für die maximalen Aufbrauchsfristen sind im NRF Richtwerte angegeben:

Tabelle 19: Verpackungsform verschiedener Grundlagen und Haltbarkeit

Arzneiform	*max. Aufbrauchfrist*
Salben, wasserfrei, in Kruken	6 Monate
Salben, wasserfrei, in Tuben	3 Jahre
Cremes, konserviert, in Kruken	1 Monat
Cremes, konserviert, in Tuben	1 Jahr
hydrophile Cremes, unkonserviert, Tube	1 Woche

5.2 Puder

Puder bestehen aus fein pulverisierten, indifferenten, streufähigen Feststoffen, die sich nicht entmischen dürfen. Sie bewirken aufgrund ihrer im Verhältnis zum Volumen großen Oberfläche eine Vergrößerung der Körperoberfläche, was zu besserer Abdunstung von Feuchtigkeit führt. Durch Abrieb von der Haut ist dieser physikalische Effekt jedoch von kurzer Dauer. Das Aufsaugvermögen von Pudern ist, abhängig vom Grundstoff, begrenzt. Als Grundstoffe für Puder dienen Zinkoxid, Aerosil, Bentonit, Magnesiumstearat, Talkum, modifizierte Stärke oder Lactose. Wirkstoffhaltige Puder haben in der Rezeptur nur geringe Bedeutung.

Tabelle 20: Puder

Charakteristik	Mischung feinpulverisierter streufähiger Feststoffe, Wirkung auf physikalischem Weg durch Oberflächenvergrößerung der Haut, sekretbindend
Anwendung	Flächenhafter Pruritus, Nachbehandlung von Dermatosen, Verminderung von Reibung zwischen scheuernden Hautflächen
Vorteile	reizloses, kühlendes Vehikel mit austrocknenden, begrenzt sekretbindenden Eigenschaften
Nachteile	Kontraindikation bei nässenden Dermatosen, da Verklumpung und Sekretstau und in der Folge Sekundärinfektionen auftreten können
Inkompatibilitäten	Grundstoff Lactose ist unverträglich mit manchen Arzneistoffen, die eine Aminogruppe enthalten

5.3 Lösungen und Öle

Als Lösungen werden Flüssigkeiten bezeichnet, die Arzneistoffe in gelöster Form enthalten. Lösungen können Wasser unter Zusatz von Tensiden, Alkohol, Öle und ölähnliche Flüssigkeiten oder Mischungen dieser Flüssigkeiten sein.

Bei wäßrig-alkoholischen Lösungen kommt es infolge der Verdunstung des Lösungsmittels zur Konzentration des Wirkstoffs auf oberflächlichen Hautschichten.

Alkoholzusatz zu Lösungen führt zu beschleunigter Abdunstung und erzeugt dadurch einen Kühleffekt. Er trocknet die Haut aber auch stark aus. Ab ca. 10% Alkoholgehalt kann er zu Brennen auf gereizter Haut führen. Als Alkohol wird meistens 70%iges Ethanol eingesetzt, der in äußerlich anzuwendenden Lösungen durch 70%igen Isopropylalkohol ersetzt werden kann.

Ein Glycerolzusatz wirkt feuchtigkeitsbindend. Er macht stark austrocknende Lösungen hautfreundlicher. Ist kein Wasser in der Rezeptur enthalten, hat das Glycerol eine wasserentziehende Wirkung und kann zu lokalen Reizerscheinungen auf der Haut führen. Mit wäßrigen und wäßrig-alkoholischen Lösungen werden z.B. Pinselungen mit Triphenylmethanfarbstoffen (Gentianaviolett, Brillantgrün) durchgeführt. Für Einreibungen der Haut werden bevorzugt Lösungen mit höherem Alkoholgehalt benutzt. Die Anwendung erfolgt vorwiegend im Gesicht (z.B. Aknebehandlung) oder am behaarten Kopf.

Fette Öle (z. B. Olivenöl, Mandelöl) sind flüssige Glyceride mittelkettiger, z. T. ungesättigter Fettsäuren. In der Dermatologie werden aber nicht nur diese fetten Öle als „Öle" bezeichnet, sondern auch Kohlenwasserstoffe (dickflüssiges Paraffin), die aus der Erdöldestillation gewonnen werden, sowie natürliche (Jojobaöl DAC 1986) oder synthetische (Isopropylmyristat) Wachse. Konsistenz und Anwendungsgesichtspunkte dieser Grundlagen sind vergleichbar. Diese „öligen Lösungen" haben fettende, erweichende Eigenschaften und dienen der Entfernung von Salbenresten, Krusten und Hautauflagerungen. Bei Langzeitanwendung reiner öliger Lösungen kommt es jedoch zu dem paradoxen Effekt, daß möglicherweise durch das Herauslösen von Fetten aus der Haut und ihre Entfernung beim Waschen die Haut trockener wird.

Tabelle 21: Arzneilösungen

Charakteristik	*Zubereitungen, die einen oder mehrere Arzneistoffe in Wasser, Alkohol (Ethanol, Glycerol, Propylenglykol oder Isopropanol) oder öligen Lösungsmitteln (Olivenöl, flüssige Wachse, flüssiges Paraffin) gelöst enthalten*
Anwendung	wäßrig-alkoholische Lösungen haben Kühleffekt, wirken austrocknend und entfettend; Einsatz öliger Lösungen im behaarten Bereich bei hyperkeratotischen Zuständen, Entfernung der Rückstände von Pasten auf der Haut, bevorzugter Einsatz im Gesicht und am behaarten Kopf, z.B. bei Akne, Kopfekzem, Haarwachstumsstörungen etc.
Vorteile	wäßrig alkoholische Lösungen: kühlend
Nachteile	wäßrig-alkoholische Lösungen; stark austrocknend, entfettend. Ölige Lösungen: bei Langzeitanwendung entfettend
Inkompatibilitäten	Ausfällungen von Arzneistoffen nach Verdunsten des alkoholischen Lösungsmittels

5.4 Schüttelmixturen oder Lotionen

Schüttelmixturen (Suspensionen) sind eine Kombination einer flüssigen und einer festen Phase, ungefähr im Verhältnis 1:1. Sie vereinigen die Eigenschaften von wäßriger Lösung (Verdunstung) und Puder (Oberflächenvergrößerung) und wirken dadurch kühlend und austrocknend. Sie sind in der Regel sehr gut hautverträglich. Da der Feststoff bei der Lagerung der Zubereitung sedimentiert, muß diese Suspension vor jeder Anwendung geschüttelt werden, daher der Name „Schüttelmixtur". Zur besseren Entnahme wird sie von der Apotheke in geeigneten Weithalsgläsern abgegeben.

Tabelle 22: Schüttelmixturen oder Lotionen (Zinkoxidschüttelmixtur NRF 11.22., Lotio Cordes)

Charakteristik	*frei fließende Suspensionen von Feststoffen in wäßrigen Lösungen oder in Emulsionen, bei denen der wäßrige Anteil verdunsten kann*
Anwendung	subakute Entzündung mit geringer Exsudation, von Mazeration bedrohte Hautareale, flächenhafter Pruritus; bei salbenempfindlicher, reizbarer Haut und Seborrhoe
Vorteile	Wirkung wie „flüssiger Puder", leicht verteilbar, kühlend, geringe Austrocknung, gut verträglich
Nachteile	unter Umständen Krustenbildung mit Exsudat; muß vor der Anwendung kräftig geschüttelt werden
Inkompatibilitäten	eingearbeitete Arzneistoffe können an die Feststoffanteile adsorbiert werden, so daß eine schlechte Freisetzung aus der Grundlage die Folge ist

5.5 Pasten

Pasten sind Kombinationen einer festen Phase und einer Salbengrundlage (Vaselin, Lanolin, Paraffin) mit einem Festkörperanteil von 20 - 50 % und vereinigen deren Eigenschaften. Besonders die lipophilen wasserfreien Salbengrundlagen werden durch Puderzusatz sehr viel hautfreundlicher, da Okklusion und Wärmestau vermieden werden

(Dochteffekt des Puders). Man unterscheidet weiche und harte Pasten. Weiche Pasten haben einen höheren Fettanteil im Verhältnis zum Puderanteil, sie wirken eher okklusiv und fettend. Harte Pasten besitzen einen höheren Puderanteil und die austrocknende Komponente tritt in den Vordergrund.

Tabelle 23: Lipophile Pasten (Zinkpaste DAB, Weiche Zinkpaste DAB)

Charakteristik	noch streichfähige Zubereitungen mit hohem Gehalt an suspendiertem Feststoff (5 - 50%)
Anwendung	Langzeitbehandlung kleiner akuter und flächiger erythematöser Herde; Nachbehandlung chronisch verlaufender Zustände; Anwendung in Intertrigines; Schutz unbeteiligter Hautareale (Ulkusbehandlung, Warzenbehandlung, etc.)
Vorteile	vereinigt die Vorzüge von Puder und Salbe: Oberflächenwirkung, lange Haftung, mäßige Austrocknung (Kühleffekt), je nach Feststoffanteil sekretbindend, abdeckend
Nachteile	schlecht entfernbar, bei Krustenbildung evtl. Wärmestau
Inkompatibilitäten	eingearbeitete Arzneistoffe können an die Feststoffanteile adsorbiert werden

5.6 Gele

Gele bestehen aus gelierten Flüssigkeiten, die mit Hilfe geeigneter Quellmittel hergestellt werden. Man unterscheidet Hydrogele und Oleogele.

Hydrogele sind Zubereitungen, die üblicherweise aus Wasser, Glycerol oder Propylenglykol mit geeigneten Quellstoffen (Zellulosederivaten, Polyacrylaten oder Magnesium-Aluminiumsilikaten) bestehen.

Oleogele stellen gelierte ölige Lösungsmittel mit anorganischen Verdickungsmitteln dar. Sie spielen eine untergeordnete Rolle in der Dermatologie.

Tabelle 24: Hydrogele (Wasserhaltiges Polyacrylatgel DAB 9, Isopropylhaltiges Polyacrylatgel DAB 9, Hydroxyethylcellulosegel DAB)

Charakteristik	*Flüssigkeiten (Wasser, Glycerol, Propylenglykol), die mit geeigneten Quellmitteln geliert werden (Cellulosederivate, Carboxyvinylpolymere, Mg-Al-Silikate)*
Anwendung	große behaarte Flächen, Schleimhäute; kühlend
Vorteile	gut abwaschbar, besonders leicht und gleichmäßig verteilbar, fettfrei; ausgeprägt kühlend, verbleibender wirkstoffhaltiger Film (Gele mit organischen Hydrogelbildnern) oder auch Tiefenwirkung (Carbopol®-Gele)
Nachteile	Konservierungsmittel erforderlich, Austrocknungserscheinungen an der Haut
Inkompatibilitäten	Gelzerstörung: Phenolische Wirkstoffe, kationische Wirkstoffe (Antihistaminika, Oberflächenanästhetika, kationische Antiseptika)

Tabelle 25: Oleogele (Plastibase), Hydrophobes Basisgel DAC

Charakteristik	*Lipophile Flüssigkeiten (Paraffin, fette Öle), die mit geeigneten Quellmitteln geliert werden (kolloidales Siliciumdioxid, Aluminium-, Zinkseifen, Polyethylen)*
Anwendung	Einsatz wie Vaselin bei chronischen Dermatosen und hyperkeratotischen Veränderungen, unter Einsatz von hydrophilen Quellstoffen als Schleimhauthaftsalbe
Vorteile	abdeckend, aufweichender Effekt auf die Hornschicht, einfache Zusammensetzung ohne allergene Hilfsstoffe
Nachteile	Quellung des Stratum corneum bis zur Mazeration, Wärmestau, Behinderung der Perspiratio insensibilis, entzündungsfördernd, nicht abwaschbar
Inkompatibilitäten	Mangelnde Mischbarkeit mit hydrophilen Flüssigkeiten

5.7 Bäder und Umschläge

Bäder und Umschläge sind aus dermatologischer Sicht als Behandlung größerer Hautareale mit dem Lösungsmittel Wasser zu betrachten. Bäder werden z. B. zur Abweichung von Krusten, Schuppen und Sekreten angewendet.

Bei einer langen Badezeit kommt es zunächst zur Quellung der Haut durch Herauslösen wasserrückhaltender Substanzen und in der Folge zu verstärkter Austrocknung. Dem Wasser zugesetzte Wirkstoffe können oberflächlich (Kaliumpermanganat, Ethacridinlactat, Salze oder fette Öle als Badezusatz) oder nach Eindringen in die lebende Haut wirken.

Umschläge entfalten ihre kühlende Wirkung in erster Linie durch die Verdunstungskälte des Wassers oder der Wasser-Alkohol-Lösungen. Die Fasern von zu Umschlägen verwendeten Geweben bilden eine große Oberfläche, so daß das Abdunsten der wäßrigen oder alkoholischen Lösungen noch beschleunigt wird und der Kühleffekt verstärkt wird. Bei Erosionen der Haut sollten Umschläge mit Ringer-Lösung durchgeführt werden, um keine Elektrolytverschiebungen im Wundbereich hervorzurufen.

6. Rezeptierbare Wirkstoffe – Eine Auswahl von 70 Stoffen

Die folgenden Erläuterungen zu rezepturfähigen Wirkstoffen sollen und können ein pharmazeutisches sowie pharmakologisches Lehrbuch nicht ersetzen. Beabsichtigt ist vielmehr, das Wirkspektrum der einzelnen Substanzen sowie pharmazeutische Besonderheiten kurz zu erläutern. Zusätzlich soll mit diesem Kapitel ein Überblick über die in der Apotheke zur Verfügung stehenden rezeptierbaren Substanzen und gleichzeitig Einblick in die Preisgestaltung bei Einarbeitung der Wirkstoffe in Rezepturen gegeben werden. Die *Preisangaben* beziehen sich immer auf die übliche *Wirkstoffmenge, die in 100 g einer Grundlage* eingearbeitet wird, und der angegebene *Preis enthält bereits den 90 %igen Rezepturzuschlag.*

6.1 Aluminiumchlorid-Hexahydrat

Aluminiumchlorid-Hexahydrat bewirkt eine Eiweißfällung und wird in hoher Konzentration in wäßrige und alkoholische Lösungen eingearbeitet. Es wird zur lokalen Behandlung der Hyperhidrosis, insbesondere Hyperhidrosis manuum et pedum, sowie der axillären Hyperhidrosis eingesetzt. Die Wirkung resultiert aus einem Verschluß der Schweißdrüsenausführungsgänge durch Eiweißkoagulation.

Die Lösungen haben einen pH-Wert von etwa 2 und wirken korrosiv auf Behältnisse und Kleidung. Rezepturen mit diesem Stoff müssen nicht konserviert werden.

Konzentration: 10-25 % in wäßriger oder alkoholischer Lösung.

Preis (20 g): 3,24 DM

6.2 Ammoniumbituminosulfonat und Ammoniumsulfobitol (Ichthyol®, Tumenol®-Ammonium)

Sulfonierte Schieferschwelöle haben antientzündliche und antimikrobielle Eigenschaften. Klassischerweise werden sie hauptsächlich in

Konzentrationen von 10-20 % als Antiekzematosum eingesetzt, darüberhinaus werden hohe Konzentrationen (50%) zur Behandlung von Abszessen (Zugsalbe) verwendet.

Beide Produkte sind dunkle, dickflüssige Substanzen, deren Ausgangsprodukte aus Schiefer destilliert und chemisch umgesetzt werden. Sie sind gut wasserlöslich, haben grenzflächenaktive Eigenschaften und lassen sich schwer in Wasser/Öl Emulsionen oder wasserfreie Salben einarbeiten.

Konzentration: 10-50% in Salben.

Preis (20 g): 5,06 DM

6.3 Anthrarobin

Anthrarobin soll antimikrobielle, insbesondere antimykotische Wirkungen, haben, dieses wird jedoch von einigen Autoren angezweifelt. Anthrarobin ist in Tinctura Arning enthalten.

Anthrarobin besteht aus einem Gemisch von Anthratriolen-Isomeren. Es handelt sich um ein gelbbraunes oder dunkelbraunes Pulver, das fast geruchlos ist. Es verfärbt Haut, Haare, Fingernägel und Wäsche. Es ist als Rezepturgrundstoff in der Vergangenheit nicht regelmäßig lieferbar gewesen. Es wird heute eigentlich nur noch im Rahmen der Arningschen Lösung rezeptiert.

Konzentration: 2-3 % in Äther und Isopropylalkohol

Preis (3 g): 13,91 DM

6.4 Antibiotika

Bei der lokalen Anwendung von Antibiotika muß das Sensibilisierungsrisiko bedacht werden. Die Sensibilisierungsrate bei Anwendungen an der Haut ist um ein Vielfaches größer als bei innerlicher Anwendung. Insofern gilt die lokale Anwendung von Penicillin und Penicillinderivaten sowie von Sulfonamiden heute grundsätzlich als kontraindiziert. Auch andere Antibiotika, wie z.B. das Neomycin, sind wegen ihrer hohen Sensibilisierungsrate aus der lokalen Anwendung weitestgehend herausgenommen worden. Ein weiteres Problem der topischen Anwendung von Antibiotika besteht in der möglichen Ausbildung von bakteriellen Resistenzen. Folgende Antibiotika stehen heute zur Einarbeitung in Rezepturen für die lokale Anwendung hauptsächlich zur Verfügung:

Bacitracin ist ein Polipeptid-Antibiotikum, das hauptsächlich gegen grampositive Keime und gramnegative Kokken wirkt. Es inhibiert ähnlich wie das Penicillin die Mureinsynthese der bakteriellen Zellwand. Bacitracin ist wasserlöslich und in wasserhaltigen Rezepturen nur kurze Zeit haltbar.

Konzentration: 1 % in Creme oder Lösung (60.000 I.E. in 100 g.).

Preis (1 g): 12,73 DM

Chloramphenicol bindet sich reversibel an die 50-S-Untereinheit des bakteriellen Ribosoms und verhindert damit die DNA-Kettenverlängerung. Es wirkt bakteriostatisch. Es hat ein ähnliches Wirkspektrum wie die Tetracycline und umfaßt Staphylokokken, Streptokokken und gramnegative Keime. Chloramphenicol hat ein hohes Sensibilisierungsrisiko und ist deswegen weitestgehend aus Externa zur Behandlung der Haut entfernt worden. Damit das in Wasser nur wenig lösliche Chloramphenicol in gelöster Form vorliegt, enthalten Rezepturen meist Propylenglykol oder Alkohole.

Konzentration: 1-2 % in Creme oder Lösung

Preis (1 g): 2,36 DM

Clindamycin bindet ebenso wie Chloramphenicol und Erythromycin reversibel an die ribosomale 50-S-Untereinheit bakterieller Ribosomen und führt zum Abbruch der DNA-Kettenverlängerung. Es wirkt bakteriostatisch, und es wirkt gegen Staphylokokken, Streptokokken und grampositive Keime. Als Rezeptursubstanz ist Clindamycinhydrochlorid erhältlich.

Konzentration: 1 % in wäßrig-alkoholischer Lösung

Preis (Clindamycinhydrochlorid 1 g): 10,45 DM

Erythromycin bindet sich an die ribosomale 50-S-Untereinheit von Bakterien und bewirkt einen Kettenabbruch der DNA-Synthese. Es wirkt bakteriostatisch. Es wird vorwiegend zur lokalen Aknebehandlung eingesetzt, da es gut auf Propionibacterium aknes wirkt. In Lösung hat Erythromycin einen pH-Wert von etwa 10. Da sowohl das Stabilitätsoptimum als auch das Wirkungsoptimum bei pH 8 - 8,5 liegen, sollte der pH-Wert in der Rezeptur korrigiert werden.

Konzentration: 1-2 % in Salben und als Lösung.

Preis (1 g): 3,33 DM

Gentamicin ist ein Aminoglycosidantibiotikum, das an die 30-S-Untereinheit des bakteriellen Ribosoms bindet und durch den Syntheseabbruch zu einer bakteriziden Wirkung führt. Es hat eine gute Wirkung auf Staphylokokken, Streptokokken, sowie gegen ein breites Spektrum grampositiver und gramnegativer Keime. Gentamicin wird in 0,2- bis 1%iger Konzentration eingesetzt und ist chemisch sehr stabil. Sowohl das Salz als auch die Gentamicin-Base sind sehr gut wasserlöslich Die topische Anwendung von Gentamicin in Salben kann nur bei fehlenden therapeutischen Alternativen und nachgewiesener Erregerempfindlichkeit im Einzelfall indiziert sein und ist auf wenige Tage zu begrenzen.

Konzentration: Gentamicinsulfat 0,2 % in Cremes.

Preis (200 mg): 2,47 DM

Tetracyclinhydrochlorid, Oxytetracyclinhydrochlorid und Chlortetracyclinhydrochlorid wirken durch eine Hemmung der Proteinsynthese durch Blockierung der 30-S-Untereinheit des bakteriellen Ribosoms. Sie wirken bakteriostatisch. Ihr Wirkspektrum umfaßt Staphylokokken, Streptokokken und weitere grampositive und gramnegative Keime. Zur Verbesserung der chemischen Stabilität wird in Cremes vorzugsweise ein schwach saurer pH-Wert eingestellt. Hierbei liegen die Substanzen in suspendierter Form vor.

Konzentration: 3 % in Salben und Lösungen

Preis Tetracyclinhydrochlorid (3 g): 4,62 DM

Preis Oxytetracyclinhydrochlorid (3 g): 4,45 DM

Preis Chlortetracyclinhydrochlorid (3 g): 9,35 DM

6.5 Antihistaminika

Eine antipruritische und entzündungshemmende Wirkung lokal applizierter Antihistaminika ist bis heute nicht sicher nachgewiesen. Häufig werden diese Substanzen zur Behandlung von Insektenstichen eingesetzt, hierbei können aber feuchte Umschläge oder Behandlungen mit Eis eine ähnlich gute Wirkung verzeichnen. Ein Bedarf für das Rezeptieren lokaler Antihistaminika besteht unseres Erachtens nicht, deshalb sind im folgenden die zur Verfügung stehenden Substanzen z. B. Diphenhydraminhydrochlorid und Pheniraminhydrogenmaleat nicht extra aufgeführt.

6.6 Antimykotika

Als lokal rezeptierbare Antimykotika stehen vor allem Imidazole zur Verfügung. Diese hemmen die Synthese von Ergosterol, das in Säugetierzellen nicht vorkommt. Die wichtigsten Imidazolderivate für die Rezeptur sind das **Clotrimazol** und das **Miconazol**. Die Resorptionsquote dieser Imidazolderivate ist gering. Sie ist nur nennenswert bei der Anwendung an der Vaginalschleimhaut und kann bei Clotrimazol bis zu 10 % der applizierten Menge betragen, bei Miconazol finden sich bis zu 1 % der applizierten Dosis systemisch wieder. In Cremes liegen beide Imidazolderivate suspendiert vor, bei Clotrimazol lassen sich Lösungen auf der Grundlage von Alkohol-Wasser Mischungen, von Propylenglycol und Makrogolen herstellen. Miconazolnitrat ist nicht nur in Wasser, sondern auch in Alkohol schwer löslich, so daß sich rezepturmäßig nur 1%ige Lösungen herstellen lassen.

Konzentration: Clotrimazol 1 %, Miconazol 2 % als Miconazolnitrat.

Preis *(Clotrimazol 1 g):* 2,96 DM

(Miconazolnitrat 2 g): 12,01 DM

Nystatin ist ein Polyen-Antibiotikum, das schwerpunktmäßig auf Hefe- und in geringerem Maße auf Schimmelpilze wirkt. Nystatin wird vor allem bei Candidamykosen angewendet. Es wird in suspendierter Form in Rezepturen eingearbeitet und ist für Cremes, Pasten und wäßrige Suspensionen geeignet. Nystatin wird nicht resorbiert und ist deshalb gut zur Sanierung einer enteralen oder vaginalen Candidamykose geeignet.

Konzentration: 100.000 I.E./g, das bedeutet etwa eine 2%ige Konzentration

Preis (2 g): 24,47 DM

6.7 Azelainsäure

Azelainsäure ist eine gesättigte Dicarbonsäure, die von Mikroorganismen produziert wird. Sie kann zur Zerstörung von Pigmentzellen führen und wird u.a. von Pityrosporon ovale, dem verursachenden Agens der Pityriasis versicolor gebildet. Mit Azelainsäure wurden u.a. bei Lentigines und Lentigo maligna Melanomen therapeutische Versuche durchgeführt, die insgesamt aber zu keinen befriedigenden Ergebnissen geführt haben. Heute wird Azelainsäure in der Aknetherapie angewendet und wirkt hier vor allem aufgrund ihres antimikrobiellen Effektes sowie ihrer antikomedogenen Eigenschaften. Azelainsäure greift in die Keratinisierung ein, vermutlich bei der Bildung der keratinfilamentaggregierenden Proteine. Rezepturen können in Cremezubereitungen verschrieben werden. In der 20%igen Anwendungskonzentration liegt die Azelainsäure in kristalliner Form suspendiert vor.

Konzentration: 20 % in Creme.

Preis (20 g): 101,84 DM

6.8 Benzoylperoxid

Die Hauptwirkung des Benzoylperoxids beruht auf seiner antimikrobiellen Wirksamkeit gegen Propionibacterium acnes, das ein anaerobes Milieu braucht. Benzoylperoxid setzt Sauerstoff frei und wirkt so nach seinem Eindringen in den Komedo antimikrobiell. Zusätzlich bewirkt es eine Keratinolyse durch Spaltung von Disulfidbrücken des Cysteins und wirkt so komedolytisch. Benzoylperoxid ist ein weißes, kristallines Pulver, das zum Schutz vor Explosion mit Wasser befeuchtet sein muß. Es ist in Alkoholen, Fetten und Wasser unlöslich und es wird als Suspension in Rezepturen eingebracht. Als Rezepturgrundlagen dienen vorwiegend Hydrogele, Emulsionen und Cremes.

Konzentration: 2,5 % - 10 % in Gelen, Cremes oder Emulsionen

Preis (5 g, entsprechend 6,7 g wasserhaltiges Benzoyl-

peroxid):   -,93 DM

6.9 Benzylbenzoat

Benzylbenzoat ist ein Atemgift für Parasiten und wirkt insbesondere bei Skabies, kann aber auch gegen Pediculi und auch als Repellent gegenüber Insekten eingesetzt werden. Benzylbenzoat wird in hoher Konzentration von 25% bei Erwachsenen angewendet, bei Kindern bis zu 3 Jahren wird eine Konzentration von 10% empfohlen. Die Substanz ist eine mit Wasser nicht mischbare Flüssigkeit, Benzylbenzoat wird als Antiscabiosum in Emulsion eingearbeitet, als Repellens in alkoholischen Gelen.

Konzentration: Erwachsene 25 %, Kinder bis 3 Jahre 10 %

Preis (25 g):   4,35 DM

6.10 Brillantgrün

Der Wirkmechanismus von Brillantgrün wie auch von anderen Triphenylmethanfarbstoffen ist nicht sicher geklärt. Diskutiert werden sowohl eine Hemmung der Zellwandsynthese als auch eine Hemmung der bakteriellen Proteinsynthese, die die antiseptische Wirkung begründen. Brillantgrün ist besonders wirksam gegen grampositive Kokken, in höheren Konzentrationen auch gegen gramnegative Keime. Bereits in sehr geringer Verdünnung hemmt es das Wachstum von Dermatophyten und Hefen. Zusätzlich hat es eine austrocknende und antientzündliche Wirkung. Das Wirkoptimum von Brillantgrün liegt im schwach sauren Bereich, im neutralen bis alkalischen Bereich wandelt es sich in farblose Verbindungen ohne sichere Wirksamkeit um (z.B. Wirkungsverlust in Zinkpaste).

Konzentration: 0,05 - 0, 5 % in wäßriger oder alkoholischer Lösung. Niedrig konzentrierte Lösungen (Mundspülung) sollen konserviert oder steril hergestellt werden.

Preis (0,5 g): -,34 DM

6.11 Bufexamac

Bufexamac hemmt die Prostaglandin-Synthese und gehört prinzipiell zu den nicht-steroidalen Antirheumatika, auch wenn es nicht systemisch angewendet wird. Bufexamac hat eine antiinflammatorische und antipruriginöse Wirkung. Es wurde vor allem zur Substitution von Kortikosteroiden eingeführt, erreicht aber bei weitem nicht deren lokalen Wirkungsgrad. Sensibilisierungen gegen Bufexamac sind nicht selten. Bufexamac ist ein weißes Pulver, das in Wasser, Ether und Ethanol kaum löslich ist. Es liegt in Cremes, Salben und Lotionen in suspendierter Form vor.

Konzentration: 5 % in Creme oder Lotiones

Preis (5 g): 26,41 DM

6.12 Chinolinderivate

Die wichtigsten Chinolinderivate für die Rezeptur sind **8-Chinolinolsulfat** und **Clioquinol**. Beide Substanzen haben eine antimikrobielle Wirkung und bilden Metall-Chelat-Komplexe, die in die Zelle eindringen und dort toxisch wirken. Hauptsächlich wirken Chinolinderivate gut gegen grampositive Kokken, weniger gegen gramnegative Keime. Bei Verwendung von Chinolinderivaten entstehen gelb gefärbte Zubereitungen, die auch Kleidung und andere Gegenstände gelb färben. Als Rezeptursubstanz hat neben dem 8-Chinolinolsulfat das 8-Chinolinolsufat-Kaliumsulfat Bedeutung. Clioquinol ist in den üblichen Rezepturgrundstoffen schlecht löslich und liegt suspendiert vor. Die Stabilität ist in manchen Clioquinol-Zubereitungen, insbesondere bei Pasten, nur kurzfristig gewährleistet.

Konzentration: 8-Chinolinolsulfat: 0,1%ig in Lösungen, Clioquinol: 3% in Salben, Schüttelmixturen und Pasten

Preis (8-Chinolinolsulfat-Kaliumsulfat 0,1 g): -,06 DM

Preis (Clioquinol 3 g): 4,71 DM

6.13 Chlorhexidin

Chlorhexidin führt zur Zerstörung von Zellmembranen von Mikroorganismen und wirkt in niedrigen Konzentrationen bakterio- und fungistatisch, in höheren Konzentrationen bakterizid und fungizid. Es wirkt sowohl auf grampositive als auch gramnegative Keime und auf Hefen. Chlorhexidin ist eine farblose Substanz und in Form geeigneter Salze gut wasserlöslich. Chlorhexidin ist mit anionischen Verbindungen unverträglich, weil es schwerlösliche Salze bildet. Als Rezeptursubstanzen haben das feste Chlorhexidinacetat und eine 20prozentige Chlorhexidingluconat-Lösung Bedeutung.

Konzentration: Chlorhexidingluconat 0,1 % in Lösungen für Wundspülungen und Mundspülungen; 1 % in Cremes und Salben; bis 5 % für praeoperative Desinfektion

Preis (1 g, entsprechend 5 ml Chlorhexidingluconat-Lösung 20 %): 3,08 DM

6.14 Chlorocresol

Chlorocresol ist eine phenolische Substanz, die eine starke antimikrobielle Wirkung hat, aber wegen ihrer möglichen Kanzerogenität in die Diskussion geraten ist. Es ist als Antiseptikum in Solutio Castellani nach NRF-Vorschrift enthalten. Für die freie Rezeptur sollte auf andere Wirkstoffe ausgewichen werden.

6.15 Dexpanthenol

Dexpanthenol ist der Alkohol des Vitamins Pantothensäure, die ein Bestandteil des Coenzyms A ist. Diese katalysiert eine Reihe von enzymatischen Reaktionen. Dexpanthenol wird seit langem im Rahmen der Wundheilung eingesetzt, auch wenn sein genauer Wirkmechanismus in diesem Zusammenhang nicht ganz sicher geklärt ist. Dexpanthenol ist eine hygroskopische, dickflüssige Verbindung, die gut wasserlöslich ist und sowohl in Cremes als auch in Lösungen eingearbeitet werden kann.

Konzentration: 5 % in Creme oder Lösung

Preis (5 g): 3,10 DM

6.16 Dimeticon

Dimeticone sind Silikonöle, die bei Anwendung an der Haut nicht resorbiert werden. Sie machen die Haut wasserabweisend, da sie sehr hydrophob sind, und werden deshalb zum Hautschutz in Cremes eingesetzt. In niedrigen Konzentrationen wird das Hautgefühl für Cremes verbessert. Dimeticone sind klare Flüssigkeiten, die sich nicht in Wasser oder Fett lösen. Ihre Viskosität steigt mit der Kettenlänge der Moleküle und wird durch die Ziffernbezeichnung der unterschiedlichen Typen wiedergegeben. In Rezepturen wird meist Dimeticon 350 verwendet.

Konzentration: 10 % in Creme

Preis (10 g): 2,36 DM

6.17 Dithranol (Anthralin, Cignolin)

Dithranol ist ein klassisches Antipsoriatikum, das durch seine antiproliferativen Eigenschaften zu einer Normalisierung der Proliferationsrate der psoriatischen Haut beiträgt. Es wird zumeist in ansteigenden Konzentrationen über mehrere Stunden oder in Form der Minutentherapie (siehe Rezepturen) eingesetzt. Dithranol ist ein gelbes, kristallines Pulver, das sehr leicht oxidiert. Zur Stabilisierung wird es in Rezepturen immer zusammen mit Salicylsäure eingearbeitet. Dithranol löst sich in den meisten Rezepturgrundlagen kaum und liegt suspendiert als Feststoff vor.

Konzentration: 0,05 - 3 %

Preis (1 g): 10,07 DM

6.18 Estrogenderivate

Als Estrogenderivate werden in der Rezeptur hauptsächlich Estriol und Estradiolbenzoat eingesetzt. Die Indikationsgebiete sind androgenes Effluvium bei Frauen und entzündliche bzw. sklerotische Veränderungen im Genitalbereich bei Frauen. Estriol wird vorwiegend in Cremes eingearbeitet, Estradiolbenzoat in alkoholisch-wäßrige Lösungen.

Konzentration: Estriol: 0,05 %,
Estradiolbenzoat: 0,005 % bis 0,015 %

Preis (Estriol 50 mg): 5,23 DM

Preis (Estradiolbenzoat 5 mg): -,17 DM

6.19 Ethacridinlactat (Rivanol®)

Ethacridinlactat ist ein gelber, synthetischer Acridinfarbstoff, der als Antiseptikum in Lösungen und Cremes eingesetzt wird. Ethacridinlactat weist eine gute antibakterielle Wirkung insbesondere gegen Staphylokokken, Streptokokken und Kolibakterien auf. Weiterhin wirkt es gegen Pilze, Protozoen und Amöben. Ethacridinlactat verfärbt Wäsche und andere Gegenstände gelb. Es ist eine gut wasserlösliche kationische Verbindung, die mit vielen anderen Salzen unverträglich ist. Es wird in Lösungen, Cremes und Pasten eingearbeitet.

Konzentration: 0,05 - 0,1% in Lösungen, 1% in Lösungen zur Lokalbehandlung sowie in Cremes und Salben

Preis (1 g):   2,49 DM

6.20 Formaldehyd

Formaldehyd wurde vorwiegend als Desinfizienz verwendet, wegen seiner Allergiesierungspotenz und seiner möglichen Kanzerogenität gilt es aber heute in dieser Indikation als obsolet. Es wird heute noch gelegentlich in konzentrierter Form verwendet, um in einem abgeschlossenen Raum (Plastiktüte) Schuhwerk und Kleidung gegenüber Pilzen und anderen Organismen zu desinfizieren.

6.21 Fuchsin

Fuchsin gehört zu den Triphenylmethanfarbstoffen und sein Wirkmechanismus ist gleichartig dem von Brillantgrün. Es hat eine gute antimikrobielle Wirkung gegen Streptokokken, Staphylokokken und grampositive Keime, in höheren Konzentrationen auch gegen gramnegative Keime. Zusätzlich hat es eine antimykotische Wirkung. Fuchsin ist ein Bestandteil von Solutio Castellani. Es ist ein roter Farbstoff und verfärbt Haut und Wäsche rot.

Konzentration: bis 0,5 % in Lösungen

Preis (0,5 g):   2,38 DM

6.22 Harnstoff

Harnstoff ist eine kristalline, weiße Substanz, die sehr leicht wasserlöslich ist. Er wird therapeutisch vorwiegend zu zwei Zwecken eingesetzt: In niedrigen Konzentrationen führt er zu einer erhöhten Hydratation der Haut, in höheren Konzentrationen wirkt er keratolytisch. In niedriger Konzentration wird es sowohl in Kosmetika als auch in Arzneimitteln für eine trockene Haut eingearbeitet. Es liegt in wasserhaltigen Zubereitungen in gelöster Form vor. In hoher Konzentration wird es sowohl zur Behandlung von hyperkeratotischen Genodermatosen als auch z.B. zur Nagelauflösung eingesetzt. In wasserfreien Zubereitungen liegt der Harnstoff suspendiert vor.

Konzentration: 3-10% zur Hydratisierung der Haut. 15-20% für die Keratolyse an der Haut. 40% und mehr für die Auflösung der Nagelplatte.

Preis (20 g): 0,98 DM

6.23 Hydrochinon

Hydrochinon wurde in der Industrie als fotografischer Entwickler verwendet, es wirkt als Reduktionsmittel und Antioxidans. Es greift in die Melaninsynthese durch eine Hemmung der Tyrosinase ein. Medizinisch wird es zu einer depigmentierenden Behandlung eingesetzt. Da es bereits vorhandenes Pigment nicht zerstört, wirkt es erst nach einer gewissen Latenzzeit. Es ist Bestandteil der Kligmanschen Salbe. Hydrochinon ist in wasserhaltigen Zubereitungen löslich und nur kurzfristig haltbar. In wasserfreien Salben liegt es als suspendierter Feststoff vor.

Konzentration: 3 - 5 % in Cremes oder lipophilen Salben.

Preis (5 g): 1,05 DM

6.24 Kaliumpermanganat

Das tiefviolette Kaliumpermanganat wird als desinfizierende Lösung eingesetzt und wirkt antiseptisch und fungizid aufgrund seiner oxidierenden Eigenschaften. Es wird häufig als Festsubstanz rezeptiert und dann für Bäder und Lösungen verwendet. Zur Vermeidung von Fehldosierungen und Verätzungen durch nicht aufgelöste Kristalle hat es sich bewährt, eine 1%ige wäßrige Stammlösung zu verschreiben. Diese Lösung ist zum Gebrauch 1:100 bis 1:1000 zu verdünnen.

Konzentration: Stammlösung 1 %, Anwendungslösung 0,01 bis 0,001 %

Preis (1 g): 0,08 DM

6.25 Kortikosteroide

Die Rezeptur lokaler Kortikosteroide hat in der Praxis eine große Bedeutung. Hier gilt, daß insbesondere bei größeren Mengen an Salben, Lösungen etc. die Rezeptur im Vergleich zu Fertigarzneiprodukten erheblich billiger ist. Für die Rezeptur steht eine größere Zahl von Kortikosteroiden zur Verfügung, die im folgenden in Tabelle 26 nach Wirkstärke geordnet sind.

Tabelle 26: Extern wirksame Kortikosteroide mit Angabe von wirksamen Konzentrationen und von Preisen.

Schwach wirksam	übliche Konzentration (%)	Menge (g)	Preis (DM)
Hydrocortison	0,5 - 1	1	11,88
Hydrocortisonacetat	0,5 - 1	1	18,05
Dexamethason	0,01 - 0,1	0,1	7,81
Dexamethasonacetat	0,01 - 0,1	0,1	7,22
Prednisolon	0,5	0,5	11,88
Prednisolonacetat	0,5	0,5	13,30
Mittelstark wirksam			
Hydrocortisonbutyrat	0,1	0,1	5,70
Triamcinolonacetonid	0,05-0,1	0,1	5,61
Stark wirksam			
Betamethasondipropionat	0,05	0,05	5,70
Betamethasonvalerat	0,05 - 0,1	0,1	8,44
Diflucortolonvalerat	0,1	0,1	20,90
Fluocinolonacetonid	0,025	0,025	7,60
Sehr stark wirksam			
Clobetasolpropionat	0,05	0,05	4,56
Diflucortolonvalerat	0,3	0,3	62,70
Fluocinolonacetonid	0,2	0,2	60,80

Die Kortisonderivate für die lokale Anwendung sind im allgemeinen sehr schwer wasserlöslich und liegen zumeist in den Rezepturen in suspendierter Form vor. Lösungen werden deshalb in der Regel auf alkoholisch-wäßriger Basis hergestellt.

6.26 Merbromin

Merbromin-Dinatrium ist ein bromhaltiger, fluoreszierender Farbstoff mit einem hohen Quecksilberanteil von ca. 25%. Es ist leicht wasserlöslich und hat in wäßriger Lösung eine intensiv rote Farbe. Es wird als Desinfizienz verwendet und hat eine bakteriostatische Wirkung. Zusätzlich wirkt es austrocknend. Wegen des hohen Quecksilbergehaltes ist sowohl wegen möglicher systemischer Quecksilberaufnahme als auch aus Umweltschutzgründen die Verwendung dieser Substanz heute als problematisch anzusehen.

Konzentration: 2 %

Preis (2 g): 2,62 DM

6.27 Methylrosaniliniumchlorid und Methylviolett

Methylrosaniliniumchlorid ist der Hauptbestandteil von Methylviolett. Es sind Triphenylmethanfarbstoffe, deren Wirkungsweise dem des Brillantgrüns gleicht. Beide Farbstoffe haben eine intensive violette Farbe und ein breites antibakterielles und antimykotisches Wirkspektrum. Gleichzeitig wirken sie austrocknend. Wäsche und andere Gegenstände werden intensiv violett verfärbt. Die Verbindungen reagieren stark sauer und können deswegen hautreizend sein. Bei einer pH-Pufferung darf der pH nicht über den neutralen Bereich hinaus in den alkalischen verschoben werden, weil die Substanzen sonst unwirksam werden.

Konzentration: 0,5 %

Preis (0,5 g): 1,48 DM

6.28 Metronidazol

Metronidazol ist ein Nitroimidazol-Derivat. Es wird als Antiprotozoenmittel, vor allem bei Trichomoniasis, Entamoebia histolytica und Giardia lamblia eingesetzt. Weiterhin hat es eine antibiotische Wirksamkeit bei anaeroben Infektionen. In der Dermatologie wird es schließlich noch zur Behandlung der Rosazea lokal eingesetzt, möglicherweise wirkt es auch hier auf die Erkrankung unterhaltende anaerobe Bakterien. Vorzugsweise wird eine 2%ige Creme angewandt, in der Metronidazol überwiegend als suspendierter Feststoff vorliegt.

Konzentration: 2 % in Creme

Preis (2 g): 4.43 DM

6.29 Milchsäure

Milchsäure ist eine hygroskopische Flüssigkeit. Sie hat vor allem feuchtigkeitsbindende Eigenschaften und wirkt leicht keratolytisch. Sie wird bei hyperkeratotischen Genodermatosen und bei trockener Haut eingesetzt. Milchsäure wird in letzter Zeit auch vermehrt in Kosmetika eingearbeitet und soll, wie andere α-Hydroxysäuren (Weinsäure, Zitronensäure, Glycolsäure etc.), die die Haut jünger erscheinen lassen. Wichtig ist die Zubereitung in einem zumindest schwach sauren pH-Bereich, da sonst keine Wirksamkeit zu erwarten ist.

Konzentration: 6 - 10 %

Preis (10 g): -,78 DM

6.30 Minoxidil

Minoxidil ist ein Antihypertensivum, das als Nebenwirkung vermehrten Haarwuchs verursacht. Aus diesem Grunde wird Minoxidil in lokalen Anwendungen als Haarwuchsmittel eingesetzt. Als Indikationsgebiet wird hier vor allem die androgenetische Alopezie gesehen. Minoxidil bewirkt vorwiegend eine verstärkte Velusbehaarung. Es kommt kaum zum Wachstum von Terminalhaaren. Die Substanz ist schlecht wasserlöslich, deshalb wird Minoxidil in wäßrig alkoholische Lösungen eingearbeitet (70% Ethylalkohol mit einem Zusatz etwa 10 % Propylenglykol).

Konzentration: 2 %

Preis (2 g): 34,20 DM

6.31 Natriumchlorit

Natriumchlorit steht als Rezepturgundstoff in der Form der Festsubstanz mit 80 % oder einer Lösung mit 25 % Gehalt zur Verfügung. Begleitstoffe sind Kochsalz, Natriumcarbonat und Natriumsulfat. Natriumchlorit setzt natives Chlor frei, es wurde z.T. auch postuliert, daß das wirksame Prinzip auf der Bildung von Sauerstoffkomplexen beruhe. Es wird in wäßrigen Lösungen zur Wundbehandlung verwendet. Diese Lösungen haben einen pH-Wert von etwa 11, bei niedrigerem pH-Wert zersetzt sich die Substanz unter Freisetzung von Chlor.

Konzentration: 0,12 %

Preis (Natriumchlorit 80 % 0,12 g): 0,02 DM

6.32 Phenol

Phenol wurde früher als antimikrobielle Substanz und auch als juckreizstillendes Mittel eingesetzt. Wegen seiner möglichen Kanzerogenität gilt es heute für die lokale Behandlung der Haut als obsolet. Es wird derzeit lediglich zum Zwecke der Sklerosierung, insbesondere bei Hämorrhoiden, verwendet.

Konzentration: 5 % in öligen Lösungen

Preis (5 g): 2,15 DM

6.33 Polidocanol 600 (Thesit®)

Polidocanol hat eine anästhesierende Wirkung und wird als Oberflächenanästhetikum verwendet. Die Hauptindikation besteht im Einsatz als Antipruriginosum. Die antipruriginöse Wirkung hält bis zu ca. 4 Stunden vor. Es ist eine halbfeste farblose Substanz, die in Wasser gut löslich und grenzflächenaktiv ist. Anwendung findet Polidocanol 600 in Cremes, Schüttelmixturen und Ölbädern.

Konzentration: 3 - 5%

Preis (5 g): 2,05 DM

6.34 Polyvidon-Iod

Polyvidon-Iod enthält Jodidionen, an die Matrix gebundenes elementares Jod und einen sehr geringen Anteil von Jod in freier Form. Letzteres allein ist antimikrobiell wirksam. Polyvidon selbst ist ein wasserlösliches Polymer, das arzneilich nicht wirksam ist und als Reservoir für das komplex gebundene Jod dient. Verdünnte Polyvidon-Iodlösungen können einen höheren Anteil an freiem Jod enthalten als höher konzentrierte Formen. Polyvidon-Iod wird in Form von wäßrigen Lösungen, wasserhaltigen Salben, Gelen und fettfreien Salben angewendet.

Konzentration: 1%ig für Wundspülungen, 10%ig in Salben etc.

Preis (10 g): 2,85 DM

6.35 Resorcin

Resorcin ist eine phenolische Substanz aus farblosen Kristallen, die sich durch Spuren von Oxidationsprodukten verfärben kann. Es hat eine desinfizierende und keratolytische Wirkung. Zusätzlich wurde es auch als Antipruriginosum eingesetzt. Wegen der möglichen kanzerogenen Wirkung phenolischer Substanzen, einer strumigenen Wirkung bei Resorption und weiterer Nebenwirkungen wurde Resorcin im Zusammenhang mit der Nachzulassung von Fertigarzneimitteln hinsichtlich des Wirkungs-Nebenwirkungs-Verhältnisses negativ beurteilt. Resorcin ist noch in Castellanischer Lösung in 10prozentiger Konzentration enthalten sowie in Schälpasten.

Konzentration: 10 %

Preis (10 g): 2,93 DM

6.36 Salicylsäure

Salicylsäure ist eine phenolische Carbonsäure, die nur in der Säureform in die Haut penetriert. Salicylsäure hat eine ausgeprägte keratolytische Wirkung und zusätzlich antientzündliche und antimikrobielle Eigenschaften. Salicylsäure wurde vorwiegend zur Behandlung der Psoriasis eingesetzt, zusätzlich wird es aber auch zur Behandlung hyperkeratotischer Genodermatosen verwendet. Außerdem wird es auch als Antioxidans bei Cignolin-haltigen Präparaten eingesetzt. Die Substanz ist sehr schlecht wasserlöslich. Sie wird in gelöster Form in alkoholischen oder öligen Lösungen und Gelen verwendet, in suspendierter Form vorwiegend in hydrophoben Salben (Salicylvaselin).

Konzentration: 3 bis 10 %

Preis (10 g): 1,60 DM

6.37 Schwefel

Schwefel wirkt wahrscheinlich durch die an der Hautoberfläche durch Reduktion bzw. durch Oxidation entstehenden Verbindungen, insbesondere Schwefelwasserstoff, Polysulfide und Pentathionsäure. Schwefel ist ein mildes Irritans, er bewirkt eine resorptive Entzündung und z. T. eine raschere Abheilung entzündlicher Effloreszenzen. Seine Einsatzgebiete umfaßten in der Vergangenheit sowohl die Akne, das seborrhoische Ekzem als auch, wegen seiner antiparasitären Wirkung, die Behandlung der Skabies (vorwiegend bei Kindern). Schwefel wurde unter Abwägung der gesicherten Wirkungen, der möglichen Nebenwirkungen und therapeutischer Alternativen im Zusammenhang mit der Nachzulassung von Fertigarzneimitteln negativ bewertet. Er wird deshalb auch für die Einarbeitung in Rezepturen von uns nicht empfohlen.

6.38 Silbernitrat

Silbernitrat wirkt über die Freisetzung von Silberionen, die sich mit Proteinen verbinden und zu deren Denaturierung führen. Damit hat es eine desinfizierende und antimikrobielle Wirkung. Gleichzeitig wird es auch verwendet, um eine Verätzung von Rhagaden oder Warzen (Höllensteinstift) bei konzentrierter Anwendung herbeizuführen. Rezeptiert wird es in verdünnten Lösungen. Bei Anwendung in stärker als 1 %igen Lösungen wirkt Silbernitrat oberflächlich ätzend.

Konzentration: 0,1 bis 1 %

Preis (1 g): 2,39 DM.

6.39 Teer-Anwendungen

Das wichtigste Teerpräparat ist *Steinkohlenteerlösung* (Liquor carbonis detergens), daneben werden auch *Steinkohlenteer* in reiner Form (Pix lithanthracis), Holzteere (z. B. Pix liquida, Pix betulina, Pix juniperi) angewendet. Die Vorteile der Holzteere sind fraglich. Steinkohlenteer besitzt antiproliferative Eigenschaften und eine antientzündliche Wirkung. Er wurde insbesondere in der Behandlung der Psoriasis eingesetzt, zusätzlich aber auch bei ekzematösen Hauterkrankungen. In jüngerer Zeit wurden die Teere weitestgehend durch die lokale Anwendung von Kortikosteroiden ersetzt. Zum Teil haben Dermatologen auf die Anwendung von Teerpräparaten zurückgegriffen, wenn bewußt die Anwendung lokaler Kortikosteroide vermieden werden sollte. Steinkohlenteerlösung ist ein Extrakt aus Steinkohlenteer, der mit der etwa doppelten Menge alkoholischer Seifenrindentinktur extrahiert wird. Das Spektrum der enthaltenen Wirkstoffe unterscheidet sich deshalb vom rohen Steinkohlenteer. Auch die Wirkung ist etwas schwächer. Liquor carbonis detergens läßt sich in höherer Konzentration nicht ohne weiteres mit wasserfreien Salben mischen; zur Einarbeitung sollte Vaselin etwa 1 % Polyacrylsäure zugesetzt werden. Bei Verarbeitung in Cremes kommen Unverträglichkeiten vor. Eine geeignete Grundlage ist wasserhaltige hydrophile Salbe.

Konzentration: Steinkohlenteer 1 bis 5 % in Salben, Steinkohlenteerlösung 5 bis 10 % in Cremes und Schüttelmixturen

Preis (Steinkohlenteer 2 g): -,19 DM

Preis (Steinkohlenteerlösung 10 g): 2,72 DM

6.40 Testosteron und Testosteronpropionat

Testosteron bzw. Testosteronpropionat werden auf empirischer Grundlage lokal zur Behandlung des Lichen sclerosus et atrophicans (Kraurosis vulvae) eingesetzt. Nicht alle Autoren fanden diese Anwendung allerdings wirksam. Z. T. wird auch eine lokale Estrogentherapie für die Behandlung dieses Krankheitsbildes empfohlen. Auch ist eine Virilisierung (Clitorishypertrophie) als Nebenwirkung beschrieben worden.

Konzentration: 2 %

Preis (2 g): 14,67 DM

6.41 Tretinoin (Vitamin-A-Säure)

Vitamin A-Säure ist die oxidierte Form des Vitamin A. An der Haut hat es vor allen Dingen einen keratolytischen und schälenden Effekt, und wird deshalb insbesondere bei der Acne comedonica eingesetzt. Ein weiteres Anwendungsgebiet ist die Behandlung aktinischer Keratosen. Hier kann es z. T. auch zu einer Normalisierung der Haut im Bereich dieser potentiellen Präkanzerosen führen. Der Schäleffekt wird auch ausgenutzt bei der Behandlung von Verrucae planae und von Mollusca contagiosa. Die Substanz ist sehr lichtempfindlich und zerfällt bei Einwirkung von sichtbarem Licht und UV-Strahlung. Es handelt sich um eine gelb gefärbte, kristalline Substanz, die vorwiegend in alkoholischer Lösung und in Cremes angewendet wird. Tretinoin ist oxidationsempfindlich, die Haltbarkeit in Rezepturen ist sehr begrenzt. In Cremes liegt Vitamin-A-Säure suspendiert vor. Grobkristalline Ausgangssubstanz ist deshalb herstellungstechnisch problematisch, u. a. auch wegen ihrer starken Teratogenität.

Konzentration: 0,05 bis 0,1 %

Preis (100 mg): 5,70 DM.

6.42 Zinkoxid

Zinkoxid ist sehr häufig in Schüttelmixturen, Pudern und Pasten enthalten und für die physikalische Wirkung dieser Grundlagen von großer Bedeutung (vgl. Kapitel "Grundlagen"). Zusätzlich wirkt es schwach adstringierend und antiseptisch. Es kann die Wirkung gleichzeitig eingearbeiteter Arzneistoffe beeinträchtigen. Zinkoxid kann oxidative Zersetzungen fördern (z. B. bei Hydrocortison oder bei Dithranol).

Konzentration: 5 bis 50 %

Preis (20 g): -,51 DM.

6.43 Zinksulfat

Zinksulfat soll eine antivirale Wirksamkeit haben und wirkt schwach adstringierend. Es wird in der Behandlung des Herpes simplex und des Herpes Zoster als lokal anzuwendende Lösung (z. B. als Umschläge oder Auflagen) verwendet. Auch zur Anwendung in Hydrogelen wird es verarbeitet. Zinksulfat ist leicht wasserlöslich und wird vorwiegend als wäßrige Lösung eingesetzt.

Konzentration: 0,5 bis 1 %

Preis (1 g): -,13 DM.

7. Hilfsstoffe

7.1 Hydrophobe Stoffe als Lipidbestandteile und Konsistenzgeber

Hydrophobe dermatologische Grundlagenbestandteile können eine feste, halbfeste oder flüssige Beschaffenheit haben, ohne daß diese Rückschlüsse auf die chemische Struktur der Stoffe erlaubt. Bei der chemischen Klassifizierung lassen sich neben den lipophilen Lösemitteln die in der Rezeptur relevanten Verbindungen nach abnehmenden hydrophoben Eigenschaften ordnen:
- *Silikonöle*, lineare Dimeticone, ringförmige (flüchtige) Cyclometicone
- *Paraffine*, kristalline, mikrokristalline, lineare und verzweigtkettige flüssige
- *Fettalkohole*, kristalline lineare, flüssige verzweigtkettige
- *Wachse*, kristalline, ungesättigte und verzweigtkettige flüssige
- *Fette* und fette Öle, gesättigte kristalline, teilkristalline und flüssige ungesättigte flüssige
- *Partialglyceride*, gesättigte kristalline, ungesättigte flüssige

Grundsätzlich haben hydrophobe Lipide schlechtere Löseeigenschaften für die meisten Arzneistoffe als solche mit polaren Strukturen (ungesättigte Bindungen, Hydroxylgruppen oder Esterfunktionen). Kristalline und die stärker hydrophoben Lipide haben eine stärker abdeckende Wirkung (Wasserdampfsperre), und ziehen flüssige und vor allem verzweigtkettige Verbindungen schneller in die Haut ein als die anderen Lipide (Tabelle 27). Die hydrophoben Hilfsstoffe sind häufig die Hauptbestandteile von Salbenrezepturen und nicht mit Wasser mischbar oder von der Haut abwaschbar. Die Silikonöle haben sehr schlechte Löseeigenschaften für fast alle Arzneistoffe, praktisch keine Okklusionswirkung, sind nur mit bestimmten verzweigtkettigen Lipiden mischbar und selten Hauptbestandteil von Dermatika; in kleinen Mengen verbessern sie das Hautgefühl von Emulsionssystemen.

Tabelle 27: Lipidkomponenten in Dermatika

Bestandteil	Struktur und Beschaffenheit	Verwendung
Hartparaffin	kristallines Paraffin	Konsistenzgeber
Mikrokristallines Paraffin	teilweise verzweigtkettiges und alicyclisches kristallines Paraffin	Konsistenzgeber mit guter Immobilisation für flüssige Lipide
Weißes oder gelbes Vaselin	Gemisch kristalliner, teilkristalliner und flüssiger Paraffine	hydrolyse- und oxidationsstabile Dermatika-Grundlage, Lipidbestandteil in Emulsionssystemen und Pasten mit geringem Lösevermögen
dickflüssiges und dünnflüssiges Paraffin	Gemisch flüssiger, überwiegend unverzweigter Paraffine	hydrolyse- und oxidationsstabile Lipidbestandteile in Emulsionssystemen und Hautölen mit geringem Lösevermögen
Squalan, Hydriertes Polyisobutylen	verzweigtkettige flüssige Paraffine	hydrolyse- und oxidationsstabile Lipidbestandteile in Emulsionssystemen und Hautölen mit geringem Lösevermögen
Cetylalkohol, Cetylstearylalkohol	linearer, gesättigter, kristalliner Fettalkohol	hydrolyse- und oxidationsstabile Konsistenzgeber in lipophilen Salben, Cremes (mit Emulgator-Wirkung) und in hydrophilen Salben (Macrogolsalben)
Octyldodecanol	verzweigtkettiger gesättigter, dickflüssiger Fettalkohol	hydrolyse- und oxidationsstabiler Lipidbestandteil in Emulsionssystemen und Hautölen mit mäßigem Lösevermögen

Tabelle 27: Lipidkomponenten in Dermatika (Fortsetzung)

Bestandteil	Struktur und Beschaffenheit	Verwendung
Gebleichtes Wachs, Carnaubawachs	natürliches Gemisch von überwiegend kristallinen Lipiden mit Esterstruktur	Konsistenzgeber in lipophilen Salben und Cremes; Lipidbestandteil in Emulsionssystemen
Cetylpalmitat	kristallines Lipid mit Esterstruktur	Konsistenzgeber in lipophilen Salben und Cremes; Lipidbestandteil in Emulsionssystemen, Ersatz für Walrat
Jojobaöl	natürliches flüssiges Wachs	weitgehend oxidationsstabiler Lipidbestandteil in Emulsionssystemen und Hautölen mit gutem Lösevermögen
Decyloleat, Oleyloleat	partialsynthetische, lineare, ungesättigte flüssige Wachse	oxidationsempfindliche Lipidbestandteile in Emulsionssystemen und Hautölen mit gutem Lösevermögen
Isopropylmyristat, Isopropylpalmitat, Diisobutyladipat, Cetearyloctanoat	partialsynthetische, verzweigte, gesättigte flüssige Wachse	oxidationsstabile Lipidbestandteil in Emulsionssystemen und Hautölen mit sehr gutem Lösevermögen
Gemischtkettige Triglyceride (Softisan® 378), gehärtetes Erdnußöl, Schweineschmalz	partialsynthetische bzw. natürliche, teilweise gesättigte Triglyceride	unterschiedlich oxidationsstabile Lipidbestandteile in lipophilen Salben und Cremes mit gutem Lösevermögen

Tabelle 27: Lipidkomponenten in Dermatika (Fortsetzung)

Bestandteil	Struktur und Beschaffenheit	Verwendung
Erdnußöl, Mandelöl, Olivenöl, Sonnenblumenöl, Sesamöl	natürliche flüssige ungesättigte Triglyceride	wenig oxidationsstabile Lipidbestandteile in lipophilen Salben, Emulsionssystemen und Hautölen mit gutem Lösevermögen
Mittelkettige Triglyceride	partialsynthetische gesättigte Triglyceride	weitgehend oxidationsstabiler Lipidbestandteil in lipophilen Salben, Emulsionssystemen und Hautölen mit gutem bis sehr gutem Lösevermögen
Rizinusöl	natürliches, dickflüssiges, ungesättigtes Triglycerid mit Hydroxylfunktion	relativ oxidationsstabiler Lipidbestandteil in Hautölen; Rückfetter in alkoholischen Lösungen; sehr gutes Lösevermögen; mischbar mit Alkoholen
Hartfett, Glycerolmonostearat	partialsynthetische, gesättigte mittel- bzw. langkettige Partialglyceride	oxidationsstabile Konsistenzgeber in lipophilen Salben, Cremes (mit Emulgator-Wirkung)
Ether, Ethylacetat	dünnflüssige, flüchtige Lösemittel	Lösemittel in Lösungen und Lacken

7.2 Hydrophile Komponenten und Lösungsvermittler

Hydrophile Dermatikabestandteile können eine feste, halbfeste oder flüssige Beschaffenheit haben, ohne daß diese Rückschlüsse auf die chemische Struktur der Stoffe erlaubt. Neben Wasser und den gesondert behandelten Verdickungsmitteln, pH-Regulantien, Pigmenten und Tensiden lassen sich zur chemischen Klassifizierung der wichtigsten hydrophilen Hilfsstoffe in Dermatika kurzkettige Alkohole, Glykole, nichtalkoholische Lösemittel, Macrogole und Polyole unterscheiden (Tabelle 28).

Tabelle 28: Hydrophile Komponenten in Dermatika

Bestandteil	Struktur und Beschaffenheit	Verwendung
Ethanol, Isopropylalkohol, Propylalkohol	dünnflüssige, flüchtige, einwertige Alkohole	in unterschiedlicher Konzentration Bestandteile in Lösungen, Schüttelmixturen und Hydrogelen, gutes bis sehr gutes Lösevermögen für viele Arzneistoffe; mit höherer Konzentration schlechtere Hautverträglichkeit
Dimethylsulfoxid, Aceton	dünnflüssige, flüchtige, nichtalkoholische Lösemittel	in Konzentrationen bis etwa 50 % in Lösungen; sehr gutes Lösevermögen für viele Arzneistoffe
Propylenglykol	dickflüssiger, schwerflüchtiger zweiwertiger Alkohol	in Konzentrationen bis etwa 20 % in Lösungen; Hydrogelen und Emulsionssystemen, gutes Lösevermögen für viele Arzneistoffe; in höherer Konzentration hautreizend
Glycerol 85 %, Wasserfreies Glycerol	entsprechend dem Wassergehalt dickflüssiger, schwerflüchtiger dreiwertiger Alkohol	in unterschiedlichen Konzentrationen in Lösungen; Hydrogelen und Emulsionssystemen; mäßiges Lösevermögen für die meisten Arzneistoffe
Sorbitol, Sorbitollösung 70 %	kristalliner, in Lösung dickflüssiges Polyol	in Konzentrationen bis zu etwa 20 % in Lösungen; Hydrogelen und Emulsionssystemen; schlechtes Lösevermögen für die meisten Arzneistoffe

Tabelle 28: Hydrophile Komponenten in Dermatika (Fortsetzung)

Bestandteil	Struktur und Beschaffenheit	Verwendung
Macrogol 300 und 400	dickflüssige, nichtflüchtige Polyethylenglykole	in unterschiedlichen Konzentrationen in Lösungen; lipidfreien Salben, Hydrogelen und Emulsionssystemen; mäßiges Lösevermögen für die meisten Arzneistoffe
Macrogol 600 bis 6000	feste Polyethylenglykole	in unterschiedlichen Konzentrationen in lipidfreien Salben; mäßiges Lösevermögen für die meisten Arzneistoffe

7.3 Emulgatoren und Tenside

Grenzflächenaktive Stoffe in Dermatika haben sowohl lipophile als auch hydrophile Strukturmerkmale, gehören chemisch aber zu z. T. sehr unterschiedlichen Verbindungen und haben unterschiedliche Funktionen (Tabelle 29). Stabile Emulsionen vom Typ „Öl-in-Wasser" (O/W) werden in aller Regel nicht allein mit einem relativ hydrophilen Emulgator gebildet, sondern in Kombination mit einem eher lipophilen, meist festen Co-Emulgator. Manche Tenside sind haut- und schleimhautreizend, ergeben aber in Emulsionssystem gut verträgliche Dermatika-Grundlagen. Spezielle, eher hydrophile Tenside können auch zur Solubilisation schwer löslicher Wirkstoffe (z. B. Miconazolnitrat), zur besseren Verteilung wasserunlöslicher Arzneistoffe in Rezepturen, zur besseren Benetzung der Haut, als Penetrationsbeschleuniger sowie als Waschkonzentrate für Haut und Kopfhaut eingesetzt werden.

Tabelle 29: Emulgatoren und Tenside in Dermatika

Bestandteil	Struktur und Beschaffenheit	Verwendung
Cetylalkohol; Cetylstearylalkohol	feste Fettalkohole	Konsistenzgeber in Salben und Cremes; lipophiler Emulgator für W/O-Cremes; lipophile Komponente in emulgierendem Cetylstearylalkohol (Emulgator für anionische Cremes) sowie in „Nichtionisch emulgierendem Cetylstearylalkohol" zusammen mit Cetomacrogol 1000
Glycerolmonostearat, Sorbitanmonostearat	feste Partialester eines Polyols mit Stearinsäure	Konsistenzgeber in Salben und Cremes; lipophiler Emulgator für W/O-Cremes; lipophile Komponente in Hautemulsionen im NRF;
Sorbitanmonooleat, -sesquioleat, -trioleat	flüssige Partialester eines Polyols mit Ölsäure	lipophiler, auch nachträglich einarbeitbarer Emulgator für W/O-Cremes
Cholesterol	Sterol; fest	lipophiler Emulgator für W/O-Cremes
Wollwachsalkohole	fest	lipophiler Emulgator für W/O-Cremes
Wollwachs	überwiedend Fettsäureester der Wollwachsalkohole; halbfest	lipophiler Emulgator für W/O-Cremes
Laureth-2, Laureth-4	nichtionisches Tensid; Ethoxilat des Laurylalkohol; dickflüssig, mischbar mit Lipiden	Solubilisator in Ölbädern; für abwaschbare Öle; Konsistenzregler in Shampoo-Grundlagen zusammen mit anderen Tensiden

Tabelle 29: Emulgatoren und Tenside in Dermatika (Fortsetzung)

Bestandteil	Struktur und Beschaffenheit	Verwendung
Cetomacrogol 1000	nichtionisches Tensid; Ethoxilat des Cetylstearylalkohols; fest; relativ hydrophil	hydrophile Emulgatorkomponente in nichtionischen Cremes (Cetomacrogolcreme)
Macrogolstearat 400	nichtionisches Tensid; Ethoxilat der Stearinsäure; halbfest; relativ hydrophil	hydrophile Emulgatorkomponente in nichtionischen Cremes und Emulsionen, z. B. Hautemulsionen im NRF; hohe Konsistenz von Emulsionen auch bei großem Wasseranteil
Macrogol-1000-glycerol-monostearat	nichtionisches Tensid; Ethoxilat des Glycerolmonostearat; halbfest; relativ hydrophil	hydrophile Emulgatorkomponente in Basiscreme DAC
Polysorbat 20, Polysorbat 40, Polysorbat 60, Polysorbat 80	nichtionische Tenside; Ethoxilate der Fettsäureester Sorbitanlaurat, -palmitat, -stearat bzw. -oleat; dickflüssig; relativ hydrophil	Benetzung von Arzneistoffen, hydrophile Emulgatorkomponente in nichtionischen Cremes, z. B. Nichtionische Hydrophile Creme DAB
Macrogol-Glycerol-hydroxystearat	nichtionisches Tensid; Ethoxilat des gehärteten Rizinusöl; halbfest; relativ hydrophil	Solubilisator für Arzneistoffe und ätherische Öle

Tabelle 29: Emulgatoren und Tenside in Dermatika (Fortsetzung)

Bestandteil	Struktur und Beschaffenheit	Verwendung
Natriumlaurylethersulfat	festes Aniontensid	Waschaktive Substanz in Shampoos
Natriumdodecylsulfat, Natriumcetylstearylsulfat	feste Aniontenside	Waschaktive Substanzen in Shampoos; anionische Komponente in Emulgierendem Cetylstearylalkohol (Emulgator für anionische Cremes, z. B. Wasserhaltige Hydrophile Salbe DAB)
Cocamidopropylbetain	Amphotensid	Waschaktive Substanz in Shampoos

7.4 Pigmente und Pudergrundstoffe

Für dermatologische Rezepturen werden vorwiegend anorganische Pigmente, meist Metalloxide, -stearate und -silikate sowie hochdisperses Siliciumdioxid, Lactose und native oder modifizierte Stärken als feste Hilfsstoffe verwendet (Tabelle 30). Diese Stoffe werden sowohl von Wasser als auch von Lipiden gut benetzt und können deshalb auch jeweils in flüssige und halbfeste hydrophile und hydrophobe Zubereitungen eingearbeitet werden.

Tabelle 30: Pigmente und Pudergrundstoffe in Dermatika

Bestandteil	Eigenschaften und Verwendung
Aluminium-, Magnesium- und Zinkstearate	gute Kühlwirkung;
Eisenoxide	Buntpigmente für gefärbte Abdeckpuder, Schüttelmixturen und -pasten, entsprechend der Deckkraft der Grundlage zu 0,3 bis 3 %
Lactose	auflösbar in Sekret
Magnesiumoxid; Magnesiumcarbonat	hohe Saugkraft, aber langsam
Maisstärke	gute Haftfähigkeit; gute Streufähigkeit; verklumpt leicht
Phosphatierte Maisstärke	nicht quellend modifiziert; gute Haftfähigkeit; gute Streufähigkeit; eventuell Ersatz für Talkum
Hochdisperses Silicumdioxid	gutes Aufsaugvermögen, zur Verbesserung der Streufähigkeit; nur in Pudern, bis zu etwa 15 %
Talkum	geringe Saugkraft; gute Streufähigkeit; gute Haftfähigkeit; muß vor Verwendung sterilisiert werden; Risiko der Kontamination mit Asbest; zu 20 % in Lotio alba
Titandioxid	sehr feine Korngröße; starke Abdeckung (die DAB-Ware ist nicht die als UV-Lichtschutzfilter vorgesehene mikrodisperse Form)
Weißer Ton	gutes Aufsäugvermögen
Weizenstärke	Kühlwirkung; zu 25 % in Zinkpaste DAB
Zinkoxid	feine Korngröße; gute Abdeckung; gute Streufähigkeit; schlechte Haftfähigkeit; zu 50 % in Zinköl; zu 25 % in Zinkpaste DAB; zu 30 % in Weicher Zinkpaste DAB; zu 20 % in Lotio alba

7.5 Verdickungsmittel

Verdickungsmittel sind Stoffe, die meist bereits in geringer Konzentration Flüssigkeiten zu halbfesten Zubereitungen versteifen. Zur Konsistenzerhöhung werden hydrophobe Flüssigkeiten üblicherweise mit festen oder halbfesten Lipiden versetzt, so daß die Gelierung flüssiger Lipide, z. B. mit hochdispersem Siliciumdioxid, Aluminiumstearat oder modifiziertem Bentonit, in der Rezeptur kaum eine Rolle spielt. Die Verdickungsmittel für wäßrige und alkoholische Flüssigkeiten unterscheiden sich in Verwendung und Eigenschaften erheblich (Tabelle 31). Die mit diesen Gelbildnern hergestellte Zubereitungen sollten zu etwa 10 % schwerflüchtige hydrophile Zusätze (z. B. Propylenglykol, Glycerol, nichtkristallisierende Sorbitol-Lösung 70 %) enthalten, damit sie nicht auf der Haut zu einem spröden Film eintrocknen.

Tabelle 31: Verdickungsmittel für hydrophile Flüssigkeiten

Bestandteil	Besonderheiten und Verwendung	Anwendungskonzentration
Polyacrylsäure	anionischer synthetischer Gelbildner; hochmolekular; erfordert Neutralisation mit Base in den pH-Bereich 4 bis 7; Einarbeitung ohne Wärme; auch für wäßrig-alkoholische Zubereitungen; empfindlich gegen Säuren, Basen, Elektrolyte und bestimmte kationische Stoffe	Gelbildung bei 0,25 bis 1,5 %
Carboxymethylcellulose-Natrium 400	anionischer synthetischer Gelbildner; Einarbeitung ohne Wärme möglich, empfindlich gegen Säuren und bestimmte Kationen	Gelbildung je nach Typ und pH bei etwa 2,5 bis 10 %
Hydroxyethylcellulose 400	nichtionischer synthetischer Gelbildner, Einarbeitung ohne Wärme möglich, verträgt geringen Alkoholgehalt	Gelbildung je nach Typ bei etwa 2,5 bis 5 %

Tabelle 31: Verdickungsmittel für hydrophile Flüssigkeiten (Fortsetzung)

Bestandteil	Besonderheiten und Verwendung	Anwendungskonzentration
Methylhydroxyethylcellulose 400	nichtionischer synthetischer Gelbildner, Einarbeitung ohne Wärme möglich, verträgt geringen Alkoholgehalt	Gelbildung je nach Typ bei etwa 2 bis 5 %
Methylhydroxypropylcellulose 2000	nichtionischer synthetischer Gelbildner, Einarbeitung unter Erhitzen wird empfohlen, verträgt geringen Alkoholgehalt	Gelbildung je nach Typ bei etwa 2 bis 4 %
Hydroxypropylcellulose 400	nichtionischer synthetischer Gelbildner, Einarbeitung ohne Wärme möglich, vorwiegend für alkoholische oder alkoholisch-wäßrige Systeme	Gelbildung je nach Typ bei etwa 2,5 bis 5 %
Cellulosenitrat (Ausnahme: nicht hydrophil)	nicht wasserlöslicher, nichtionischer synthetischer Gelbildner, in etherisch-alkoholischer Lösung als Collodium	etwa 4 %
Lösliches Polyvidon 25	für (langsam wasserlösliche) Lacke auf wäßriger oder alkoholischer Basis	10 bis 70 %
Gelatine	Eiweißstoff; enthält kationische und anionische funktionelle Gruppen, muß warm verarbeitet werden; nicht für plastische Gele geeignet, da temperaturbedingte relativ rasche Sol-Gel-Umwandlung ohne streichfähigen Zustand; praktisch nur für Zinkleim	15 %
Stärke	Polysaccharid; nichtionischer Gelbildner; muß kalt eingearbeitet und dann zum Sieden erhitzt werden; mikrobiologische Anfälligkeit; weitgehend obsolet	Gelbildung bei etwa 10 %
Xanthan	durch Mikroorganismen gebildetes Polysaccharid, derzeit noch praktisch ohne Bedeutung in der Rezeptur	Gelbildung je nach Typ bei etwa 2 bis 5 %

7.6 pH-Regulantien

Viele Arzneistoffe sind nur innerhalb eines bestimmten pH-Bereiches stabil (z. B. Erythromycin zwischen pH 8 und 8,5) oder wirksam (z. B. Aluminiumchlorid-Hexahydrat nur unterhalb pH 2). Vom pH abhängig ist auch die Wirksamkeit von Konservierungsmitteln (pH nicht größer 6 bei Sorbinsäure bzw. Kaliumsorbat), die Löslichkeit von Stoffen und die Verdickungswirkung bei den anionischen Gelbildnern Polyacrylsäure und Carboxymethylcellulose-Natrium. Schon die Rezepturbestandteile selbst erzeugen oft nicht von sich aus ein geeignetes Milieu (Polyacrylsäure reagiert stärker sauer, Kaliumsorbat schwach basisch, Erythromycin mit pH 10,5 stark basisch), und die sonstigen Bestandteile beeinflussen den pH-Wert ebenfalls. Deshalb müssen manche Rezepturen durch Zusatz eines Säuerungsmittels oder einer Base auf den gewünschten Wert eingestellt werden. Starke Säuren und Laugen sind in der Regel schlechter geeignet als schwache, weil die Einstellung schwieriger ist. Zudem soll das pH-Regulans bzw. die zugesetzte Puffersubstanz auch bei Kleinstmengen gut zu handhaben sein. Beispielsweise sind den hygroskopischen und nicht unterteilbaren Natriumhydroxid-Plätzchen deshalb basische Salze (z. B. Natriumcitrat, Natriumacetat oder Natriummonohydrogenphosphat-Dodecahydrat) bzw. kristalline basische Stoffe (z. B. Trometamol) vorzuziehen (Tabelle 32).

Tabelle 32: pH-Regulation in Dermatika-Rezepturen

Bestandteil	Struktur und Beschaffenheit	Verwendung
Natriumhydroxid	stark alkalische Reaktion, nicht teilbare an der Luft hygroskopische und verwitternde Substanz	zur Teilneutralisation von Polyacrylsäure nur nach Herstellung einer (nicht gut lagerfähigen) verdünnten Lösung
Trometamol	pKs = 8,0; gut zu verarbeitende, stark basisch reagierender kristalliner Feststoff	zur Teilneutralisation von Polyacrylsäure, insbesondere bei alkoholhaltigen Gelen; zur pH-Erhöhung in Rezepturen
Natriumcitrat (Dihydrat; Trinatriumsalz)	pKs = 3,7/4,7/6,4; gut zu verarbeitender basisch reagierender kristalliner Feststoff	zu gleichen Teilen mit Wasserfreier Citronensäure kombiniert als saurer Puffer (pH 4,2) zur Stabilisierung hydrolyseempfindlicher Kortikosteroide
Natriumacetat	pKs = 4,7; gut zu verarbeitender basisch reagierender kristalliner Feststoff	zur pH-Erhöhung in Rezepturen
Natriummonohydrogenphosphat-Dodecahydrat	pKs = 2,2/7,1/12,3; gut zu verarbeitender basisch reagierender kristalliner Feststoff	zur Pufferung in einem weiten pH-Bereich in Kombination mit Natriumdihydrogenphosphat-Dihydrat
Natriumhydrogencarbonat	gut zu verarbeitende basisch reagierende kristalline Puffersubstanz	zur Teilneutralisation von Polyacrylsäure und zur pH-Regulation

Tabelle 32: pH-Regulation in Dermatika-Rezepturen (Fortsetzung)

Bestandteil	Struktur und Beschaffenheit	Verwendung
Natriumlactat-Lösung	pKs = 3,9; 50prozentige wäßrige Lösung, etwa pH-neutral reagierend	in Kombination mit Milchsäure (z. B. im Verhältnis 3+1) zur sauren Pufferung in Harnstoff-Cremes und Vaginalgelen
Natriumdihydrogenphosphat-Dihydrat	pKs = 2,2/7,1/12,3; gut zu verarbeitender schwach sauer reagierender kristalliner Feststoff	zur Pufferung in einem weiten pH-Bereich in Kombination mit Natriummonohydrogenphosphat-Dodecahydrat
Wasserfreie Citronensäure, Citronensäure-Monohydrat	pKs = 3,7/4,7/6,4; mittelstarke tribasische Hydroxy-Carbonsäure	zu gleichen Teilen mit Natriumcitrat kombiniert als saurer Puffer (pH 4,2) zur Stabilisierung hydrolyseempfindlicher Kortikosteroide; als Säuerungsmittel bei Konservierung mit Natriumbenzoat oder Kaliumsorbat; zur pH-Senkung bei alkoholhaltigen Erythromycin-Lösungen
Milchsäure	pKs = 3,9; Flüssigkeit mit 10 % Wasseranteil; relativ starke Säure	in schwach sauren Lactat-Puffern bei Harnstoff-Cremes oder in Vaginalgelen

7.7 Konservierungsmittel

Während bei Fertigarzneimitteln häufig der Eindruck einer übertriebenen Konservierung entsteht, ist das Hygienerisiko bei Rezepturen nicht immer ernst genug genommen worden. So ging man früher in Apotheken davon aus, es sei grundsätzlich nicht chemisch zu konservieren, wenn der Arzt nichts Entsprechendes vermerkt hatte. Nach heutigem Verständnis fallen allerdings die Frage nach dem ausreichendem mikrobiellem Schutz und Konservierungsmaßnahmen unter die Sorgfaltspflichten des Apothekers. Selbstverständlich sollen hierbei weder wasserfreie noch selbst antimikrobiell wirkende Rezepturen unnötigerweise konserviert werden (Tabelle 33). Die Entscheidung über die Notwendigkeit zu konservieren ist jedoch oft nicht leicht, da experimentelle mikrobiologische Untersuchungen für den Einzelfall selten zur Verfügung stehen und Analogieschlüsse gezogen werden müssen. Solche Verallgemeinerungen sind z. B. problematisch, wenn Stoffe wie Polidocanol 600 zwar wäßrige Lösungen und Zinkoxidschüttelmixturen vor mikrobiellem Befall schützen, nicht aber hydrophile Creme-Zubereitungen.

Der spezifische Vorteil von Rezepturarzneimitteln, bei Bedarf auf bestimmte, schlecht verträgliche Stoffe verzichten zu können, steht häufig im Vordergrund der rezepturmäßigen Verordnung. Da meistens mehrere Alternativen bestehen, bleibt dieser Vorteil trotz Konservierung erhalten, wenn die Auswahl eines verträglichen Konservierungsmittels im Gespräch zwischen Arzt und Apotheker geklärt werden kann. Außer in begründeten Ausnahmefällen sollte jeweils nur ein einziges Konservierungsmittel zugesetzt werden. In jedem Falle sollte die Apotheke die in Rezepturen enthaltenen Konservierungsmittel, auch wenn sie aus der Vorkonservierung von Ausgangsmaterialien stammen, deutlich auf dem Etikett kennzeichnen. Nur in Sonderfällen ist es sinnvoll, mit der Verschreibung alle Konservierungsmittel ausdrücklich auszuschließen. Wegen ihrer nur sehr kurzen Haltbarkeit sind mikrobiell anfällige Rezepturen sonst wenig wirtschaftlich.

Vorgefertigte Gel- und Creme-Grundlagen, ohne die die Apotheke im rationellen Rezepturbetrieb nicht auskommt, müssen chemisch vorkonserviert sein. Hierbei werden derzeit Sorbinsäure (bzw. Kaliumsorbat als deren Salz) den 4-Hydroxybenzoesäure-Estern (PHB-Ester) und der Benzoesäure (bzw. Natriumbenzoat als deren Salz) vorgezogen. Nicht ganz einfach zu konservieren sind deutlich basisch reagierende Zubereitungen (z. B. Erythromycin-Cremes), Gele mit Verdickungsmitteln, die Konservierungsstoffe binden, sowie Emulsionssysteme, bei denen sich lipophile Konservierungsmittel stark aus der Wasserphase heraus in die Lipidphase oder in emulgatorhaltige Mischphasen hinein verteilen. Bei den meisten Creme-Grundlagen des Arzneibuches liegen Paraffine als Lipidkomponente und damit für die Wasserphase günstige Verteilungsgleichgewichte vor. Dagegen führen Lipide mit besserem Lösevermögen für den Konservierungsstoff zu niedrigeren Konzentrationen in der Wasserphase, z. B. bei den Oleyloleat enthaltenden Lanette®-Cremes.

Bei gezielter Anwendung kommt man mit einer kleinen Auswahl von Konservierungsstoffen und antimikrobiellen Grundlagenbestandteilen aus (Tabelle 34). Herstellungstechnische Vereinfachungen ergeben sich bei den schlecht wasserlöslichen und am häufigsten verwendeten Konservierungsmitteln Sorbinsäure, Benzoesäure, Methyl- und Propyl-4-hydroxybenzoat durch den Einsatz geeigneter Stammlösungen (Konserviertes Wasser NRF) bzw. den Einsatz der z. T. sehr leicht wasserlöslichen Alkalisalze dieser Verbindungen.

Tabelle 33: Wasserhaltige Dermatika-Rezepturen ohne mikrobielles Risiko

Rezeptur	Grund
Ammoniumsulfobitol-Zinkoxidschüttelmixtur 2,5 % (NRF 11.2.)	antimikrobielle Wirkung des Arzneistoffes
Aluminiumchlorid-Hexahydrat-Gel 20 % (NRF 11.24.)	stark saurer pH-Wert
Basiscreme DAC und deren Rezepturen	antimikrobielle Wirkung des enthaltenen Propylenglykol
Natriumcarbonat-Decahydrat-Ohrentropfen 6 % (NRF 16.1.)	stark basischer pH-Wert
Natriumchlorid-Gel 23 % (Starksolegel)	hohe osmotische Aktivität
Polidocanol-600-Zinkoxidschüttelmixtur 3 / 5 oder 10 % (NRF 11.66.)	antimikrobielle Wirkung des Arzneistoffes
Tetracainhydrochlorid-Lösung 0,5 %	antimikrobielle Wirkung des Arzneistoffes
Wasserhaltige hydrophile Salbe mit 10 % Steinkohlenteerlösung	antimikrobielle Wirkung des Arzneistoffes
Zinkleim (NRF 11.19.)	zumindest teilweise aufgrund schwach antimikrobieller Wirkung des Zinkoxid

Tabelle 34: Für Dermatika-Rezepturen wichtige Konservierungsstoffe und antimikrobielle Grundlagenbestandteile

Bestandteil	Besonderheiten und Verwendung	Anwendungskonzentration
Propylenglykol	in jedem Verhältnis mit Wasser mischbare, antimikrobiell wirksame Flüssigkeit; in Lösungen, Hydrogelen, Emulsionen und Cremes; pH-neutral; wirkt für manche Konservierungsmittel synergistisch (günstigeres Verteilungsgleichgewicht); ab 20 % hautreizend	15 bis 20 %, bezogen auf die hydrophile „Phase"
Ethanol, Isopropylalkohol, Propylalkohol	in jedem Verhältnis mit Wasser mischbare, antimikrobiell wirksame Flüssigkeiten; in Lösungen und Hydrogelen	ab 15 bis 20 %, bezogen auf die hydrophile „Phase"
Benzylalkohol	zu etwa 4 % in Wasser lösliche Flüssigkeit; pH-neutral; oxidiert rasch zum charakteristisch riechenden Benzaldehyd; in Lösungen, Hydrogelen, Emulsionen und Cremes	1 bis 2 %
Phenol	gut wasserlöslicher Feststoff mit Mischungslücke im höheren Konzentrationsbereich; charakteristischer Geruch; in der dermatologischen Rezeptur praktisch nicht mehr verwendet (selten in Injektabilia und Inhalationslösungen); unverträglich mit Macrogolen und nichtionischen Emulgatoren	0,5 %
Imidazolidinylharnstoff	gut wasserlöslicher Feststoff; Wirkungsoptimum im neutralen und basischen Milieu; erst gelegentlich in der Rezeptur verwendet in Hydrogelen und Cremes (günstigeres Verteilungsgleichgewicht)	0,5 %

Tabelle 34: Für Dermatika-Rezepturen wichtige Konservierungsstoffe und antimikrobielle Grundlagenbestandteile (Fortsetzung)

Bestandteil	Besonderheiten und Verwendung	Anwendungskonzentration
Chlorobutanol-Hemihydrat	stabil und wirksam nur im stärker sauren Milieu; selten in der Rezeptur verwendet in Lösungen und Cremes	0,3 %
Triclosan	phenolischer Feststoff; in der Rezeptur selten verwendet in Cremes; Wirkungsabschwächung mit Macrogolen und nichtionischen Emulgatoren	bis 0,3 %
Benzoesäure; Natriumbenzoat	in der Säureform nur unter starkem Erwärmen in Wasser löslich; wirksam nur unterhalb etwa pH 5; als Salz leicht wasserlöslich, aber pH-Korrektur erforderlich; häufig verwendet in Lösungen, Hydrogelen, Emulsionen und Cremes	0,15 %
Sorbinsäure; Kaliumsorbat	in der Säureform nur unter starkem Erwärmen in Wasser löslich; wirksam nur unterhalb etwa pH 6; etwas oxidationsempfindlich; als Salz leicht wasserlöslich, aber pH-Korrektur erforderlich; sehr häufig verwendet in Lösungen, Hydrogelen, Emulsionen und Cremes	0,1 %
Chlorhexidinacetat, -gluconat	wasserlöslicher Feststoff, Chlorhexidingluconat als 20prozentige (m/V) wäßrige Lösung; Wirkungsoptimum im neutralen bis schwach basischen Milieu; in Lösungen, Hydrogelen und Cremes wegen ionischer Wechselwirkungen mit zahlreichen Dermatika-Bestandteilen nur selten verwendet	0,01 % (bezogen auf den wasserfreien Stoff)

Tabelle 34: Für Dermatika-Rezepturen wichtige Konservierungsstoffe und antimikrobielle Grundlagenbestandteile (Fortsetzung)

Bestandteil	Besonderheiten und Verwendung	Anwendungskonzentration
Methyl-4-hydroxybenzoat; Methyl-4-hydroxybenzoat-Natrium	in der phenolischen Säureform nur unter starkem Erwärmen in Wasser löslich; wirksam im sauren, neutralen und schwach basischen Milieu; hydrolyseempfindlich im basischen und stark sauren Milieu; starke Verteilung in Lipide mit gutem Lösevermögen; als Salz leicht wasserlöslich (pH 10), aber pH-Korrektur erforderlich; wegen häufiger Verwendung hohe Allergiequote	0,1 %
Propyl-4-hydroxybenzoat; Propyl-4-hydroxybenzoat-Natrium	in der phenolischen Säureform nur unter starkem Erwärmen in Wasser löslich; wirksam im sauren, neutralen und schwach basischen Milieu; hydrolyseempfindlich im basischen und stark sauren Milieu; sehr starke Verteilung in Lipide mit gutem Lösevermögen; als Salz leicht wasserlöslich (pH 10), aber pH-Korrektur erforderlich; verwendet in Kombination mit Methyl-4-hydroxybenzoat; wegen häufiger Verwendung hohe Allergiequote	0,03 %
Thiomersal, Phenylmercuriborat und -nitrat	in Dermatika-Rezepturen sehr selten verwendete (für Augentropfen aber wichtige) Konservierungsmittel; Lochfraß bei Aluminiumtuben möglich	0,002 %

7.8 Antioxidantien

Eine verzögernde Wirkung auf die oxidative Zersetzung von Arznei- und Hilfsstoffen haben die echten, reduzierend wirkenden Antioxidantien, pH-Regulantien und die als Synergisten der Antioxidantien bezeichneten Komplexbildner.

Antioxidantien gegen den oxidativen Fettverderb werden nur selten in den Apotheken verwendet, sind aber häufig bereits in den im pharmazeutischen Großhandel angebotenen Salbengrundlagen enthalten, z. B. Butylhydroxytoluol (BHT) in Schweineschmalz und eine synergistisch wirkende Kombination aus Ascorbylpalmitat, α-Tocopherolalcohol und Citronensäure in Kühlsalbe DAB.

Bei den meisten oxidationsempfindlichen Arzneistoffen, z. B. einigen Kortikosteroiden, Dithranol und Resorcin, sowie bei dem Konservierungsmittel Sorbinsäure reicht eine pH-Regulation oder der Zusatz von Chelatbildnern, welche die in Spuren enthaltenen prooxidativ wirkenden Schwermetallionen komplexieren, aus. Nur im Falle des Tretinoin empfiehlt sich der Zusatz echter Antioxidantien, vorzugsweise Butylhydroxytoluol und α-Tocopherolalcohol. Rezepturempfehlungen für mittelfristig stabile Vitamin-A-Säure-Zubereitungen sind für künftige Lieferungen des Neuen Rezeptur-Formulariums (NRF) vorgesehen.

Tabelle 35: Antioxidantien und Synergisten in Dermatika

Stoff	Besonderheiten und Verwendung
Ascorbylpalmitat	lipophiles Antioxidans für Salben
Butylhydroxytoluol	phenolisches Antioxidans; schlecht wasserlöslich; bis zu 0,1 % in alkoholhaltigen oder lipidhaltigen Zubereitungen; z. B. zur Stabilisierung des Gelbildners Hydroxypropylcellulose in alkoholischen Erythromycin-Gelen oder von Tretinoin oder von Schweineschmalz
α-Tocopherol	als Antioxidans wirksam nur in der alkoholischen Form, nicht als Ester (z. B. das α-Tocopherolacetat); sehr schlecht wasserlöslich; bis zu 0,5 % in Salben

Tabelle 35: Antioxidantien und Synergisten in Dermatika (Fortsetzung)

Stoff	Besonderheiten und Verwendung
Ascorbinsäure	als Säuerungsmittel und wasserlösliches Antioxidans, z. B. 0,5prozentig zur Stabilisierung von Dithranol in Salben
Citronensäure	als Säuerungsmittel und synergistisch antioxidativ wirkend, z. B. 0,1prozentig zur Stabilisierung von Sorbinsäure in wasserhaltigen Systemen
Natriumedetat	als Säuerungsmittel und synergistisch antioxidativ wirkend, z. B. bis 0,1prozentig zur Stabilisierung von Resorcin, Polyacrylsäure und Sorbinsäure in wasserhaltigen Systemen
Salicylsäure	als Säuerungsmittel und synergistisch antioxidativ wirkend, z. B. 0,5prozentig zur Stabilisierung von Dithranol in lipophilen Salben und Pasten

7.9 Wechselwirkungen und Unverträglichkeiten

Beim Einarbeiten von Wirkstoffen, Fertigarzneimitteln und sonstigen Bestandteilen in Dermatika-Grundlagen können überraschend Probleme durch Inkompatibilitäten auftreten. Manifeste Unverträglichkeitsreaktionen sind sofort erkennbar, z. B. das Brechen von Emulsionssystemen, larvierte Inkompatibilitäten werden dagegen nicht sofort erkannt und gefährden den Therapieerfolg oder die Unbedenklichkeit der Zubereitung, z. B. den antimikrobiellen Schutz bei einer mit Sorbinsäure konservierten Creme, wenn basisch reagierendes Erythromycin eingearbeitet wird. Derartige unerwünschte Reaktionen lassen sich auf unterschiedliche Ursachen zurückführen. Ob eine Reaktion eintritt und ob sie als Unverträglichkeit zu beurteilen ist, hängt manchmal auch entscheidend von den Konzentrationsverhältnissen ab, so daß in der freien Rezeptur Vorhersagen manchmal schwierig sind.

7.9.1 Physikalisch-chemische Unverträglichkeiten

Ein häufiges Problem ist die mangelnde Löslichkeit eines Arzneistoffes in der Dermatika-Grundlage. Dies gilt besonders für Flüssigkeiten wie die hydrophilen Stoffe Dexpanthenol, Polidocanol oder Steinkohlenteerlösung, die sich nicht ohne weiteres homogen in lipophile Salben einarbeiten lassen bzw. sich nach kurzer Zeit wieder abscheiden. Die Immobilisation von Steinkohlenteerlösung in Vaselin ist in höherer Konzentration z. B. dadurch zu erreichen, daß zunächst Polyacrylsäure in einprozentiger Konzentration fein in dem Vaselin dispergiert wird. Feste Arzneistoffe lassen sich dagegen meist problemlos in halbfesten Zubereitungen dispergieren, soweit sie ausreichend fein gepulvert vorliegen und sich nur geringfügig in der Grundlage lösen. Aus solchen Suspensionssalben kann aber der Wirkstoff zu unerwünscht großen Teilchen aus- bzw. umkristallisieren, wenn durch Temperaturschwankungen oder ungeeignete Herstellungstechnik eine vorübergehende Übersättigung oder auch nur erhöhte Lösung eintritt. Umgekehrt sind Auskristallisationen aus Lösungen, z. B. bei zu kalt gelagerten Salicylsäure-Ölen oder bei Miconazolnitrat-Lösung störend, weil der Wirkstoff bei Raumtemperatur nicht ohne weiteres wieder in Lösung geht. Millimetergroße Kristallbüschel können in kurzer Zeit auch bei der Einarbeitung von mikrofein gepulvertem Prednisolon in wasserhaltige Grundlagen wachsen; es handelt sich um eine schwerer als der Arzneistoff in Wasser lösliche Hydratform.

7.9.2 Wechselwirkung über Wasserstoffbrücken

Störende Wasserstoffbrückenbindungen bilden sich zwischen bestimmten Molekülstrukturen aus, z. B. zwischen phenolischen Arzneistoff wie Tannin einerseits und Macrogolen bzw. Emulgatoren mit Macrogol-Struktur oder bestimmten nichtionischen Verdikkungsmitteln wie Hydroxyethylcellulose andererseits. Die Emulgator-Teilstruktur bzw. der Celluloseether wird aufgrund der Bindung dehydratisiert, und es kommt zu einer Inaktivierung des Arzneistoffes sowie zu einer Störung der Emulsions- bzw. Gelstruktur. Grundsätzlich sollten deshalb phenolische Arzneistoffe (z. B. Steinkohlenteerlösung) nicht in Cremes mit nichtionischen Emulgatoren oder in nichtionische Celluloseether-Gele eingearbeitet werden, auch wenn es nicht in jedem Falle zu schwerwiegenden oder gar manifesten Unverträglichkeitsreaktionen kommt. Bei Verwendung anionischer Cremegrundlagen, z. B. der Wasserhaltigen Hydrophilen Salbe DAB, oder anionischer Hydrogele, z. B. Carboxymethylcellulose-Gel, sind diese Wechselwirkungen nicht zu befürchten.

7.9.3 Ionische Wechselwirkung

Die Bildung schwerlöslicher Salze aus meist kationischen Arzneistoffen und anionischen Hilfsstoffen ist dann besonders augenfällig, wenn die Strukturbildner von Emulsionen oder Hydrogelen betroffen sind und sich die Systeme verflüssigen oder inhomogen werden. Beispielhaft ist die Reaktion der anionischen Emulgatoren Natriumcetylstearylsulfat, Natriumdodecylsulfat oder Trometamolstearat mit kationischen Arzneistoffen wie z. B. Gentamicinsulfat, Ethacridinlactat, Magnesiumchlorid, Diphenhydraminhydrochlorid oder Chlorhexidingluconat. Das gleiche gilt für die anionischen Gelbildner wie Carboxymethylcellulose-Natrium und Polyacrylsäure. Polyacrylatgele sind darüberhinaus nur in einem begrenzten pH-Bereich stabil und verflüssigen sich bei höheren Elektrolyt-Konzentrationen. Solche Hydrogele und auch mit Polyacrylsäure in der Konsistenz stabilisierte Emulsionssysteme, z. B. Asche®-Basiscreme, reagieren deshalb empfindlich auf stark basische (z. B. Erythromycin), stark saure (z. B. Milchsäure) Arzneistoffe oder allgemein auf höhere Konzentrationen salzartiger Arzneistoffe (z. B. Lidocainhydrochlorid) oder Konservierungsmittel (Sorbinsäure bzw. Kaliumsorbat).

7.9.4 Grenzflächeneffekte

Grenzflächeneffekte bzw. schlechte Benetzung führen bei gepulverten, in der Dermatika-Grundlage schlecht löslichen Arzneistoffen bisweilen zu Verklumpungen beim Einarbeiten in die betreffende Grundlage bzw. auch nach dem bestmöglichen Verteilen. Solche Unverträglichkeiten lassen sich in der freien Rezeptur schlecht vorhersehen.

Auch die Grenzflächenaktivität mancher Arzneistoffe kann Emulsionssysteme stören, z. B. bei der Einarbeitung des anionischen Ammoniumbituminosulfonates, des nichtionischen Polidocanol 600 oder des kationischen Diphenhydraminhydrochlorid in Emulsionen vom Typ W/O, z. B. in Wasserhaltige Wollwachsalkoholsalbe. In diesen Fällen muß zur Vermeidung von Wasseraustritt der Wasseranteil deutlich reduziert werden, oder die Emulsion muß durch Zusatz eines potenten flüssigen oder halbfesten W/O-Emulgators nachträglich stabilisiert werden, z. B. Wollwachs oder ein Sorbitanoleat.

Nicht zuletzt müssen die Typen zweier zu mischender Salbengrundlagen zueinander passen, insbesondere was die Wassermischbarkeit und den Emulsionstyp betrifft. Bei Mischung einer hydrophilen mit einer lipophilen Creme kommt es in der Regel zur Phasentrennung, oder es entstehen (weniger stabile) hydrophile Emulsionssysteme.

7.9.5 Beeinflussung der Wirkung

Eine Wirkungsbeeinflussung von Arzneistoffen durch die Dermatika-Grundlage ist in der Regel ohnehin vorhanden, weshalb mit recht unterschiedliche Konzentrationsempfehlungen für unterschiedliche Vehikel angegeben werden, z. B. für Dithranol in Vaselin bzw. in Macrogol-Grundlage. Zinkoxid beeinträchtigt die Wirkung mancher Externa, und bestimmte Dermatika-Bestandteile können die Wirkung durch Veränderung der Penetrationsgeschwindigkeit erhöhen. Hierzu gehören Wasser, die Alkohole, Propylenglykol und manche Lipide und

Tenside. Grundsätzlich ist nicht ohne weiteres vorherzusagen, ob es günstiger ist, wenn sich der Arzneistoff in der Zubereitung löst oder wenn er suspendiert vorliegt. Und auch die makroskopisch feststellbare Beschaffenheit und Konsistenz eines Externums läßt keine Rückschlüsse darauf zu, wie gut es den Arzneistoff zur Wirkung bringt. Bei der Auswahl einer geeigneten Dermatika-Grundlage sollte deshalb in der Rezeptur den Erfordernissen der Lokalisation, einem dem Hautzustand angemessenen Grundlagentyp sowie der Vermeidung vorhersehbarer Unverträglichkeiten Priorität eingeräumt werden.

Bei sauren und basischen Wirkstoffen, ist eine Abhängigkeit der Wirkung vom pH-Wert der Grundlage möglich. Dies gilt nicht nur für die sauren bzw. kationischen Konservierungsmittel, sondern auch für Arzneistoffe. So ist der Peeling-Effekt bei Milchsäure-Lösungen nach Teilneutralisation im schwach sauren Milieu sehr viel schwächer als im stärker Sauren, und kationische Lokalanästhetika (z. B. Lidocain) oder Antibiotika (z. B. Gentamicin) wirken bei Salzbildung im Sauren weniger stark.

8. Haltbarkeit von Dermatika-Rezepturen

8.1 Haltbarkeit von Grundstoffen

Ausgangsstoffe für die Arzneimittelherstellung müssen die erforderliche Qualität haben, in der Regel die im Arzneibuch geforderte. Der Apotheker hat diese nachzuweisen und die Ausgangsstoffe so zu lagern, daß sie möglichst nicht nachteilig beeinflußt werden. Die meisten Grundstoffe sind unverarbeitet sehr gut haltbar, Ausnahmen mit nur sehr begrenzter Stabilität sind z. B. Nystatin (Aktivitätsverlust), Benzylalkohol (Oxidation), Fette und fette Öle (Oxidation, Ranzigwerden). Die Apotheke legt für jeden Grundstoff ein spätestes Weiterverarbeitungsdatum fest, bis zu dem die Qualität aller Voraussicht nach gewährleistet ist. Da die Spezifikationen bei chemischen Ausgangsstoffen sehr streng sind, können die vor diesem Termin daraus hergestellten Arzneimittel u. U. auch noch nach diesem „Verfallsdatum" des Grundstoffes haltbar sein und angewendet werden (Abbildung 1). Um den Rezepturbetrieb zu vereinfachen, hat die Apotheke häufig Zwischenprodukte (z. B. Stammverreibungen) vorrätig. Solche können wie Ausgangsstoffe behandelt werden.

Laufzeit der Grundstoffe

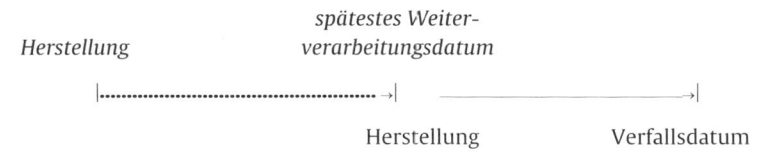

Herstellung	spätestes Weiterverarbeitungsdatum
|....................................→| ——————————→
	Herstellung Verfallsdatum

Laufzeit der Rezeptur

Abbildung 1:   Haltbarkeit von Arzneimittel-Ausgangsstoffen

Das späteste Weiterverarbeitungsdatum („Verfallsdatum") eines Ausgangsstoffes sagt etwas darüber aus, wie lange er als Grundstoff verwendet werden kann, aber nichts darüber, wie lange eine daraus hergestellte Arzneimittel-Zubereitung haltbar ist.

8.2 Laufzeit von Fertigarzneimitteln

Die Haltbarkeit von Arzneimittel-Zubereitungen ist in aller Regel schlechter als diejenige der Ausgangsstoffe. Dies liegt u. a. an der leichteren Zersetzbarkeit gelöster Arzneistoffe im Vergleich zu deren fester Form, den Wechselwirkungen der Bestandteile untereinander und mit der Verpackung sowie hygienischen Problemen (Tabelle 36).

Tabelle 36: Instabilitäten bei Arzneimitteln

Ursache des Qualitätsmangels	Beispiele
Arzneistoffgehalt unter 90 % vom Soll	Isomerisierung von Betamethasonvalerat; Aktivitätsverlust von Erythromycin; Oxidation von Dithranol
Aufkonzentrierung des Arzneistoffes	Verdunstung von Wasser oder Alkohol aus Kunststoffgefäßen
Entstehung toxischer oder allergener Zersetzungsprodukte	Penicillin-Lösungen; Fettranz
physikalische Veränderungen	Kristallwachstum bei Salicylsäure-Cremes
physikalisch-chemische Veränderungen	pH-Anstieg in Harnstoff-Cremes; Verfärbung von Resorcin-Lösungen
mikrobielle Instabilitäten	unzureichende Konservierung; Inaktivierung des Konservierungsmittels
Packmittel-bedingte Qualitätsminderung	Braunsteinbildung bei Kaliumpermanganat-Lösung in Kunststoff-Flaschen; Entweichen von Iod aus Kunststoff-Flaschen

Bei Anfertigung von Arzneimittel-Zubereitungen auf Vorrat (Fertigarzneimittel) ist deshalb ein Verfallsdatum festzusetzen, unabhängig davon, ob in einem pharmazeutischen Industriebetrieb oder in der Apotheke als Defektur hergestellt. Die Zeitspanne zwischen dem Herstellungs- und dem Verfallsdatum wird als Haltbarkeitsfrist oder auch als Laufzeit des Arzneimittels bezeichnet (Abbildung 2). Sie gilt für das nicht angebrochene Produkt unter den vorschriftsmäßigen

Lagerungsbedingungen und wird dem Patienten durch Hinweis auf das Verfalldatum vermittelt („Verwendbar bis .....").

Wird das Arzneimittel an den Patienten abgegeben und angebrochen, sind die Lagerungsbedingungen weniger streng kontrolliert, und das Arzneimittel ist durch die geöffnete Packung und Kontaminationen bei der Entnahme schneller in der Qualität gemindert. Deshalb kann es nicht mehr bis zu seinem Verfallsdatum verwendet werden, sondern ist bereits eher zu verwerfen. Die Zeit nach dem Anbruch heißt Aufbrauchszeit und sollte in Form ihres Enddatums gekennzeichnet werden: „Aufzubrauchen bis .....". Aus praktischen Gründen wird hierbei die Abgabe an den Patienten mit dem Anbruch gleichgesetzt. Bei Fertigarzneimitteln, sowohl aus industrieller Produktion als auch aus Herstellung in der Apotheke (Defektur-Arzneimittel), verlangt das Arzneimittelgesetz nur ausnahmsweise (z. B. bei Parenteralia) die Kennzeichnung der Aufbrauchsfrist. Gesetzgeber und Zulassungsbehörde gehen hierbei davon aus, den beteiligten Verkehrskreisen sei grundsätzlich bekannt, daß angebrochene Arzneimittel unabhängig von ihrem Verfallsdatum nur noch begrenzte Zeit angewendet werden sollen. Da hierüber Unsicherheiten bestehen, empfiehlt es sich für die Apotheke, die dort hergestellten Arzneimittel grundsätzlich bei der Abgabe mit dem Entdatum der Aufbrauchsfrist zu kennzeichnen. Der Patient erhält dann diese für ihn im Vergleich zum Verfalldatum wichtigere Information ebenso wie bei den bei Bedarf frisch hergestellten Rezepturen. Insofern ist es im Hinblick auf die Qualität, den Preis oder die Angabe der Haltbarkeit ohne Belang, ob der Apotheker eine Verschreibung rezepturmäßig oder bei entsprechend häufiger Verordnung in begrenztem Umfange als Fertigarzneimittel auf Vorrat herstellt.

Ausreichende Stabilität ist Voraussetzung, um ein Arzneimittel auch defekturmäßig herstellen zu können. Mikrobiell anfällige oder chemisch instabile Zubereitungen können deshalb nur rezepturmäßig angefertigt werden. Angaben über die Stabilität der NRF-Vorschriften sind im Neuen Rezeptur-Formularium tabelliert, sie können orientierend zur Haltbarkeitsbeurteilung freier Rezepturen herangezogen werden. Manche Verpackungen, z. B. Kruken aus Kunststoff, eignen sich nur sehr bedingt für die Herstellung im voraus.

Herstellung Abgabe   Anbruch   Ende Aufbrauchsfrist Verfallsdatum

| ——————| —————|······························→|——————————→|

   Apotheke   *Patient*   *Aufbrauchsfrist*

| ————————————————————————————————→|
|···→| *Laufzeit > Aufbrauchsfrist*

                           späteste Abgabe   Verfallsdatum
| ————————————————————————————|··························→|
                                                Aufbrauchsfrist

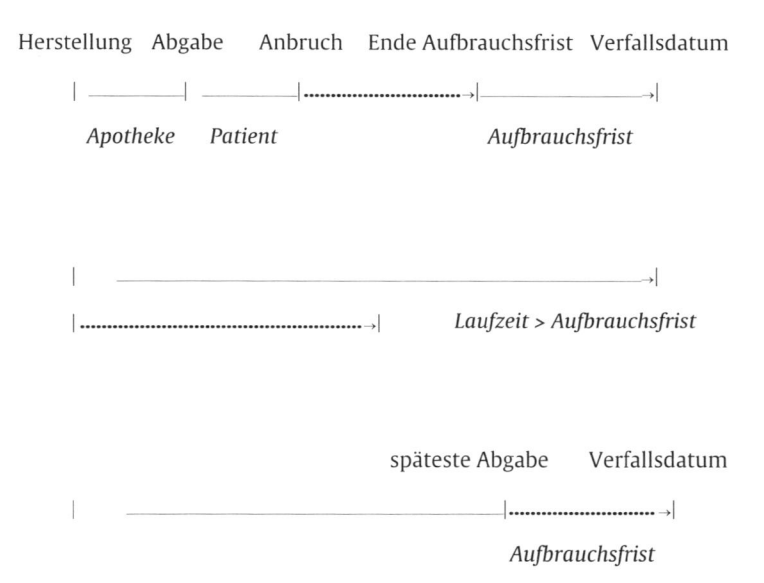

Abbildung 2:   **Haltbarkeit von Defektur-Arzneimitteln**

Das Verfallsdatum begrenzt die Laufzeit eines Arzneimittels; die wichtigere Information für den Patienten ist aber, wie lange er es nach Anbruch anwenden kann (Aufbrauchsfrist). Hieraus läßt sich ableiten, wann die Apotheke ein auf Vorrat hergestelltes Arzneimittel spätestens abgeben sollte, damit es noch bestimmungsgemäß angewendet werden kann.

8.3 Aufbrauchsfrist von Rezepturen

Rezepturen werden bei Bedarf frisch und zum alsbaldigen Gebrauch hergestellt. Deshalb ist in der Praxis die Aufbrauchsfrist des Rezepturarzneimittels die einzige für den verschreibenden Arzt, die Apotheke und den Patienten wichtige Information zur Haltbarkeit. Hierbei trägt der in der Apothekenbetriebsordnung für Rezepturarzneimittel geforderte Hinweis auf die beschränkte Haltbarkeit in seiner Unbestimmtheit nur wenig zur Arzneimittelsicherheit bei. Vielmehr soll jeweils möglichst konkret das Ende der Aufbrauchsfrist gekennzeichnet werden: "Aufzubrauchen bis: ...". Die Aufbrauchsfrist ist im Einzelfalle u. a. entsprechend
- dem Anwendungsrisiko der Arzneiform,
- der mikrobiellen Stabilität (Konservierung) und
- der Art der Verpackung

zu differenzieren. Sie läßt sich experimentell nur schlecht am Modell prüfen. Unter der Voraussetzung guter chemisch-physikalischer Stabilität einer Rezeptur lassen sich aber die im NRF angegebenen und allgemein anerkannten Arzneiform-spezifischen Richtwerte festlegen (Tabelle 37). Für die Verordnung von Rezepturen ergibt sich hieraus u. a. daß es unwirtschaftlich wäre, ein unkonserviertes, mikrobiell anfälliges Arzneimittel ohne Not oder in einer zu großen Menge zu verschreiben. Beispielsweise könnten 200 g einer unkonservierten hydrophilen Creme kaum innerhalb der einwöchigen Frist aufgebraucht werden und dann Nachverordnungen notwendig sein.

Instabilitäten, die nicht mit dem Anbruch bzw. nicht mit der bestimmungsgemäßen Anwendung zusammenhängen, können die Haltbarkeit des Arzneimittels so beschränken, daß der allgemeine Richtwert der Aufbrauchsfrist nicht in Anspruch genommen werden darf. Dies gilt z. B. für Erythromycin-Cremes, sowie für nicht stabilisierte Zubereitungen mit Dithranol oder mit Tretinoin. Besonders in diesen Fällen sind Befunde aus konkreten Haltbarkeitsprüfungen wichtig, wie sie im Zusammenhang mit den standardisierten Rezepturen des NRF ausgeführt werden. Hieraus, aus den Materialien der Hersteller über Rezepturzusätze zu Grundlagen industrieller Produktion und aus der sonstigen Literatur sind zumindest so viele Informationen verfügbar, daß sich entscheiden läßt, ob der jeweilige Richtwert zum Tragen kommt oder ob und in welcher Größenordnung das Enddatum für den Aufbrauch der Rezeptur zurückgenommen werden muß.

Trotz mancher Unsicherheiten bei der Festlegung von Haltbarkeitsfristen und Aufbrauchsfristen steht heute mit den Empfehlungen des NRF ein schlüssiges Konzept zur Haltbarkeitsbeurteilung und ausreichend Informationsmaterial zur Verfügung, um dem Anwender konkrete Verfalldaten bzw. Enddaten der Aufbrauchsfrist nennen zu können, die dessen eigener laienhafter Einschätzung gegenüber deutlich sicherer sind.

Tabelle 37: Richtwerte für Aufbrauchsfristen bei Dermatika

Arzneiform	Konservierung / Verpackung	Aufbrauchsfrist
unsterile Emulsionen, Suspensionen und Lösungen zur topischen Anwendung	unkonserviert	1 Woche
	konserviert	6 Monate
Hydrogele, hydrophile und hydrophobe Cremes	unkonserviert; in Tuben	1 Woche
	konserviert; in Kruken	1 Monat (vorzugsweise in Tuben verpacken)
	konserviert; in Tuben	1 Jahr
hydrophobe Cremes	unkonserviert; in Tuben	1 Monat
wasserfreie Salben	in Kruken	6 Monate
wasserfreie Salben	in Tuben	3 Jahre
Puder	in geeigneter Verpackung	3 Jahre

Auswahl aus den im Neuen Rezeptur-Formularium tabellierten Richtwerten. Die Angabe „unkonserviert" setzt mikrobielle Anfälligkeit voraus. Bei chemisch oder physikalisch-chemisch instabilen Rezepturen sind die Richtwerte nur bedingt anwendbar.

9. Obsolete, bedenkliche und problematische Stoffe

9.1 Die Besondere Situation bei der Verordnung von Externa und ihre Gründe

Der in der Literatur dokumentierte Arzneischatz des Dermatologen umfaßt eine Reihe von Stoffen, die zum Teil nur noch medizinhistorische Bedeutung beanspruchen können. Diese dürfen nicht unkritisch verordnet werden. Auch sollten sie nicht ohne ärztliche Aufsicht quasi „in Selbstmedikation" rezepturmäßig hergestellt und angewendet werden. Die Ursachen für das Festhalten an obsoleten Stoffen liegen u. a. in dem hohen Stellenwert der Rezeptur bei der dermatologischen Behandlung findet hier eine „Marktbereinigung" nicht in dem Maße statt, wie es aufgrund der arzneimittelrechtlichen Zulassungsbestimmungen bei anderen, von Fertigarzneimitteln dominierten Therapierichtungen der Fall ist.

Außerdem sind die Schwierigkeiten bei der kontrollierten Prüfung der Wirkung, und der Pharmakokinetik meist sehr viel größer als bei systemisch angewendeten Arzneimitteln, so daß bei einigen unter Praktikern z. T. als wichtig angesehenen Externa-Wirkstoffen und Rezepturen überraschend wenig wissenschaftlich verwertbares Datenmaterial zur Verfügung steht. In diesem Zusammenhang spielt es wiederum eine große Rolle, daß klinische Studien in aller Regel unter wirtschaftlichen Interessen von pharmazeutischen Firmen finanziert werden. Für billige Arzneistoffe (z. B. Kaliumpermanganat) oder solche für spezielle Anwendungen (z. B. Silberacetat in Lösung als Antiseptikum) kann deshalb kaum mit der entsprechenden Wirksamkeitsdokumentation gerechnet werden.

So läßt es sich nicht ausschließen, daß die unzureichende Wirksamkeit eines Stoffes oder einer Rezeptur lange Zeit unerkannt bleibt. Dies ist z. B. im Falle einer Dithranol-Zubereitung mit Zusatz von Steinkohlenteerlösung dokumentiert, die in Hautkliniken wegen ihrer guten Verträglichkeit jahrelang besonders geschätzt war. Später zeigte die chemische Analyse eine fast völlige Inaktivierung des Dithranols in der Rezeptur.

9.2 Obsolete Hilfsstoffe

Hilfsstoffe können aus unterschiedlichen Gründen als obsolet gelten (Tabelle 38). In aller Regel bereitet es angesichts des großen Angebotes moderner Rezepturstoffe keine Schwierigkeiten, gleich gute oder

9. Obsolete, bedenkliche und problematische Stoffe

besser geeignete Ersatzstoffe zu finden. Dies gilt u. a. auch für bestimmte, in der Nachwendezeit nicht mehr lieferfähige Bestandteile in Zubereitungen der Standardzulassungen 1990 der DDR. Vorübergehend kann es aber Probleme geben, wie sie z. B. nach der Produktionseinstellung von Haftgel Hermal bei Schleimhauthaftgel-Rezepturen aufgetreten sind, als gleichzeitig das bei entsprechenden Rezepturen als Gelbildner verwendete Polymethacrylat nicht mehr lieferfähig war.

Einige Hilfsstoffe sind heute von der Verwendung in Rezepturen auszuschließen, nicht zuletzt wegen des den Apotheker betreffenden Verbotes zur Herstellung bedenklicher Arzneimittel. So lassen es der Schutz der Umwelt (Chloraliphaten-Verordnung) und ihre Toxizität (z. B. Chlorkohlenwasserstoffe, Benzol in „Sackscher Lösung") den Einsatz einiger Stoffe nicht mehr zu. Auch die Verwendung von Borhaltigen Verbindung als Hilfsstoffe dürfte in der Dermatologie praktisch nicht zu begründen sein.

In anderen Fällen verlieren früher verbreitete Hilfsstoffe und Salbengrundlagen an Bedeutung, weil sie durch neuere, weniger allergene, besser standardisierbare, billigere, mikrobiell weniger anfällige oder leichter erhältliche Stoffe ersetzt werden. Wie lange sich aber problematische Hilfsstoffe in Rezepturen behaupten können, zeigt Talkum, das zu einer guten Hafthaftung von Pudern und Schüttelmixturen (z. B. Lotio alba) führt, in der DDR aber wegen bekannter Risiken bereits vor Jahrzehnten als Dermatika-Hilfsstoff nicht mehr verwendet wurde. Voraussichtlich wird Talkum in Rezepturen mittelfristig durch geeignete Austauschstoffe (eventuell Phosphatierte Maisstärke) ersetzt werden.

Sekundäre Amine oder mit diesen verunreinigte Grundstoffe (bestimmte Tenside und Aminbasen) sollten wegen der Gefahr der Nitrosaminbildung nicht mehr in dermatologischen Rezepturen verwendet werden.

Tabelle 38: Obsolete und fast obsolete Hilfsstoffe für Dermatika

Bestandteil	Funktion	Grund
Benzoetinktur	Haftvermittler für Rezepturen mit Anthrarobin oder Podophyllin	besser standardisierte synthetische Ersatzstoffe verfügbar
Benzol	Lösemittel	Kanzerogenität
Borsäure, Natriumtetraborat (Borax)	pH-Regulantien	Toxizität
Chloroform, Tetrachlorkohlenstoff	Lösemittel, Konservierungsmittel	Kanzerogenität, Umweltschutz
Formaldehyd	Konservierungsmittel	Allergenität, mangelnde Akzeptanz beim Patienten
Polymethacrylat-Natrium (Eudispert® hv)	Haftvermittler und Gelbildner in Schleimhauthaftgelen	herstellungsbedingter Restgehalt an Benzol
Stärke, Traganth Arabisch Gummi	Gelbildner	besser standardisierte, mikrobiologisch unbedenkliche Ersatzstoffe verfügbar
Talkum	Pigment in Pudern und Schüttelmixturen	Verunreinigung mit Asbest, Granulombildung, Notwendigkeit zur Sterilisation wegen Verkeimung
Triethanolamin	Neutralisationsbase, pH-Regulans	Nitrosaminbildung
Walrat	Konsistenzgeber in Salben	Artenschutz
einige Bestandteile in SR-1990-Vorschriften	Emulgatoren, Verdikkungsmittel, Lipidkomponenten	Lieferschwierigkeiten nach Betriebsschließungen in den Neuen Bundesländern

9.3 Obsolete Wirkstoffe

Ähnlich wie bei den Hilfsstoffen verlieren früher wichtige Arzneistoffe an Bedeutung, wenn besser geeignete oder nebenwirkungsärmere Alternativen zur Verfügung stehen. Wie in den Fällen von Chrysarobin® und Calmitol®, zeitweise auch von Anthrarobin (Bestandteil von Arningscher Lösung) sind diese Stoffe dann nicht mehr erhältlich und geraten in Vergessenheit. Problematischer sind Stoffe dann, wenn sie in der wissenschaftlichen Literatur zwar als obsolet angesehen werden, aber noch zu beziehen sind und ein erhebliches Gesundheitsrisiko darstellen. Z. B. wäre die Verordnung Arsen-haltiger Arzneimittel, wie sie früher bei der Psoriasis angewendet wurden, heute ein Kunstfehler, einmal davon abgesehen, daß die Apotheke die Bedenklichkeit erkennen muß und die Rezeptur nicht anfertigen darf.

Im Falle von Borsäure hat die für die Arzneimittelzulassung zuständige Bundesoberbehörde bereits 1984 die Zulassung betroffener Fertigarzneimittel widerrufen und zu Rezepturen wie folgt Stellung genommen:

„Die Entscheidungen des Bundesgesundheitsamtes zur Abwehr von Arzneimittelrisiken gelten nur für Fertigarzneimittel. Für Rezepturen können die Entscheidungen des Amtes nicht unmittelbare Geltung beanspruchen. Ihre Verkehrsfähigkeit ist vielmehr nach § 5 Absatz 2 AMG zu beurteilen. Im Gegensatz zur Entscheidung des Bundesgesundheitsamtes trifft aber der behandelnde Arzt nicht eine generalisierende, sondern am Einzelfall orientierte Risiko-Nutzen-Abschätzung. Dies bedeutet, daß die Wertung des Bundesgesundheitsamtes und die des therapierenden Arztes bei einer Rezeptur für einen bestimmten Patienten nicht notwendig identisch sein müssen. Die Beweislast für die Vertretbarkeit der Anwendung liegt im Einzelfall bei dem behandelnden Arzt.

Der Apotheker ist zwar auch an das Verbot aus § 5 Absatz 2 AMG gebunden, er kann aber die Wertung des behandelnden Arztes nicht durch die eigene ersetzen, da er nicht Mediziner ist und die Besonderheiten des Einzelfalles nicht kennt. Seine Verpflichtung aus § 5 Absatz 2 (AMG) in Verbindung mit seinen Standespflichten beschränkt sich daher nach unserer Auffassung darauf, den behandelnden Arzt auf die Risiko-Nutzen-Abschätzung des Amtes hinzuweisen und zu fragen, ob er dennoch die Anwendung im Einzelfall für gerechtfertigt hält. Falls der behandelnde Arzt dies bejaht, ist der Apotheker zur Abgabe berechtigt."

Die Bundesapothekerkammer empfahl zudem eine schriftliche Dokumentation über solche Entscheidungen im Einzelfall. Im Ergebnis führte diese Mitteilung dazu, daß seither Borsäure in der Rezeptur praktisch keine Rolle mehr spielt und aus zusammengesetzten Rezepturen, z. B. Solutio Castellani, entfernt wurde.

Nicht nur toxikologische Bedenken, sondern auch das Umweltbewußtsein brachten in den letzten Jahrzehnten Rezepturen mit Quecksilber, Blei und Wismut fast zum Verschwinden. Inwieweit sich Indikationen für Quecksilber- oder Blei-haltige Salben rechtfertigen lassen, sei dahingestellt; im Falle der Salicylsäurehaltigen Bleipflastersalbe dürften wegen der geringen Wahrscheinlichkeit einer Resorption bei Anwendung an stärker verhornter Haut kaum medizinische Bedenken bestehen.

Manche Substanzen hat das Risiko einer Auslösung von Allergien für die externe Anwendung bedeutungslos werden lassen, z. B. Formaldehyd, Perubalsam, Benzocain, Sulfonamide, Chloramphenicol, Penicilline und bestimmte andere Antibiotika. Aus gleichem Grunde sowie wegen ihrer Toxizität können auch viele früher ihrer lokalanästhetischen, antiseptischen oder schälenden Wirkung wegen angewendete phenolische Verbindungen heute als obsolet gelten, z. B. 2-Naphthol, Phenol, Resorcin, Chlorocresol, 4-Chlorphenol, Chlorthymol und die verschiedenen Holzteere.

9.4 Aufbereitungsmonographien für die Nachzulassung

Für zahlreiche dermatologische Wirkstoffe sind von Amts wegen sogenannte Aufbereitungsmonographien erarbeitet und im Bundesanzeiger bekannt gemacht worden (Tabelle). Anlaß hierfür war das Arzneimittelgesetz 1976, das die Zulassungspflicht mit dem Nachweis von Qualität, Wirksamkeit und Unbedenklichkeit für Fertigarzneimittel festschrieb. Den vor dem 1. Januar 1978 am Markt befindlichen, sogenannten Altarzneimitteln wurden auf Antrag befristet sogenannte fiktive Zulassungen ohne echtes Durchlaufen eines Zulassungsverfahrens zugestanden. Für diese Präparate war eine sogenannte Nachzulassung vorgesehen, mit der Anfang 1990 begonnen wurde. Während der jeweilige Hersteller die pharmazeutische Qualität dokumentieren mußte, ließ das für die Nachzulassung zuständige Bundesgesundheitsamt in Berlin das wissenschaftliche Erkenntnismaterial für die Beurteilung von Wirksamkeit und Unbedenklichkeit der Arzneimittel in Sachverständigenkommissionen aufbereiten. Die Kommission B 7 (Dermatologie, Hämatologie) hat in ihrer Amtszeit von Ende 1985 bis Ende 1994 73 Monographien und 22 Monographieentwürfe erarbeitet, zahlreiche Dermatika-Wirkstoffe aber auch unbearbeitet lassen müssen. Völlig unbearbeitet blieben u. a. die externen Hämorrhoidenmittel, weitgehend unbearbeitet die Adstringentia/Antihidrotika, Antimykotika, Desinfizientia/Antiseptika, Hautschutz-/Hauptpflegemittel/Lichtschutzfaktoren, Antihistaminika/Antiallergika, Kortikosteroide, Wundbehandlungsmittel und Antiparasitenmittel. Die primäre Funktion der Aufbereitungsmonographien liegt in der Nachzulassung der Altpräparate. Zur Entlastung der Zulassungsbehörde wurde das Verfahren jedoch 1994 dahingehend geändert, daß der Gesetzgeber in all den Fällen auf die Nachzulassung verzichtet, in denen sich der Hersteller bereit erklärt, sein Präparat spätestens zum Jahre 2004 vom Markt zu nehmen. Welche und wie viele dieser Präparate hierdurch ohne reguläre Zulassung oder Nachzulassung im Verkehr sind, ist nicht veröffentlicht. Es ist aber damit zu rechnen, daß auch heute noch viele „fiktiv zugelassene" Fertigarzneimittel im Handel sind, die laut Votum der Aufbereitungskommission „negativ" aufbereitete Stoffe enthalten, bei denen die Hersteller aber offenbar nicht freiwillig handeln und die betroffenen Arzneimittel aus dem Verkehr ziehen bzw. die bedenklichen Inhaltsstoffe aus Kombinationsarzneimitteln entfernen.

Tabelle 39: Aufbereitungsmonographien für die Nachzulassung: negativ beurteilte Dermatika-Wirkstoffe

veröffentlichte Monographien	vorveröffentlichte Monographien
Butanol	Ammoniumbituminosulfonat, hell
Cadmiumsulfid	Ammoniumsulfobitol
Chlorcarvacrol	Hexachlorophen
Chlorquinaldol	Natriumbituminosulfonat, hell
Dichlorophen	Natriumbituminosulfonat, Trockensubstanz
Dimethylphthalat	Steinkohlenteerdestillat
Ethylcrotonanilid	
Fumarsäure und Derivate	
Guajazulen	
Phenol	
Resorcin	
Schwefel	
Sulfonamide, topisch	
Triphenylantimon (V)-Sulfid	
Undecylensäure und Derivate	

Tabelle 40: Aufbereitungsmonographien für die Nachzulassung: Ihr Wert und Unwert bei der Rezeptur

- Die Monographien geben den Stand des Wissens über einen Stoff zum Zeitpunkt ihrer Erstellung an, dieser Stand kann sich seither geändert haben (z. B. Fumarsäure und ihre Derivate).

- Die Monographien behandeln nicht alle Indikationen, sondern selektiv nur die bis Mitte 1978 von den betroffenen Herstellern beansprucht.

- Bei Positiv-Aufbereitung gilt diese nur für die u. U. sehr kleinen (z. B. Ammoniumbituminosulfonat) anerkannten Indikationsgebiete, die Dokumentation abgelehnter Indikationen ist nicht zwangsläufig vollständig.

- Eine Negativ-Monographie bedeutet nicht automatisch Bedenklichkeit im Sinne § 5 Abs. 2 AMG.

- Negativ-Aufbereitung gilt als Kriterium der Unwirtschaftlichkeit.

- Manche der zur Aufbereitung vorgesehenen wichtigen Externa-Stoffgruppen sind völlig, die meisten überwiegend, andere teilweise unbearbeitet geblieben.

- Die Umsetzung der Aufbereitungsergebnisse bei Fertigarzneimitteln geschieht nicht zwangsläufig von Amts wegen (Widerruf der fiktiven Zulassung), sondern u. U. in Verantwortung der betroffenen Hersteller.

- Positiv- und Negativ-Beurteilungen gelten nicht pauschal für Stoffe, sondern sind streng indikationsbezogen zu sehen.

- Die Nutzen-Risiko-Beurteilung von Stoffen ist bei Dermatika im Grundsatz umstritten, da eigentlich Rezepturen zu beurteilen sind (z. B. in der Frage der Wirkstoffkonzentration)

- Das Aufbereitungsergebnis kann im Rahmen der freien Rezeptur die am Einzelfall orientierte indikationsbezogene Nutzen-Risiko-Beurteilung des behandelnden Arztes nicht ersetzen.

- Die Verordnung negativ aufbereiteter oder teilweise positiv aufbereiteter Dermatika-Wirkstoffe bei einer abgelehnten Indikation kann eine besondere Sorgfaltspflicht des Apothekers begründen, um nicht gegen das Verbot der Herstellung bedenklicher Rezepturen zu verstoßen.

Die Bedeutung der Aufbereitungsmonographien geht über die Nachzulassung hinaus, da das von Amts wegen durch Sachverständige getroffene Urteil der Kommission zur indikationsbezogenen Nutzen-Risiko-Abschätzung auch bei der rezepturmäßigen Verschreibung von Dermatika nicht unbeachtet bleiben kann (Tabelle). Unmittelbare Auswirkungen auf die Rezeptur hat die Negativ-Aufbereitung eines Wirkstoffes dadurch, daß die Zubereitung nicht zu Lasten der Gesetzlichen Krankenversicherung verordnet werden darf. Die Monographien müssen jedoch aus den Umständen ihrer primären Zweckbestimmung heraus verstanden und interpretiert werden. Z. B. wäre die unkritische Gleichsetzung von Negativ-Aufbereitung mit „Bedenklichkeit" eines Wirkstoffes unzulässig, da eine wissenschaftlich nicht ausreichend belegte Wirksamkeit auch bei fehlenden oder geringen unerwünschten Wirkungen immer zu einem ablehnenden Votum führen mußte (sogenannte Null-Monographie). Umgekehrt können bei einem positiven Aufbereitungsergebnis auch erhebliche Risiken bestehen (z. B. Steinkohleteer) und einzelne beanspruchte Indikationen abgelehnt worden sein. Bei der Beurteilung des Nutzen-Risiko-Verhältnisses spielte es eine große Rolle, welche therapeutischen Alternativen bestehen. Vor diesem Hintergrund ist die ablehnende Bewertung von Stoffen wie Schwefel, Resorcin und Ammoniumsulfobitol zu verstehen, für die viele Praktiker bei kontrollierter Anwendung in der Rezeptur die Nebenwirkungen für so kalkulierbar halten, daß sie auf die Verordnung bei einer am Einzelfalle orientierten individuellen Nutzen-Risiko-Beurteilung nicht verzichten wollen.

9.5 Problematische Wirkstoffe

Die Verordnung mancher Wirkstoffe stellt den Apotheker vor erhebliche Probleme, ist Anlaß für lästige Rückfragen und für Auseinandersetzungen zwischen dem Apotheker und dem verschreibenden Arzt. So ist es die gesetzliche Pflicht des Apothekers, sämtliche Bedenken und Unklarheiten bei Rezepturen vor deren Anfertigung auszuräumen. Entsprechende Rückfragen betreffen häufig Arzneistoffe, die noch nicht lange als Rezeptursubstanzen verwendet werden und deren Konzentration und Anwendung deshalb unklar sind (z. B. 8-Methoxypsoralen als Lösungskonzentrat für Bäder) oder solche, die nicht entsprechend einem allgemein anerkannten Therapiekonzept, sondern im Rahmen der ärztlichen Therapiefreiheit im Einzelfall versuchsweise als Externum verschrieben werden, z. B. 11-α-Hydroxyprogesteron, 17-α-Estradiol, Canrenoat bei Hirsutismus, Diphenylcyclopropenon oder Quadratsäure als obligate Kontaktallergene bei bestimmten Formen der Alopezie, Isosorbiddinitrat oder Glyceroltrinitrat als Salbe zur Lokalbehandlung von Analleiden.

9. Obsolete, bedenkliche und problematische Stoffe

In manchen Fällen hat sich im Laufe der Zeit herausgestellt, daß zunächst massive Bedenken, z. B. gegen die externe Anwendung von Minoxidil zur Haarwuchsförderung (publizierte Warnung des Bundesgesundheitsamtes im Juli 1986), soweit relativiert werden konnten (unveröffentlichte Mitteilung des Bundesgesundheitsamtes vom Januar 1991), daß sich derzeit kein Anlaß mehr für Rückfragen des Apothekers ergibt.

Sowohl bei einigen der bereits genannten, versuchsweise oder noch nicht mit langjähriger Erfahrung in der Hauttherapie rezepturmäßig angewendeten als auch bei schon lange bekannten Wirkstoffen ergibt sich das zusätzliche Problem, daß der Apotheker die für die Arzneimittelherstellung „erforderliche Qualität" nicht sicherstellen kann, wie es ihm Arzneimittelgesetz und Apothekenbetriebsordnung (ApBetrO) zwingend vorschreiben. Gründe hierfür liegen darin, daß die angebotenen Grundstoffe nicht die ausreichende Qualität haben, meist aber darin, daß der Lieferant die Qualität nicht in der gemäß § 6 Abs. 3 ApBetrO für valide Prüfzertifikate notwendigen Form dokumentieren kann (z. B. Konzentrate mit Vitamin-A-Säure-Liposomen), oder daß dem Apotheker die Voraussetzungen zur Feststellung von Identität und Qualität fehlen. Bei noch nicht lange oder selten verwendeten Stoffen existiert häufig keine anerkannte Prüfvorschrift aus einem Arzneibuch, und die wenigen bekannten pharmazeutischen Merkmale begründen erhebliche Zweifel daran, daß die einwandfreie Beschaffenheit ausreichend sicher gewährleistet ist. Die Weiterentwicklung der Analysenmethoden für toxikologisch bedenkliche Verunreinigungen führt zudem dazu, daß zeitgemäße Qualitätsstandards auch an schon lange in der Dermatologie bekannte Wirkstoffe angelegt werden müssen, z. B. zur Begrenzung giftiger Schwermetalle in den Triarylmethanfarbstoffen Methylviolett, Methylrosaniliniumchlorid und Brillantgrün sowie dem Ausschluß von Dioxinen in Hexachlorophen. Soweit die z. T. nur durch aufwendige Analysenverfahren festzustellende Qualität nicht gewährleistet ist, darf der Apotheker den Stoff nicht für die Arzneimittelherstellung verwenden. Nach herrschender Meinung ändert es bei entsprechenden Bedenken nichts an diesem Verbot, falls der verschreibende Arzt unter Berufung auf § 1 Abs. 2 der Berufsordnung für die deutschen Ärzte auf der Verschreibung bestehen sollte. Wie die Erfahrung zeigt, kann sich die Problemlage allerdings durch die Erstellung qualifizierter Prüfvorschriften, z. B. für Capsaicin bzw. dessen Konzentrate im Deutschen Arzneimittel-Codex (DAC), oder durch Änderungen im Liefersortiment der Grundstoff-Anbieter sehr kurzfristig ändern, so daß diesbezüglich ein gelegentlicher Informationsaustausch zwischen Arzt und Apotheker über die aktuelle Situation zu empfehlen ist.

9.6 Empfehlungen für den Umgang mit Problemstoffen

Der verantwortungsbewußte Umgang mit den aus unterschiedlichen Gründen problematischen Arzneistoffen verlangt eine differenzierte Betrachtung, wie sie in einer gemeinsamen Stellungnahme der Arzneimittelkommission der Deutschen Apotheker und der Arzneimittelkommission der deutschen Ärzteschaft versucht worden ist. Demzufolge sind die Grenzen der ärztlichen Therapiefreiheit zu beachten und Bedenken gegen bestimmte Wirkstoffe, Hilfsstoffe oder Rezepturen möglichst durch einen umfassenden Informationsaustausch zwischen dem verschreibenden Arzt und dem mit der Herstellung beauftragten Apotheker entweder festzustellen oder aber auszuräumen (Tabelle 41). Eine ausführliche, auf konkrete Beispiele aus der dermatologischen Rezeptur ausgerichtete Richtlinie wird in der Praxis vielfach gefordert, ist aber bisher nicht veröffentlicht worden.

Als Konsequenz dieser Empfehlungen wird z. B. für die Verschreibung Castellanischer Lösung nach Vorschrift der Deutschen Rezeptformeln (DRF) kein Raum mehr sein, da sie neben Borsäure mit Phenol, Resorcin und Fuchsin mehrere problematische Bestandteile enthält. Weder die frei von Borsäure hergestellte Variante noch die im Neuen Rezeptur-Formularium reformulierten Vorschriften „Farblose Castellanische Lösung (NRF 11.9.)" und „Castellanische Lösung (NRF 11.26.)" ändern Wesentliches an der grundsätzlichen Problematik. Beide NRF-Vorschriften enthalten anstelle von Phenol das ebenfalls kritisch zu beurteilende Chlorocresol und sollen noch 1996 aus der Formelsammlung gestrichen werden, da eine rationale Nutzen-Risiko-Bewertung als Voraussetzung zur Anwendung im Einzelfalle bei solch einem Kombinationsarzneimittel nicht nachvollziehbar ist. Dagegen sollte es trotz eines potentiellen kanzerogenen Risikos des Farbstoffes weiterhin möglich sein, nach individueller Beurteilung eine ethanolhaltige 0,5prozentige Fuchsin-Lösung zu verschreiben. Im Hinblick auf problematische Bestandteile wie Schwefel, Resorcin, Borsäure und Triarylmethanfarbstoffe in z. T. hoher Konzentration dürfen auch einige Vorschriften der Standardrezepturen SR 1990 nicht unkritisch rezeptiert werden.

9. Obsolete, bedenkliche und problematische Stoffe

Tabelle 41: Abgestufte Vorgehensweisen bei problematischen Rezepturen

Bedenklichkeit festgestellt durch eine veröffentlichte Stellungnahme des Bundesinstituts für Arzneimittel und Medizinprodukte bzw. des Paul-Ehrlich-Institutes.	Herstellung und Abgabe sind nicht erlaubt.
Pharmazeutische Qualität kann nicht sichergestellt werden.	Herstellung und Abgabe sind nicht erlaubt.
Nicht ausräumbare schwere Bedenken (z. B. Benzol oder Chloroform als Lösemittel).	Herstellung und Abgabe sind nicht erlaubt.
Das Bundesinstitut für Arzneimittel und Medizinprodukte hat die Zulassung von Fertigarzneimitteln mit bestimmten Stoffen widerrufen (z. B. Borsäure).	Rückfrage und Information durch die Apotheke erforderlich; bei individueller Nutzen-Risiko-Abschätzung durch den behandelnden Arzt in Kenntnis der Bedenken sind Herstellung und Abgabe im Einzelfalle möglich; die Rückfrage der Apotheke sollte dokumentiert werden; von der Herstellung auf Vorrat oder Abgabe ohne Verschreibung ist abzusehen.

Tabelle 41: Abgestufte Vorgehensweisen bei problematischen Rezepturen (Fortsetzung)

Die Nutzen-Risiko-Beurteilung ist gemäß einer vorliegenden Aufbereitungsmonographie negativ.	Rückfrage und Information durch die Apotheke erforderlich; bei individueller Nutzen-Risiko-Abschätzung durch den behandelnden Arzt in Kenntnis der Bedenken sind Herstellung und Abgabe im Einzelfalle möglich; die Rückfrage der Apotheke sollte in bestimmten Fällen dokumentiert werden; von der Abgabe ohne Verschreibung ist abzusehen; eine Herstellung auf Vorrat ist nur in begründeten Ausnahmefällen vertretbar.
Aufgrund von Mitteilungen über Risiken in der Literatur bestehen Bedenken.	Rückfrage und Information durch die Apotheke wird empfohlen; bei individueller Nutzen-Risiko-Abschätzung durch den behandelnden Arzt in Kenntnis der Bedenken sind Herstellung und Abgabe im Einzelfalle möglich; die Rückfrage der Apotheke sollte in bestimmten Fällen dokumentiert werden; von der Abgabe ohne Verschreibung ist abzusehen.
Aufgrund unzureichender Information der Apotheke über die Rezeptur bestehen Unklarheiten oder Bedenken hinsichtlich des Wirkstoffes, seiner Dosierung, der Indikation oder Anwendung.	Rückfrage durch die Apotheke erforderlich; Herstellung und Abgabe sind nach Klärung vorzunehmen; von der Abgabe ohne Verschreibung ist abzusehen.

10. Rezeptursammlung einschließlich der NRF-Rezepturen

10.1 Wasserfreie Salbengrundlagen

10.1.1 Weißes Vaselin DAB (Vaselinum album)

Standardabgabemenge: 100 g

Zusammensetzung:
Weißes Vaselin ist ein Gemisch gereinigter, gebleichter, vorwiegend gesättigter Kohlenwasserstoffe aus der Erdöldestillation

Kommentar:
Weiße oder grünlich durchschimmernde, salbenartige, fast geruchlose Masse, die im Tageslicht schwach fluoresziert. Pharmazeutische Wirkstoffe können gut eingearbeitet werden. Die Wirkstoffe liegen zumeist in Vaselin als suspendierte Feststoffpartikel und nicht in gelöster Form vor, und können aus der Grundlage gut in die Haut penetrieren. Diese Eigenschaft wird durch die mazerierende Wirkung der Vaseline auf das Stratum corneum zusätzlich unterstützt. Als Alternative kann auch gelbes Vaselin (Vaselinum flavum DAC) verwendet werden, das gelblich aussieht und einen schwachen Geruch nach Mineralöl hat.

Indikationen:
- Wasserfreie „Fettgrundlage", die nicht mit Wasser mischbar ist
- Keratoplastisch
- Hyperkeratotische Veränderungen und Ekzeme
- Abweichen und Lösen von Krusten
- Chronische Dermatosen
- Pflegebehandlung trockener Lippen
- Grundlage der Wahl bei Patienten mit unklaren Allergien (kaum Sensibilisierungen)

Warnhinweise und Inkompatibilitäten:
- Kann juckreizfördernd sein
- Nicht bei akut entzündlichen Dermatosen anwenden
- Eine Sensibilisierungsgefahr ist praktisch nicht vorhanden

Anwendungshinweise:
- Ein- bis mehrfach täglich dünn auftragen
- Zieht nicht in die Haut ein und verbleibt als Fettfilm
- Nicht abwaschbar
- Sehr gut haltbar

Kosten mit Verpackung u. MWSt. (Stand 1995):
- 50 g   2,48 DM
- 100 g   4,30 DM
- 200 g   7,91 DM
- 500 g   18,81 DM

10.1.2 Schweineschmalz DAB (Adeps suillus)

Standardabgabemenge: 100 g

Zusammensetzung:
Schweineschmalz ist der zwischen 75 und 100 ° C ausgeschmolzene, vom Wasser und Eiweiß befreite Anteil des Fettgewebes, der überwiegend aus dem frischen, ungesalzenen Gewebe des Netzes und der Nierenumhüllung gesunder, nach den jeweils geltenden Rechtsvorschriften tauglich befundener Schweine gewonnen worden ist.

Kommentar:
Weiße, streichbar-weiche, fettige paraffinfreie Masse, geruchlos oder von schwachem, arteigenem Geruch und mildem Geschmack. Von begrenzter Haltbarkeit. Über den pharmazeutischen Großhandel mit Zusatz von Butylhydroxytoluol als Antioxidans erhältlich.

Indikationen:
- Wasserfreie Fettgrundlage, die nicht mit Wasser mischbar ist
- Ähnlichkeit von der Zusammensetzung her zum menschlichen Fett, gut hautverträglich
- Chronische Dermatosen
- Hyperkeratotische Hautveränderungen und Ekzeme
- Abweichen und Lösen von Krusten
- Bei Allergien auf Wollwachsalkohole und/oder Cetylstearylalkohol
- Alternative: Erdnußölfettsalbe (Freie Rezeptur)

Warnhinweise und Inkompatibilitäten:
- Verursacht Hautreizungen, wenn der Alterungsprozeß eingesetzt hat
- Nicht bei akut entzündlichen Veränderungen anwenden
- Sensibilisierungsgefahr: Butylhydroxytoluol

Anwendungshinweise:
- Ein- bis mehrfach täglich dünn auftragen
- Zieht schwer in die Haut ein und verbleibt als Fettfilm
- Nicht abwaschbar
- Leicht verderblich, wird ranzig. Deswegen Aufbewahrung im Kühlschrank.

Kosten mit Verpackung u. MWSt. (Stand 1995):
- 50 g   7,03 DM
- 100 g   13,39 DM
- 200 g   26,08 DM
- 500 g   64,24 DM

10.1.3 Erdnußölfettsalbe (Freie Rezeptur)

Standardabgabemenge: 100 g

Zusammensetzung:

Gehärtetes Erdnußöl DAC	95,0 g
Mittelkettige Triglyceride	5,0 g

Kommentar:
Weiße, streichbare, fettige paraffinfreie Masse, geruchlos oder von schwachem Erdnußölgeruch. Viele Wirkstoffe lösen sich sehr gut in dieser Grundlage (im Gegensatz zu Vaselin, siehe dort). Besser haltbar als Schweineschmalz. Über den pharmazeutischen Großhandel beziehbare Alternative mit vergleichbaren Eigenschaften: Softisan 378®

Indikationen:
- Wasserfreie Fettgrundlage, die nicht mit Wasser mischbar ist
- Chronische Dermatosen
- Hyperkeratotische Hautveränderungen und Ekzeme
- Abweichen und Lösen von Krusten
- Bei Allergien auf Wollwachsalkohole und/oder Cetylstearylalkohol

Warnhinweise und Inkompatibilitäten:
- Nicht bei akut entzündlichen Veränderungen anwenden
- Sensibilisierungsgefahr: Erdnußöl

Anwendungshinweise:
- Ein- bis mehrfach täglich dünn auftragen
- Zieht schwer in die Haut ein und verbleibt als Fettfilm
- Schwer abwaschbar

Kosten mit Verpackung u. MWSt. (Stand 1995):
- 50 g   7,19 DM
- 100 g   10,28 DM
- 200 g   16,47 DM
- 500 g   36,79 DM

10.1.4 Wollwachsalkoholsalbe DAB (Lanae alcoholum unguentum, Eucerin anhydricum)

Standardabgabemenge: 100 g

Zusammensetzung:
Cetylstearylalkohol	0,5 g
Wollwachsalkohole	6,0 g
Weißes Vaselin	93,5 g

Kommentar:
Durchscheinende, gelblichweiße bis gelbliche weiche Salbe von schwachem Geruch. Die Grundlage ist dem Mediziner besser bekannt unter der Bezeichnung Eucerin anhydricum. Für die Einarbeitung von Wirkstoffen geeignet (Siehe Kap. 3.1). Es ist die Standard-Salbengrundlage des DAB, die immer bei fehlender Angabe einer Grundlage und entsprechender Eignung verwendet wird.

Indikationen:
- Wasserfreie Grundlage mit hohem Absorptionsvermögen für Wasser
- Schonende Fettung trockener Haut, angenehmer als Vaselin
- Chronischen Dermatitiden
- Atopische Dermatitis
- Evtl. auch mit Zusatz von 25% Wasser („Eucerin mix")

Warnhinweise und Inkompatibilitäten:
- Nicht bei akut entzündlichen Veränderungen anwenden
- Verfärbung: Oxytetracyclin 3%, Pyrogallol 2%, Silbernitrat 1%
- Sensibilisierungsgefahr: Wollwachsalkohole, (selten auch Cetylstearylalkohol)

Anwendungshinweise:
- Ein- bis mehrfach täglich dünn auftragen
- Nicht gut abwaschbar
- Hinterläßt Fettglanz auf der Haut (typische Nachtcreme)

Kosten mit Verpackung u. MWSt. (Stand 1995):
- 50 g   4,05 DM
- 100 g   7,43 DM
- 200 g   14,17 DM
- 500 g   34,45 DM

10.1.5. Hydrophile Salbe DAB (Unguentum emulsificans)

Standardabgabemenge: 100 g

Zusammensetzung:
Emulgierender Cetylstearylalkohol	30,0 g
Dickflüssiges Paraffin	35,0 g
Weißes Vaselin	35,0 g

Kommentar:
Weiche Salbe von schwachem, charakteristischem Geruch. Hydrophile Wirkstoffe können eingearbeitet werden, auch Problemsubstanzen für wasserfreie Rezepturen wie Steinkohlenteerlösung. Die traditionelle Bezeichnung steht im Widerspruch zur wissenschaftlichen Dermatika-Systematik, es handelt sich nicht um eine wasserlösliche Salbe, sondern um eine in Wasser dispergierbare Absorptionsgrundlage zur Herstellung hydrophiler Cremes.

Indikationen:
- Wird üblicherweise nur nach Einarbeitung von Wasser als „Wasserhaltige Hydrophile Salbe DAB" zum Zweck der Einarbeitung von Wirkstoffen eingesetzt
- Als Grundlage keine eigenständige Indikation in der pflegenden Behandlung

Warnhinweise und Inkompatibilitäten:
- Sensibilisierungsgefahr: Cetylstearylalkohol

Anwendungshinweise:
- Keine, da sie ohne Wasserzusatz als Grundlage in der Regel nicht verwendet wird

Kosten mit Verpackung u. MWSt. (Stand 1995):
- 50 g   4,01 DM
- 100 g   7,35 DM
- 200 g   14,01 DM
- 500 g   34,05 DM

10.1.6 Hydrophobes Basisgel DAC (Mucilago basalis hydrophobica, Polyethylen-Oleogel)

Standardabgabemenge: 100 g

Zusammensetzung:
Dickflüssiges Paraffin	95,0 g
Hochdruck-Polyethylen	5,0 g

Kommentar:
Farblose, durchschimmernde, weiche, salbenartige Masse; schwacher Geruch nach Paraffin. Kann nur großtechnisch industriell hergestellt werden. Ist über den pharmazeutischen Großhandel ohne Konservierungsstoffe erhältlich. Diese „Fettsalbe" hat vergleichbare Eigenschaften wie Vaselin, bleibt aber bei niedrigen und hohen Temperaturen streichfähig. Diese Grundlage wird als Bestandteil in vielen Fertigarzneimitteln verwendet. Ist in der weichen Dithranol-Zinkpaste (NRF 11.56.) und in der hydrophoben hautfarbenen Abdeckpaste (NRF 11.58.) als Grundlage enthalten.

Anwendungsgebiete:
- „Fettsalbe", die vor allem der Einarbeitung von Wirkstoffen dient (entsprechend Vaselin)
- Chronische Dermatosen
- Atopische Dermatitis

Warnhinweise und Inkompatibilitäten:
- Keine

Anwendungshinweise:
- Nicht abwaschbare Grundlage
- Zieht nicht in die Haut ein
- Bildet einen Fettfilm

Kosten mit Verpackung u. MWSt. (Stand 1995):
- 50 g   3,35 DM
- 100 g   5,91 DM
- 200 g   11,36 DM
- 500 g   27,44 DM

10.2 Fettfreie Salbengrundlagen

10.2.1 Polyethylenglykolsalbe DAB 8 (Polyaethylenglycoli unguentum, Macrogolsalbe)

Standardabgabemenge: 100 g

Zusammensetzung:
Macrogol 300	50,0 g
Macrogol 1500	50,0 g

Kommentar:
Weiße bis fast weiße, geruchlose Salbe; sehr leicht löslich in Wasser, Aceton, Äthanol und Chloroform, praktisch unlöslich in Äther, Fetten, fetten Ölen und flüssigen Paraffinen. Gut abwaschbar. Pharmazeutische Wirkstoffe können gut eingearbeitet werden (Clotrimazol bis 2% (NRF 11.50.), Dithranol bis 4% (NRF 11.53.), Polividon-Jod bis 10% (NRF 11.42.), Salicylsäure bis 5%.

Indikationen:
- Wasserfreie Grundlage, gut wasserlöslich. Gut streichbar
- Anwendung im behaarten Bereich, wo die Salbe ausgewaschen werden soll
- Als Grundlage für die Einarbeitung von Antiinfektiosa, Kortikosteroiden etc.
- Bei Kontamination der Haut mit phenolischen Substanzen großflächige Anwendung der PEG-Salbe möglich zur Absorption dieser Verbindungen

Warnhinweise und Inkompatibilitäten:
- Verflüssigung: Liquor alum. acet. 20%,, Ol. Thymi, Oxytetracyclin-HCl 3%, Resorcin, Pyrogallol, Silbernitrat 2%
- Verfärbungen: Silbernitrat, Quecksilberoxid, Tannin, Dithranol 0,5%
- Verfestigung: Aluminiumchlorid 10%, Anthrarobin 2%, Zinkoxid, Talkum
- Schlechte Penetration: Resorcin, Salicylsäure
- Sensibilisierungsgefahr: Polyethylenglykol (Macrogole)

Anwendungshinweise:
- Bindet Wasser und trocknet die Haut aus.

Kosten mit Verpackung u. MWSt. (Stand 1995):
- 50 g   8,96 DM
- 100 g   13,82 DM
- 200 g   22,13 DM

10.2.2 Hydroxyethylcellulosegel DAB (Hydroxyethylcellulosi mucilago)

Standardabgabemenge: 100 g

Zusammensetzung:

Hydroxyethylcellulose 10.000	2,5 g
Glycerol 85%	10,0 g
Wasser	87,5 g

Kommentar:
Transparentes, fast geruchloses Gel. Wird in der Regel mit Sorbinsäure 0,1% zusammen mit Kaliumsorbat 0,1% konserviert. Zur Einarbeitung von wasserlöslichen und suspendierbaren Arzneistoffen geeignet.

Indikationen:
- Keine Anwendungsindikationen als Grundlage allein
- Zur Einarbeitung von Wirkstoffen
- Behandlungen an Schleimhäuten und Übergangsschleimhäuten
- Mundgel
- Anwendungen im Vaginal- und Analbereich

Warnhinweise und Inkompatibilitäten:
- Wirkt austrocknend auf die Haut
- Verträgt sich nur bedingt mit alkoholischen Lösungen
- Sensibilisierungsgefahr: Sorbinsäure

Anwendungshinweise:
- Befeuchtet die Haut und wirkt auf der Haut austrocknend

Kosten mit Verpackung u. MWSt. (Stand 1995):
- 50 g   3,30 DM
- 100 g   5,42 DM
- Abfüllung in Tube, nur bis 100 g erhältlich

10.2.3 Wasserhaltiges Polyacrylatgel DAB 9 (Polyacrylati mucilago aquosa)

Standardabgabemenge: 100 g

Zusammensetzung:
Polyacrylsäure	0,5 g
Natriumhydroxidlsg. 5 %	3,0 g
Gereinigtes Wasser	96,5 g

Kommentar:
Transparentes, fast geruchloses Gel. Wird in der Regel mit Sorbinsäure 0,1% zusammen mit Kaliumsorbat 0,1% konserviert. Zur Einarbeitung von wasserlöslichen und suspendierbaren Arzneistoffen geeignet, allerdings nicht zur Einarbeitung von salzartigen Arzneistoffen in höheren Konzentrationen (z. B. Polyvidon-Iod, z. B. Oxytetracyclinhydrochlorid, Lidocainhydrochlorid, Zinksulfat und manche kationische Verbindungen wie Chlorhexidin), und nicht außerhalb des pH-Bereiches von 5 bis 6 (z.B. Erythromycin erfordert pH 8,5). Auch als alkoholisches Gel herstellbar.

Indikationen:
- Verwendung als Ultraschallkontaktgel
- Keine weiteren Anwendungsindikationen als Grundlage allein
- Zur Einarbeitung von Wirkstoffen
- Behandlungen an Schleimhäuten und Übergangsschleimhäuten
- Anwendungen im Vaginal- und Analbereich

Warnhinweise und Inkompatibilitäten:
- Wirkt austrocknend auf die Haut
- Einarbeitung salzartiger Verbindungen nicht möglich
- Sensibilisierungsgefahr: Sorbinsäure

Anwendungshinweise:
- Befeuchtet die Haut und wirkt auf der Haut austrocknend

Kosten mit Verpackung u. MWSt. (Stand 1995):
- 50 g   9,56 DM
- 100 g   10,81 DM
- 200 g   13,49 DM
- 500 g   21,86 DM

10.3 Cremes und Emulsionsgrundlagen

10.3.1 Wasserhaltige Wollwachsalkoholsalbe DAB (Lanae alcoholum unguentum aquosum, Eucerin cum aqua)

Standardabgabemenge: 100 g

Zusammensetzung:
Wollwachsalkoholsalbe	50,0 g
Wasser	50,0 g

Kommentar:
Weiße, bei Raumtemperatur weiche Salbe. Die Grundlage ist dem Mediziner auch unter der Bezeichnung Eucerin cum aqua bekannt. Wichtige Grundlage zum Einarbeiten von Arzneistoffen (siehe Kapitel 3.1). Konservierungsstoffe sind für die maschinell hergestellte Grundlage nicht notwendig, bei Einarbeitung von Arzneistoffen kann die mikrobielle Haltbarkeit verschlechtert sein.

Indikationen:
- W/O-Emulsion für eine schonende Fettung
- Chronische Dermatitiden
- Pflegende Behandlung bei atopischer Dermatitis
- Altersxerosis
- Pflegende Behandlung bei sich regenerierender Haut nach entzündlichen Dermatosen

Warnhinweise und Inkompatibilitäten:
- Verfärbung: Oxytetracyclin 3%, Pyrogallol 2%, Silbernitrat 1%.
- Brechen der Emulsion möglich: Aluminiumchlorid 10%, Ammoniumsulfobituminol 10% (Tumenol®), Ammoniumbituminosulfonat 10% (Ichthyol®), Amphotericin B 3%, Bacitracin 500 IE/g, β-Naphthol, Benzalkoniumchlorid 0,5%, Cetylpyridiniumchlorid 0,5%, Chloramin 5%, Chlorphenoxamin 1,5%, Diphenhydramin 2%, Dithranol 0,5%, Eucalyptol 10%, R, Kaliumjodid 3,5%, Menthol 5%, Pix betulinae 5%, Pix juniperi 5%, Pix lithanthracis 10%, Resorcin, Salicylsäure, Steinkohlenteerlösung 20%, Tetracyclin 1%, Thesit® 3%, Tinctura Myrrhae 3%, Tyrothricin 0,1%, Undecylensäure
- Sensibilisierungsgefahr: Wollwachsalkohole, (selten auch Cetylstearylalkohol)

Anwendungshinweise:
- Gut dosierbar, Fett und Feuchtigkeit werden zugleich zugeführt
- Nicht gut abwaschbar
- Hinterläßt Fettglanz auf der Haut (typische Nachtcreme)

Kosten mit Verpackung u. MWSt. (Stand 1995):
- 50 g   9,98 DM
- 100 g   12,11 DM

10.3.2 Wasserhaltige Wollwachsalkoholsalbe pH 5 (NRF 11.32.)

Standardabgabemenge: 100 g

Zusammensetzung:

	Sorbat	Benzoat	PHB-Ester
Wasserfreie Citronensäure	0,7 g	0,7 g	0,7 g
Ammoniak-Lösung 10%	1,2 g	1,2 g	1,2 g
Mittelkettige Triglyceride	5,0 g	5,0 g	5,0 g
Wollwachsalkoholsalbe	40,0 g	40,0 g	40,0 g
Kaliumsorbat	0,1 g	-	-
Natriumbenzoat			0,1 g
Methyl-4-hydroxybenzoat-Na	-	0,075 g	-
Propyl-4-hydroxybenzoat-Na	-	-	0,025 g
Gereinigtes Wasser	zu 100,0 g	zu 100,0 g	zu 100,0 g

Kommentar:
Entspricht im wesentlichen der wasserhaltigen Wollwachsalkoholsalbe. Aber ist im schwach sauren Bereich gepuffert. Nicht für die Einarbeitung von Wirkstoffen geeignet. Enthält die Verschreibung keine besonderen Angaben zur Konservierung, ist die Creme mit Kaliumsorbat zu konservieren. Sie kann jedoch bei einer Überempfindlichkeit gegen Sorbinsäure alternativ mit Natriumbenzoat oder PHB-Estern angefertigt werden. Falls notwendig kann die Creme ohne Konservierungsmittel hergestellt werden und ist dann innerhalb eines Monats aufzubrauchen

Indikationen:
- Veraltete Modeerscheinung, den physiologischen pH-Wert der Haut überzubewerten
- Zur Intervallbehandlung im Wechsel mit wirkstoffhaltigen Dermatika
- Zur Nachbehandlung von entzündlichen Hauterkrankungen
- Subakute bis chronische Ekzeme

Warnhinweise und Inkompatibilitäten:
- Keine Einarbeitung von Wirkstoffen
- Sensibilisierungsgefahr: Wollwachsalkohole, Cetylstearylalkohol

Anwendungshinweise:
- Ein- bis mehrmals täglich auf die betroffenen Hautstellen auftragen
- Gut dosierbar, Fett und Feuchtigkeit werden zugleich zugeführt
- Nicht gut abwaschbar
- Hinterläßt Fettglanz auf der Haut (typische Nachtcreme)

Kosten mit Verpackung u. MWSt. (Stand 1995):
- 50 g   8,94 DM
- 100 g   10,49 DM
- 200 g   13,60 DM
- 500 g   31,44 DM

10.3.3 Wasserhaltige hydrophile Salbe DAB (Unguentum emulsificans aquosum)

Standardabgabemenge: 100 g

Zusammensetzung:

Hydrophile Salbe DAB	30,0 g
Gereinigtes Wasser	zu 100,0 g

Kommentar:
Weiche Creme, nahezu geruchlos. Nicht mischbar mit lipophilen Cremes (Wollwachsalkoholsalbe und vergleichbare Fertigarzneimittel). Über den pharmazeutischen Großhandel mit Vorkonservierung mit Sorbinsäure 0,05% und Kaliumsorbat 0,05% erhältlich. Wird zur Einarbeitung von Wirkstoffen benutzt

Indikationen:
- Wenige Anwendungsindikationen als Grundlage allein
- Zur Einarbeitung von Wirkstoffen
- Gering fettend, feuchtigkeitshaltig, kühlend, schonend austrocknend
- Akute bis subakute Dermatitiden

Warnhinweise und Inkompatibilitäten:
- Stabilität: ohne Konservierung mikrobiell anfällig.
- pH etwa 4,7 bei Sorbinsäure/Kaliumsorbat-Konservierung. Der antimikrobielle Schutz geht oberhalb pH 6 verloren, deshalb Vorsicht bei basisch reagierenden Arzneistoffen (z.B. Erythromycin).
- Verfärbung: Acriflaviniumchlorid 2%, Dithranol 0,5%, Oxytetracyclin 3%, Pyrogallol 2%, Silbernitrat 1%.
- Geruchsveränderung: Chloramin T 5%
- Brechen der Emulsion: Acriflaviniumchlorid 2%, Aluminiumchlorid 10%, Bamipin 2%, Benzalkoniumchlorid 0,5%, Calciumchlorid 0,5%, Chlorphenoxamin 1,5%, Chlortetracyclin 3%, Diphenhydramin 2%, Ethacridinlactat 1%, Gentamicinsulfat, Pix juniperi 5%.
- Sensibilisierungsgefahr: Cetylstearylalkohol

Anwendungshinweise:
- Creme zieht sehr gut in die Haut ein
- kein sichtbarer Fettfilm
- Tagescreme. Leicht abwaschbar.

Kosten mit Verpackung u. MWSt. (Stand 1995):
- 50 g   3,59 DM
- 100 g   6,-- DM
- Abfüllung in Tube, nur bis 100 g erhältlich

10.3.4 Nichtionische hydrophile Creme DAB (Unguentum emulsificans nonionicum aquosum)

Standardabgabemenge: 100 g

Zusammensetzung:

Polysorbat 60	5,0 g
Cetylstearylalkohol	10,0 g
Glycerol 85%	10,0 g
Weißes Vaselin	25,0 g
Wasser	50,0 g

Kommentar:
Weiße, fast geruchlose Creme. Nicht mischbar mit lipophilen Cremes (Wollwachs-alkoholsalbe und vergleichbare Fertigarzneimittel). Die unkonservierte nichtionische hydrophile Salbe ist nur wenige Tage haltbar. Geeignete Konservierungsmittel: Sorbinsäure; alternativ: 0,1% Methyl-4-hydroxybenzoat und 0,04% Propyl-4-hydroxybenzoat. Über den pharmazeutischen Großhandel als Grundlage mit Vorkonservierung durch 0,1 % Sorbinsäure erhältlich. Anwendung vor allem zur Einarbeitung kationischer Wirkstoffe (Ethacridinlactat, Gentamicinulfat, Miconazol, Brillantgrün, Methylviolett). Die nichtionische hydrophile Creme unterscheidet sich von der wasserhaltigen hydrophilen Salbe DAB durch den Emulgator. Letztere enthält Natriumcetylstearylsulfat, das Inkompatibilitäten mit zahlreichen kationischen Wirkstoffen zeigt. Es ist in der nichtionischen hydrophilen Creme durch Polysorbat ersetzt.

Indikationen:
- Wenige Anwendungsindikationen als Grundlage allein
- Anwendungsindikationen als Grundlage allein wie bei wasserhaltiger hydrophiler Creme DAB
- Zur Einarbeitung von kationischen Wirkstoffen
- Gering fettend, feuchtigkeitshaltig, kühlend, schonend austrocknend
- Akute bis subakute Dermatitiden

Warnhinweise und Inkompatibilitäten:
- Stabilität: Mikrobiell anfällig
- pH etwa 3,9 bei Sorbinsäure-Konservierung. Der antimikrobielle Schutz geht oberhalb pH 6 verloren, deshalb Vorsicht bei basisch reagierenden Wirkstoffen, z.B. Erythromycin
- Brechen der Emulsion vor allem bei phenolischen Wirkstoffen: ß-Naphtol 6%, Phenol liquefactum 1%, Pix betulinae 5%, Pix juniperi 5%, Resorcin 5%, Salicylsäure 5%, Tannin 1%
- Verfärbung: Dithranol 0,5%, Oxytetracyclin 3%, Pyrogallol 2%, Silbernitrat 1%, Tetracyclin 1%
- Geruchsveränderung: Chloramin T 5%
- Sensibilisierungsgefahr: Cetylstearylalkohol

Anwendungshinweise:
- Creme zieht sehr gut in die Haut ein
- kein sichtbarer Fettfilm
- Tagescreme. Leicht abwaschbar

Kosten mit Verpackung u. MWSt. (Stand 1995):
- 50 g 9,82 DM
- 100 g 11,78 DM
- Abfüllung in Tube, nur bis 100 g erhältlich

10.3.5 Lanolin DAB (Lanolinum)

Standardabgabemenge: 100 g

Zusammensetzung:

Dickflüssiges Paraffin	15,0 g
Wasser	20,0 g
Wollwachs	65,0 g

Kommentar:
Gelblichweiße, salbenartige Masse von schwachem, charakteristischem Geruch. Gereinigtes Wollwachs (vorwiegend Esterverbindungen), Wollwachsalkohole sind dagegen eine weiter aufbereitete Fraktion dieses Gemisches. Bestandteil von älteren Rezepturvorschriften, war im DRF Bestandteil weicher Zinkpaste (In der weichen Zinkpaste DAB ersetzt durch dickflüssiges Paraffin, weißes Vaselin und gebleichtes Wachs).

Indikationen:
- Wird heute kaum noch verwendet
- Weitestgehend durch Wollwachsalkoholsalbe ersetzt
- Cetylstearylalkoholüberempfindlichkeit
- Vaselinüberempfindlichkeit

Warnhinweise und Inkompatibilitäten:
- Sensibilisierungsgefahr: Wollwachs

Anwendungshinweise:
- Ein- bis mehrfach täglich dünn auftragen
- Zieht schwer in die Haut ein und verbleibt als Fettfilm
- Nicht gut abwaschbar

Kosten mit Verpackung u. MWSt. (Stand 1995):
- 50 g   6,56 DM
- 100 g   12,44 DM
- 200 g   23,97 DM
- 500 g   59,52 DM

10.3.6 Kühlsalbe DAB (Unguentum leniens)

Standardabgabemenge: 100 g

Zusammensetzung:

Gelbes Wachs	7,0 g
Cetylpalmitat	8,0 g
Erdnußöl	60,0 g
Wasser	25,0 g

Kommentar:
Gelblichweiße, bei Raumtemperatur weiche Salbe von schwachem Geruch nach Bienenwachs und Erdnußöl. Die Salbe ist dem galenischen Konzept nach instabil und setzt Wasser frei. Dadurch entsteht die Kühlwirkung. Über den pharmazeutischen Großhandel ohne Konservierungsstoffe erhältlich. Schlecht geeignet für die Einarbeitung von Wirkstoffen.

Indikationen:
- Weniger geeignet als Vehikel für Wirkstoffe
- Akute bis subakute Dermatitiden
- Pruritus bei Xerosis
- Xerosis
- Atopische Dermatitis

Warnhinweise und Inkompatibilitäten:
- Brechen der Emulsion: mit fast allen Wirkstoffen außer Pigmenten (Eisenoxid, Zinkoxid, Titandioxid)
- Verflüssigung: Aluminiumchlorid 10%
- Geruchsveränderung: Chloramin T 5%
- Verfärbung: Oxytetracyclin 3%, Pyrogallol 2%, Silbernitrat 1%, Tetracyclin 1%

Anwendungshinweise:
- Täglich mehrfach anwenden
- Nur begrenzt haltbar, wird ranzig
- W/O-Emulsion, relativ feste Konsistenz
- Schlecht abwaschbar
- Okklusive Wirkung

Kosten mit Verpackung (Tube) u. MWSt. (Stand 1995):
- 50 g   9,81 DM
- 100 g   11,76 DM
- Abfüllung in Tube, nur bis 100 g erhältlich

10.3.7 Basiscreme DAC (Cremor basalis, Ambiphile Creme)

Standardabgabemenge: 100 g

Zusammensetzung:
Glycerolmonostearat 60	4,0 g
Cetylalkohol	6,0 g
Mittelkettige Triglyceride	7,5 g
Weißes Vaselin	25,5 g
Macrogol-1000-glycerolmonostearat	7,0 g
Propylenglykol	10,0 g
Wasser	40,0 g

Kommentar:
Weiße, weiche, mit Wasser von der Haut abwaschbare Creme, fast ohne Geruch. Die Basiscreme ist für die Einarbeitung von zahlreichen Wirkstoffen geeignet (universelle Grundlage). Die Basiscreme ist mit Wasser und Fett bzw. lipophilen und hydrophilen Substanzen mischbar. Sie hat Charakteristika einer O/W- sowie einer W/O-Emulsion. Erhältlich über den pharmazeutischen Großhandel ohne Konservierungsmittel. Die Creme ist durch ihre Zusammensetzung (20 % Propylenglykol in der Wasserphase) sicher vor mikrobiellem Verderb geschützt; cave: wäßrige Verdünnungen.

Indikationen:
- Geeignet für die Einarbeitung zahlreicher Arzneistoffe (Antiinfektiosa, Kortikosteroide etc.)
- Intervalltherapie im Wechsel mit wirkstoffhaltigen Cremes
- Subakute-chronische Dermatitiden
- Atopische Dermatitis
- Als Grundlage für pflegende Behandlung
- Xerosis
- Pruritus bei Xerosis
- Überempfindlichkeit auf Wollwachsalkohole

Warnhinweise und Inkompatibilitäten:
- Begrenzte Stabilität mit Salicylsäure und mit Teerpräparaten, die die Emulsion brechen können.
- Sensibilisierungsgefahr: Cetylstearylalkohol, Propylenglykol

Anwendungshinweise:
- Fettende Cremegrundlage
- Bedingt abwaschbar
- Zieht gut in die Haut ein

Kosten mit Verpackung u. MWSt. (Stand 1995):
- 50 g   5,61 DM
- 100 g   10,56 DM
- 200 g   20,42 DM
- 500 g   50,09 DM

10.3.8 Emulsionsgrundlage (nach NRF 11.47. und 11.72.)

Standardabgabemenge: 100 g

Zusammensetzung:

Sorbitanmonostearat 60	2,0 g
Macrogolstearat 400	3,0 g
Glycerol 85%	5,0 g
Mittelkettige Triglyceride	5,0 g
Wasserfreie Citronensäure	0,07 g
Kaliumsorbat	0,14 g
Wasser	zu 100,0 g

Kommentar:
Sehr fettarme, dickflüssige Emulsionsgrundlage. Gut geeignet zur Einarbeitung von Wirkstoffen (Kortikosteroide, Antimykotika, Harnstoff etc.). Suspendierte Arzneistoffe sedimentieren nicht.

Indikationen:
- Zur Einarbeitung von Arzneiwirkstoffen
- Besonders geeignet für die Anwendung an der behaarten Kopfhaut
- Alternative zu alkoholischen Lösungen
- Bei akuten bis subakuten Dermatitiden

Warnhinweise und Inkompatibilitäten:
- Nicht für die Einarbeitung von Prednisolon geeignet, kristallisiert aus
- Sensibilisierungsgefahr: gegen Sorbinsäure oder andere Konservierungsmittel, die in der Emulsionsgrundlage verwendet werden

Anwendungshinweise:
- Vor der Anwendung aufschütteln
- Gut abwaschbar

Kosten mit Verpackung u. MWSt. (Stand 1995):
- 50 g   9,35 DM
- 100 g   10,83 DM
- Abfüllung in Tube, nur bis 100 g erhältlich

10.3.9 Dimeticon-Creme (NRF 11.34.) (Dimeticoni Cremor)

Standardabgabemenge: 100 g

Zusammensetzung:
Dimeticon 350   10,0 g
Basiscreme DAC   zu 100,0 g

Kommentar:
Dimeticon ist der Internationale Freiname für ein Silikonöl, das als Bestandteil von Pharmazeutika und Kosmetika in Hautschutzsalben angewendet wird. Es ist eine farblose, neutrale, geruchsfreie, hydrophobe Flüssigkeit. Es ist auch mit Fetten und Paraffinen kaum mischbar und ist in einer Tube zu verarbeiten.

Indikationen:
- Hautschutzcreme für feuchtigkeitsempfindlicher Haut
- Schutz der Hände bei Arbeiten im feuchten Milieu
- Schutz gegen Säuren und Laugen

Warnhinweise und Inkompatibilitäten:
- Keine spezifischen
- Sensibilisierungsgefahr: Cetylstearylalkohol

Anwendungshinweise:
- Bei Bedarf mehrmals täglich auf die schutzbedürftigen Hautpartien auftragen
- Die Creme ist wasserabweisend
- Nur sehr schwer mit Wasser abwaschbar

Kosten mit Verpackung u. MWSt. (Stand 1995):
- 50 g   9,42 DM
- 100 g   14,72 DM
- 200 g   25,39 DM
- 500 g   60,82 DM

10.4 Zinkoxidhaltige Grundlagen

10.4.1 Zinkoxid-Talkum-Puder 50 %, weiß oder hautfarben (NRF 11.60.) (Zinkpuder, weiß oder hautfarben)

Standardabgabemenge: 50 g

Zusammensetzung:

	weiß	*hautfarben*
Zinkoxid	50,0 g	50,0 g
rotes Eisenoxid	-	0,60 g
gelbes Eisenoxid	-	2,10 g
schwarzes Eisenoxid	-	0,30 g
Talkum	zu 100,0 g	zu 100,0 g

Kommentar:
Die Wirkung ist vorwiegend auf die physikalischen Eigenschaften des Streupuders zurückzuführen. Zinkoxid deckt gut und okkludiert nicht. Im Gegensatz zu Talkum haftet es aber nur unzureichend auf der Haut. Falls erforderlich, ist eine bessere Abstimmung des hautfarbenen Zinkpuders auf die betreffende Hautfarbe des Patienten durch eine Variation der Buntpigmentkonzentration bzw. der Anteile an unterschiedlichen Eisenoxid-Pigmente möglich.

Indikationen:
- Subakute Dermatitiden zur Kühlung, Entquellung und Trocknung
- Nachbehandlung bei antimikrobieller oder antimykotischer Therapie
- Windeldermatitis
- Intertriginöse Dermatosen

Warnhinweise und Inkompatibilitäten:
- Nicht oder nur zurückhaltend bei Behandlung nässender Hautstellen, stark geschädigter Haut und in okkludierten Hautfalten anwenden, da es zu Verkrustungen und hautreizenden Verklumpungen kommen kann
- Werden gleichzeitig andere Lokaltherapeutika angewendet, sollte nur weißer Zinkpuder angewendet werden, da Wechselwirkungen der verwendeten Eisenoxide zur Tönung mit anderen Lokaltherapeutika wenig untersucht sind
- Chemische Inkompatibilität: Clioquinol, Perubalsam, Salicylsäure, Dithranol
- Talkum kann bei offenen Wunden in sehr seltenen Fällen Granulome hervorrufen

Anwendungshinweise:
- Zwei- bis dreimal täglich auf die betroffene Hautstelle aufstreuen
- Nicht an offenen Wunden anwenden.

Kosten mit Verpackung u. MWSt. (Stand 1995):
- 20 g   weiß   6,11 DM   hautfarben   6,37 DM
- 50 g   weiß   6,72 DM   hautfarben   7,37 DM
- 100 g   weiß   8,11 DM   hautfarben   9,41 DM

10.4.2 Zinkoxidschüttelmixtur, DAC oder hautfarben (NRF 11.22.) (Zinci oxidi lotio/ Zinci oxidi lotio rubra, Lotio alba aquosa/ Lotio rubra aquosa)

Standardabgabemenge: 100 g
Zusammensetzung:

	DAC	hautfarben
Eisenoxid-Stammverreibung	-	0,8 g
Zinkoxid	20,0 g	20,0 g
Talkum	20,0 g	20,0 g
Glycerol 85 %	30,0 g	30,0 g
Gereinigtes Wasser	30,0 g	29,2 g

Kommentar: Die Wirkung ist vorwiegend auf die physikalischen Eigenschaften der Schüttelmixtur zurückzuführen.

Indikationen:
- Subakute Dermatitiden zur Kühlung, Entquellung und Trocknung
- Pruritus
- Schwangerschaftsdermatosen
- Arzneimittelexantheme
- Periorale Dermatitis (hautfarbene Lotio)

Warnhinweise und Inkompatibilitäten:
- Zurückhaltend bei Behandlung nässender Hautstellen einsetzen, da es zu Verkrustungen und hautreizenden Verklumpungen kommen kann
- Wechselwirkungen der verwendeten Eisenoxide zur Tönung mit anderen Lokaltherapeutika können auftreten, zur Einarbeitung deshalb nur Lotio alba verwenden
- Schlechte Freisetzung: Alle Wirkstoffe
- Chemische Inkompatibilität: Clioquinol, Perubalsam, Salicylsäure, Dithranol

Anwendungshinweise:
- Vor Gebrauch schütteln!
- Zwei- bis dreimal täglich auf die erkrankte Hautstelle mit einem Pinsel oder Spatel auftragen
- Bei akuten Hautveränderungen soll möglichst nur die einfache Lotio alba aquosa angewendet werden, da sie von den meisten Patienten vertragen wird - alkoholhaltige (NRF 11.3.) oder stabilisierte (NRF 11.49.) Schüttelmixturen können die Haut reizen
- Die Lotio sollte nur bei Bedarf - z.B. bei Lokalbehandlung an unbedeckten Hautstellen - auf die Hautfarbe abgestimmt werden
- Rückstände können durch Abbaden oder mit indifferenten Grundlagen entfernt werden
- Flecken in der Kleidung durch hautfarbene Zinkoxidschüttelmixtur können problemlos ausgewaschen werden.

Kosten mit Verpackung u. MWSt. (Stand 1995):
- 50 g   weiß   4,49 DM   hautfarben   7,94 DM
- 100 g   weiß   7,31 DM   hautfarben   10,84 DM
- 200 g   weiß   13,16 DM   hautfarben   16,84 DM

10.4.3 Ethanolhaltige Zinkoxidschüttelmixtur, weiß oder hautfarben (NRF 11.3.)

Standardabgabemenge: 100 g

Zusammensetzung:	weiß	hautfarben
Eisenoxid-Stammverreibung	-	0,8 g
Zinkoxid	20,0 g	20,0 g
Talkum	20,0 g	20,0 g
Gylcerol 85 %	20,0 g	20,0 g
Ethanol 90%	20,0 g	20,0 g
Gereinigtes Wasser	20,0 g	19,2 g

Kommentar:
Die Wirkung ist vorwiegend auf die physikalischen Eigenschaften der Lotio zurückzuführen. Ist durch den Ethanolanteil sicher konserviert. Falls erforderlich, ist eine bessere Abstimmung der hautfarbenen Lotio auf die betreffende Hautfarbe des Patienten durch eine Varation der Buntpigmentkonzentration bzw. der Anteile an unterschiedlichen Eisenoxidpigmente möglich.

Indikationen:
- wirkt durch schnellere Verdunstung stärker kühlend und juckreizstillend als die wäßrige Zinkoxidschüttelmixtur (NRF 11.22.).
- Pruritus
- Subakute Dermatitiden zur Kühlung, Entquellung und Trocknung
- Arzneimittelexantheme

Warnhinweise und Inkompatibilitäten:
- Zurückhaltend bei Behandlung nässender Hautstellen einsetzen, da es zu Verkrustungen und hautreizenden Verklumpungen kommen kann
- Wechselwirkungen der verwendeten Eisenoxide zur Tönung mit anderen Lokaltherapeutika können auftreten, zur Einarbeitung deshalb nur ethanolhaltige Lotio alba verwenden
- Schlechte Freisetzung: Alle Wirkstoffe
- Chemische Inkompatibilität: Clioquinol, Perubalsam, Salicylsäure, Dithranol

Anwendungshinweise:
- Vor Gebrauch schütteln! Zwei- bis dreimal täglich auf die erkrankte Hautstelle mit einem Pinsel oder Spatel auftragen
- Bei akuten Hautveränderungen soll möglichst nur die einfache Lotio alba aquosa angewendet werden, da sie von den meisten Patienten vertragen wird - alkoholhaltige (NRF 11.3.) oder stabilisierte (NRF 11.49.) Schüttelmixturen können die Haut reizen
- Die Lotio sollte nur bei Bedarf - z.B. bei Lokalbehandlung an unbedeckten Hautstellen - auf die Hautfarbe abgestimmt werden
- Rückstände können durch Abbaden oder mit indifferenten Grundlagen entfernt werden
- Flecken in der Kleidung durch hautfarbene Zinkoxidschüttelmixtur können problemlos ausgewaschen werden

Kosten mit Verpackung u. MWSt. (Stand 1995):
- 50 g   weiß   4,74 DM   hautfarben   8,13 DM
- 100 g   weiß   7,82 DM   hautfarben   11,24 DM
- 200 g   weiß   14,17 DM   hautfarben   17,62 DM

10.4.4 Emulsions-Zinkoxidschüttelmixtur (NRF 11.49.) (18er-Lotio)

Standardabgabemenge: 100 g

Zusammensetzung:
Emulgierender Cetylstearylalkohol	3,0 g
Zinkoxid	18,0 g
Talkum	18,0 g
Glycerol 85 %	18,0 g
Ethanol 70% (V/V)	18,0 g
Gereinigtes Wasser	25,0 g

Kommentar:
Die Emulsions-Zinkoxidschüttelmixtur stellt eine durch Zusatz eines anionischen Emulgators und die disperse Lipidkomponente (Effekt des emulgierenden Cetylstearylalkohols) stabilisierte Form der ethanolhaltigen Zinkoxidschüttelmixtur (NRF 11.3.) dar; sie braucht vor der Anwendung nicht mehr aufgeschüttelt zu werden. Die Wirkung ist vorwiegend auf die physikalischen Eigenschaften der ethanolhaltigen Schüttelmixtur zurückzuführen

Indikationen:
- Subakute Dermatitiden zur Kühlung, Entquellung und Trocknung
- Pruritus
- Arzneimittelexantheme

Warnhinweise und Inkompatibilitäten:
- Zurückhaltend bei Behandlung nässender Hautstellen einsetzen, da es zu Verkrustungen und hautreizenden Verklumpungen kommen kann
- Schlechte Freisetzung: Alle Wirkstoffe
- Chemische Inkompatibilität: Clioquinol, Perubalsam, Salicylsäure, Dithranol, kationische Wirkstoffe

Anwendungshinweise:
- Zwei- bis dreimal täglich auf die erkrankte Hautstelle mit einem Pinsel oder Spatel auftragen
- Bei akuten Hautveränderungen soll möglichst nur die einfache Lotio alba aquosa angewendet werden, da sie von den meisten Patienten vertragen wird - alkoholhaltige (NRF 11.3.) oder stabilisierte (NRF 11.49.) Schüttelmixturen können die Haut reizen
- Rückstände können durch Abbaden oder mit indifferenten Grundlagen entfernt werden

Kosten mit Verpackung u. MWSt. (Stand 1995):
- 50 g   10,69 DM
- 100 g   13,54 DM
- Abfüllung in Tube, nur bis 100 g erhältlich

10.4.5 Zinkpaste DAB (Zinci pasta, Pasta zinci)

Standardabgabemenge: 50 g

Zusammensetzung:

Zinkoxid	25,0 g
Weizenstärke	25,0 g
Weißes Vaselin	50,0 g

Kommentar:
Nicht abwaschbare, schwer streichbare Paste mit hohem Anteil von suspendiertem Puder und mit sehr guter Haftfähigkeit. Schlecht geeignet zur Aufnahme von Wirkstoffen, die daraus kaum freigesetzt werden.

Indikationen:
- Zum Schutz von Hautarealen vor äußeren Einwirkungen und mikrobiellen Infektionen, Anwendung vorzugsweise in Intertrigines
- Abdeckung nicht beteiligter Hautareale bei Durchführung spezifischer Behandlungen (z. B. bei Ulcera, Warzen)
- Windeldermatitis

Warnhinweise und Inkompatibilitäten:
- Führt bei mehrfacher Anwendung zur Krustenbildung
- Kann zu einem Wärmestau führen
- Sensibilisierungen gegen diese Grundlage kommen praktisch nicht vor

Anwendungshinweise:
- Auftragen mit einem Holzspatel
- Ein bis mehrmals täglich auf die betroffenen Hautstellen auftragen und mit Mull abdecken
- Vor der Anwendung anderer Externa ist die Zinkpaste vollständig zu entfernen (eingeschränkte Wirkung weiterer Externa).
- Entfernen mit dickflüssigem Paraffin, fetten Ölen (Olivenöl, Erdnußöl) oder anderen flüssigen Lipiden und mit Zellstoff abzuwischen

Kosten mit Verpackung u. MWSt. (Stand 1995):
- 50 g   4,65 DM
- 100 g   8,83 DM
- 200 g   17,02 DM

10.4.6 Hydrophobe hautfarbene Abdeckpaste, gelblich, mittel oder rötlich (NRF 11.58.)

Standardabgabemenge: 50 g

Zusammensetzung:

	gelblich	*mittel*	*rötlich*
Zinkoxid	10,0 g	10,0 g	10,0 g
Titandioxid	5,0 g	5,0 g	5,0 g
Rotes Eisenoxid	0,15 g	0,20 g	0,25 g
Gelbes Eisenoxid	0,75 g	0,70 g	0,65 g
Schwarzes Eisenoxid	0,10 g	0,10 g	0,10 g
Cetylalkohol	10,0 g	10,0 g	10,0 g
Hydrophes Basisgel (DAC)	24,0 g	24,0 g	24,0 g

Kommentar:
Die Abdeckpaste wirkt, bedingt durch den Cetylalkohol, matt auf der Haut. Falls erforderlich, kann die Abdeckpaste einem abweichenden, insbesondere helleren oder dunkleren Teint angepaßt werden. Die Zubereitung ist nicht zur Einarbeitung von Wirkstoffen bestimmt. Einarbeitung von Wirkstoffen ist problematisch, da die Weißpigmente und Buntpigmente Wechselwirkungen mit ihnen haben können.

Indikationen:
- Camouflage zur Abdeckung störender Hautveränderungen
- vorzugsweise bei normaler und trockener Haut geeignet
- Als Lichtschutzpaste, Lichtschutzfaktor etwa 10 in Abhängigkeit von der Auftragsstärke

Warnhinweise und Inkompatibilitäten:
- Chemische Inkompatibilität: Wenig bekannt, vermutlich viele Wirkstoffe
- Sensibilisierungsgefahr: Cetylalkohol

Anwendungshinweise:
- Auf die abzudeckende Hautstelle und deren Umgebung auftragen
- Erhabene Hautveränderungen sollen grundsätzlich etwas dunkler, tiefer als das Hautniveau liegende etwas heller geschminkt werden. Sie erscheinen dadurch weniger auffällig
- Vor der Anwendung anderer Externa ist die Zinkpaste vollständig zu entfernen (eingeschränkte Wirkung weiterer Externa)
- Entfernen mit dickflüssigem Paraffin, fetten Ölen (Olivenöl, Erdnußöl) oder anderen flüssigen Lipiden und mit Zellstoff abzuwischen

Kosten mit Verpackung u. MWSt. (Stand 1995):
- 50 g   9,68 DM
- 100 g   15,26 DM
- 200 g   26,43 DM

10.4.7 Hydrophile hautfarbene Abdeckpaste, gelblich, mittel oder rötlich (NRF 11.59.)

Standardabgabemenge: 50 g

Zusammensetzung:

	gelblich	mittel	rötlich
Zinkoxid	10,0 g	10,0 g	10,0 g
Titandioxid	5,0 g	5,0 g	5,0 g
Rotes Eisenoxid	0,15 g	0,20 g	0,25 g
Gelbes Eisenoxid	0,75 g	0,70 g	0,65 g
Schwarzes Eisenoxid	0,10 g	0,10 g	0,10 g
Cetylalkohol	10,0 g	10,0 g	10,0 g
Macrogol 400	24,0 g	24,0 g	24,0 g

Kommentar:
Die Abdeckpaste wirkt, bedingt durch den Cetylalkohol, matt auf der Haut. Sie trocknet die Haut stark aus. Falls erforderlich, kann die Abdeckpaste einem abweichenden, insbesondere helleren oder dunkleren Teint, angepaßt werden. Die Zubereitung ist nicht zur Einarbeitung von Wirkstoffen bestimmt. Einarbeitung von Wirkstoffen ist problematisch, da die Weiß- und Buntpigmente Wechselwirkungen mit ihnen haben können.

Indikationen:
- Als Camouflage zur Abdeckung störender Hautveränderungen
- Vorzugsweise bei seborrhoischer Haut geeignet
- Als Lichtschutzpaste, Lichtschutzfaktor etwa 10

Warnhinweise und Inkompatibilitäten:
- Chemische Inkompatibilität: Wenig bekannt, vermutlich viele Wirkstoffe
- Sensibilisierungsgefahr: Cetylalkohol

Anwendungshinweise:
- Auf die abzudeckende Hautstelle und deren Umgebung auftragen
- Erhabene Hautveränderungen sollen grundsätzlich etwas dunkler, tiefer als das Hautniveau liegende etwas heller geschminkt werden. Sie erscheinen dadurch weniger auffällig
- Vor der Anwendung anderer Externa ist die Zinkpaste vollständig zu entfernen (eingeschränkte Wirkung weiterer Externa).
- Mit Wasser abwaschbar

Kosten mit Verpackung u. MWSt. (Stand 1995):
- 50 g   9,13 DM
- 100 g   14,17 DM
- 200 g   24,24 DM

10.4.8 Weiche Zinkpaste DAB (NRF 11.21.) (Pasta zinci mollis DAB)

Standardabgabemenge: 50 g

Zusammensetzung:
Zinkoxid	30,0 g
Dickflüssiges Paraffin	40,0 g
Weißes Vaselin	20,0 g
Gebleichtes Wachs	10,0 g

Kommentar:
Die Zusammensetzung wurde seit 1994 umgestellt. Wollwachsprodukte wurden aus der Paste ganz herausgenommen (Pasta zinci mollis DAB 9: Zinkoxid 15,0 g, Mittelkettige Triglyceride 10,0 g, Wollwachsalkoholsalbe 25,0 g). Überempfindlichkeiten gegen Wollwachs-Produkte oder Cetylstearylalkohol sind mit der neuen Grundlage nicht mehr zu erwarten. Gleichzeitig wurde die Stabilität verbessert. Hautfarbene Variante: Zusatz von 1,5 % Eisenoxidpigmenten.

Indikationen:
- Mildes Adstringens zur Hautbehandlung
- Zum Schutz von Hautarealen vor äußeren Einwirkungen und mikrobiellen Infektionen, Anwendung vorzugsweise in Intertrigines
- Windeldermatitis: Anstelle Zinkpaste auf bereits feuchter, sezernierender Haut anzuwenden

Warnhinweise und Inkompatibilitäten:
- Chemische Inkompatibilität mit Zinkoxid: Clioquinol
- Herabgesetzte Wirkung: Salicylsäure, Dithranol
- Schlechte Freisetzung: Alle Wirkstoffe

Anwendungshinweise:
- Vor der Anwendung anderer Externa ist die Zinkpaste vollständig zu entfernen (eingeschränkte Wirkung weiterer Externa).
- Ein bis mehrmals täglich auf die betroffenen Hautstellen auftragen und mit Mull abdecken
- Entfernen mit dickflüssigem Paraffin, fetten Ölen (Olivenöl, Erdnußöl) oder anderen flüssigen Lipiden und mit Zellstoff abzuwischen

Kosten mit Verpackung u. MWSt. (Stand 1995):
- 50 g   3,32 DM
- 100 g   5,98 DM
- 200 g   12,96 DM

10.4.9 Zinköl (NRF 11.20.) (Zinci oleum, Oleum zinci)

Standardabgabemenge: 50 g

Zusammensetzung:
Zinkoxid   50,0 g
Olivenöl   50,0 g

Kommentar:
Dickflüssige ölige Zubereitung. Kalt gelagert kann Zinköl durch auskristallisierte Bestandteile des Olivenöls in seiner Homogenität beeinträchtigt sein und ist vor der Anwendung auf Raumtemperatur zu erwärmen. Autoxidation des Olivenöls begrenzt die Haltbarkeit. Eine Stabilisierung durch Antioxidantien ist im NRF ohne Rücksprache mit dem verschreibenden Arzt nicht vorgesehen.

Indikationen:
- Prinzipiell wie Zinkoxidschüttelmixtur, aber durch Ersetzen des Wasseranteils durch Olivenöl weniger austrocknend
- Mildes Adstringens und Exsikkans
- Dermatitiden in den intertriginösen Bereichen
- Windeldermatitis
- Fettendes Öl zum Abdecken gesunder Hautbezirke

Warnhinweise und Inkompatibilitäten:
- Vor der Anwendung anderer Externa ist Zinköl vollständig zu entfernen (eingeschränkte Wirkung weiterer Externa)
- Chemische Inkompatibilität: Clioquinol, Perubalsam, Salicylsäure, Dithranol

Anwendungshinweise:
- Zinköl ist vor Gebrauch zu schütteln, da Zinkoxid sedimentiert und sich an der Oberfläche Öl abscheidet
- Ein bis mehrmals täglich auf die betroffenen Hautstellen auftragen und mit Mull abdecken
- Vor der Anwendung anderer Externa ist das Zinköl vollständig zu entfernen (eingeschränkte Wirkung weiterer Externa).
- Entfernen mit dickflüssigem Paraffin, fetten Ölen (Olivenöl, Erdnußöl) oder anderen flüssigen Lipiden und mit Zellstoff abzuwischen
- Bei Raumtemperatur aufbewahren

Kosten mit Verpackung u. MWSt. (Stand 1995):
- 50 g   5,24 DM
- 100 g   8,83 DM
- 200 g   16,19 DM

10.5 Keratolytika

10.5.1 Salicylsäuresalbe 1 / 2 / 3 / 5 / 10 oder 20 % (NRF 11.43.)

Standardabgabemenge: 100 g

Zusammensetzung:

	auf 100
Salicylsäure-Verreibung 50 %	2,0 / 4,0 / 6,0 / 10,0/ 20,0/ 40,0
Weißes Vaselin	98,0/ 96,0/ 94,0/ 90,0/ 80,0/ 60,0

Kommentar:
Der Wirkstoff liegt fast ausschließlich suspendiert vor. Mit steigender Salicylsäurekonzentration durchscheinende bis fast weiße Salbe. Sehr gut haltbar.

Indikationen:
- Keratolytikum
- Psoriasis
- Ichthyosis vulgaris
- kongenitale Ichthyosisformen
- Morbus Darier
- Keratoderma palmoplantare

Warnhinweise und Inkompatibilitäten:
- Vorsicht bei Kindern: mögliche systemische Wirkung nach perkutaner Resorption (Salicylismus)
- Nicht in der Schwangerschaft
- Nicht bei Patienten mit Niereninsuffizienz

Anwendungshinweise:
- Als Keratolytikum von 3-5 % zur flächigen Applikation
- An umschriebenen hyperkeratotischen Arealen, z. B. Palmae und Plantae 10 und 20%
- Bei Kindern nur kleinflächig anwenden

Kosten mit Verpackung u. MWSt. (Stand 1995):

	1%	2%	3%	5%	10%	20%
50,0	5,87	5,93	6,--	6,14	6,46	7,10 DM
100 g	7,64	7,77	7,90	8,18	8,82	10,09 DM
200 g	11,18	11,45	11,71	12,26	13,55	16,08 DM
500 g	25,29	25,98	26,61	27,99	31,21	--,-- DM

10.5.2 Salicylsäure-Öl 2 / 5 oder 10 % (NRF 11.44.)

Standardabgabemenge: 100 g

Zusammensetzung:

	2 %	5 %	10 %
Salicylsäure	2,0	5,0	10,0
Raffiniertes Rizinusöl	-	-	45,0
Dickflüssiges Paraffin	73,0	-	-
Octyldodecanol	25,0	95,0	45,0

Kommentar:
Zum Teil wird auch Olivenöl fälschlich rezeptiert, darin kann aber nur bis zu 2,5% Salicylsäure gelöst werden. Die Salicylsäure liegt hier in gelöster Form vor. In den vorliegenden Rezepturen ist das Lösevermögen des flüssigen Trägers auf die Salicylsäurekonzentration abgestimmt. Oxidations- und hydrolyseempfindliche Triglyceride werden weitgehend vermieden. Unter 10 - 15 %igem Zusatz eines mit dem Salicylsäureöl mischbaren Solubilisators, z.B. Laureth-2, kann eine mit Wasser abwaschbares Öl rezeptiert werden (NRF-Rezeptur in Vorbereitung).

Indikationen:
- Keratolytikum, besonders geeignet für Anwendung als Ölkappe (s.u.)
- Psoriasis, insbesondere am behaarten Kopf
- Ichthyosis vulgaris
- kongenitale Ichthyosisformen
- Morbus Darier

Warnhinweise und Inkompatibilitäten:
- Vorsicht bei Kindern: mögliche systemische Wirkung nach perkutaner Resorption (Salicylismus)
- Vorsicht in der Schwangerschaft
- Vorsicht bei Patienten mit Niereninsuffizienz

Anwendungshinweise:
- Ein bis 3 mal täglich auf erkrankten Hautstellen auftragen
- Über Nacht okklusiv 10 % im Kopfhaarbereich bei stark festhaftender Schuppenbildung
- Ölkappe: das Haar scheiteln, Öl regelmäßig auftragen und einmassieren. Dann eine Einmal-Duschhaube aufsetzen und evtl. anschließend einen Tg-Strumpf überziehen. Am nächsten Morgen das Haar mit einem Shampoo auswaschen

Kosten mit Verpackung u. MWSt. (Stand 1995):

	2%	5%	10%
50 g	5,68	8,60	7,05 DM
100 g	7,99	13,83	10,74 DM
200 g	13,40	25,08	16,43 DM
500 g	28,07	57,28	41,81 DM

10.5 Keratolytika

10.5.3 Ethanolhaltiges Salicylsäure- Gel 6 % (NRF 11.54.)

Standardabgabemenge: 100 g

Zusammensetzung:
Salicylsäure	6,0
Ethanol 96 %	16,0
Hydroxypropylcellulose 400	4,0
Natriumdihydrogenphosphat-Dihydrat	0,10
Propylenglykol	58,0
Gereinigtes Wasser	15,9

Kommentar:
Es handelt sich im Prinzip um einen gelierten Salicylspiritus. Die Salicylsäure liegt gelöst in dem klaren Gel vor. Als Hydrogelbildner dient die Hydroxypropylcellulose, die mit Alkohol verträglich ist. Der Phosphatzusatz soll Spuren von Eisen binden, um Verfärbungen zu vermeiden.

Indikationen:
- Als Keratolytikum bei hyperkeratotischen Hauterkrankungen, zur Kombination mit Bädern (z.B. mit Schmierseife)
- Zur entschuppenden Behandlung am behaarten Kopf
- Hyperkeratotisches Handekzem
- Bei Ichthyosis.

Warnhinweise und Inkompatibilitäten:
- Vorsicht bei Kindern: mögliche systemische Wirkung nach perkutaner Resorption (Salicylismus)
- Vorsicht in der Schwangerschaft
- Vorsicht bei Patienten mit Niereninsuffizienz
- Vorsicht bei Anwendung in Gesicht und in Schleimhautnähe, kann reizen und brennen

Anwendungshinweise:
- Ist gut abwaschbar.
- Nach warmem Hand-oder Fußbad gut abtrocknen und dann Gel auftragen
- Kann auch unter Okklusion appliziert werden, jedoch vor Abdekken Ethanol erst abdunsten lassen

Kosten mit Verpackung u. MWSt. (Stand 1995):
- 50 g   12,64 DM
- 100 g   17,43 DM
- Abfüllung in Tube, nur bis 100 g erhältlich

10.5.4 Harnstoff-Creme 10 oder 15 % mit 5 % Milchsäure (Freie Rezeptur)

Standardabgabemenge: 100 g

Zusammensetzung:

	10 %	*15 %*
Harnstoff	10,0 g	15,0 g
Milchsäure 90 %	5,0 g	5,0 g
Basiscreme DAC	zu 100,0 g	zu 100,0 g

Kommentar:
Konservierungsmittel sind bei Verwendung der Basiscreme und aufgrund der antimikrobiellen Wirkung von Harnstoff und Milchsäure nicht erforderlich. Der Harnstoff kann direkt kristallin in die Creme eingearbeitet werden und liegt dann gelöst vor.

Indikationen:
- Peeling
- Hyperkeratotische Hautkrankheiten
- Hyperkeratotisches und rhagadiformes Handekzem
- Ichthyosis vulgaris, kongenitale Ichthyosisformen
- Keratoderma palmoplantare
- Morbus Darier

Warnhinweise und Inkompatibilitäten:
- Bei Kindern wird üblicherweise die 5 % Harnstoff Konzentration empfohlen.
- Sensibilisierungsgefahr: Cetylstearylalkohol, Propylenglykol
- Die hohe Milchsäurekonzentration kann bei empfindlicher Haut zu Reizungen führen

Anwendungshinweise:
- Ein bis zweimal täglich auf die betroffenen Hautstellen auftragen.
- Verwendbar bis 1 Jahr nach Herstellung

Kosten mit Verpackung u. MWSt. (Stand 1995):

	10%	**15%**
• 50 g	8,64	8,56 DM
• 100 g	13,17	13,01 DM
• 200 g	22,24	21,92 DM
• 500 g	52,95	52,14 DM

10.5.5 Harnstoff-Creme 12 % mit 0,03 % Tretinoin (Freie Rezeptur)

Standardabgabemenge: 100 g

Zusammensetzung:
Harnstoff	12,0 g
Tretinoin	0,03 g
Basiscreme DAC	zu 100,0 g

Kommentar:
Konservierungsmittel sind bei Verwendung der Basiscreme und aufgrund der antimikrobiellen Wirkung von Harnstoff nicht erforderlich. Der Harnstoff kann direkt kristallin in die Creme eingearbeitet werden und liegt dann gelöst vor. Tretinoin liegt als Feststoff suspendiert vor. Es ist instabil, besonders unter Lichteinfluß. Wegen galenischer Probleme wäre die pharmazeutische Standardisierung sehr wünschenswert.

Indikationen:
- Schwere Ichthyosis Formen (X-Chromosomal rezessive, kongenitale)
- Follikuläre Verhornungstörungen
- aktinische Keratosen, z.B. am Capillitium, Handrücken
- Keratoderma palmoplantare

Warnhinweise und Inkompatibilitäten:
- Kontraindiziert während der Schwangerschaft
- Kann zu Reizungen bei Patienten mit atopischer Dermatitis führen
- Sensibilisierungsgefahr: Cetylstearylalkohol, Propylenglykol

Anwendungshinweise:
- Ein bis zweimal täglich auf die betroffenen Hautstellen auftragen
- Verwendbar bis 1 Monat nach Herstellung, solange keine experimentellen Daten ermittelt wurden

Kosten mit Verpackung u. MWSt. (Stand 1995):
- 50 g   9,73 DM
- 100 g   15,35 DM
- 200 g   26,61 DM
- 500 g   63,87 DM

10.5.6 Anionische Harnstoff-Creme 5 oder 10 % (NRF 11.71.)

Standardabgabemenge: 100 g

Zusammensetzung:

	5 %	10 %
Harnstoff	5,0 g	10,0 g
Milchsäure 90 %	1,0 g	1,0 g
Natriumlactat-Lösung 50 %	4,0 g	4,0 g
Kaliumsorbat	0,12 g	0,12 g
Hydrophile Salbe	27,0 g	25,5 g
Gereingtes Wasser	zu 100,0 g	zu 100,0 g

Kommentar:
In dieser Rezeptur wird Harnstoff und Milchsäure in wasserhaltige hydrophile Salbe (DAB) eingearbeitet. Milchsäure-Lactat-Puffer stabilisiert den pH-Wert im schwach sauren Bereich. Kaliumsorbat liegt im sauren Milieu in ausreichender Konzentration in der Wirkform als Sorbinsäure vor. Es ist unsicher, ob für harnstoffhaltige Rezepturen überhaupt ein Konservierungsmittel erforderlich ist.

Indikationen:
- Dermatoxerose
- Altershaut
- Atopische Dermatitis (günstig die Kombination von 5 % Harnstoff mit 1% Hydrocortisonacetat)
- Ichthyosis vulgaris (Bei Ichthyosis können höher konzentrierte Harnstoffzubereitungen (10-15%) verwendet werden)

Warnhinweise und Inkompatibilitäten:
- Bei Kindern wird üblicherweise die 5 %ge Harnstoff-Konzentration empfohlen
- Sensibilisierungsgefahr: Cetylstearylalkohol, Sorbinsäure
- Herstellung ohne Konservierungsmittel möglich (verwendbar bis 1 Woche nach Herstellung)

Anwendungshinweise:
- Ein bis mehrmals täglich auf die betroffenen Hautstellen auftragen
- Bei Konservierung mit 0,12 % Kaliumsorbat oder bei Verwendung der mit 0,05% Sorbinsäure und 0,05 % Kaliumsorbat vorkonservierten Cremegrundlage verwendbar bis 6 Monate nach Herstellung

Kosten mit Verpackung u. MWSt. (Stand 1995):

	5%	10%
50 g	9,80	10,05 DM
100 g	12,11	12,24 DM

- Abfüllung in Tube, nur bis 100 g erhältlich

10.5.7 Hydrophile Harnstoff-Emulsion 5 oder 10 % (NRF 11.72.)

Standardabgabemenge: 100 g

Zusammensetzung:

	5 %	*10 %*
Harnstoff	5,0 g	10,0 g
Milchsäure (90 %)	1,0 g	1,0 g
Natriumlactat-Lösung	4,0 g	4,0 g
Emulsionsgrundlage	zu 100,0 g	zu 100,0 g

Kommentar:
Es handelt sich um eine dickflüssige, fettarme Milch. Die Zusammensetzung der Emulsionsgrundlage ist unter den Grundlagen beschrieben. Kaliumsorbat wird zusätzlich als Konservans eingearbeitet, bei kurzer Aufbrauchsfrist kann darauf verzichtet werden. Milchsäure-Lactat-Puffer stabilisiert den pH-Wert im schwach sauren Bereich. Es ist unsicher, ob für harnstoffhaltige Rezepturen überhaupt ein Konservierungsmittel erforderlich ist.

Indikationen:
- Dermatoxerose
- Altershaut
- Atopische Dermatitis (günstig die Kombination von 5% Harnstoff mit 1% Hydrocortisonacetat)
- Ichthyosis vulgaris (bei Ichthyose sind 10-15% Harnstoffzubereitungen verwendbar)

Warnhinweise und Inkompatibilitäten:
- Bei Kindern wird üblicherweise die 5 % Harnstoff Konzentration empfohlen
- Sensibilisierungsgefahr: Emulsionsgrundlage bzw. deren Bestandteile (Konserviert mit 0,14 % Kaliumsorbat (Sorbinsäuresalz))

Anwendungshinweise:
- Vor Gebrauch schütteln
- Ein bis mehrmals täglich auf die betroffenen Hautstellen auftragen

Kosten mit Verpackung u. MWSt. (Stand 1995):

	5%	**10%**
50 g	9,27	9,36 DM
100 g	11,34	11,53 DM

- Abfüllung in Tube, nur bis 100 g erhältlich

10.5.8 Harnstoff-Cetomacrogolsalbe 10 % (NRF 11.73.)

Standardabgabemenge: 100 g

Zusammensetzung:
Harnstoff	10,0 g
Gereinigtes Wasser	20,0 g
Cetomacrogol 1000	4,2 g
Cetylstearylalkohol	16,8 g
Dickflüssiges Paraffin	17,5 g
Weißes Vaselin	31,5 g

Kommentar:
In dieser Rezeptur wird Harnstoff gelöst in eine nichtionische hydrophile Absorptionsgrundlage eingearbeitet. Wegen des konzentrierten Harnstoffanteiles in der Wasserphase ist eine Konservierung nicht erforderlich. Die Rezeptur ist kaum in die Salbensystematik einzuordnen. Die qualitative Zusammensetzung entspricht einer hydrophilen Creme, jedoch lassen die Herstellung ohne Erwärmen und der sehr geringe Anteil Wasser die Ausbildung der typischen Cremestruktur vom Typ W/O nicht zu.

Indikationen:
- Dermatoxerose (Altershaut)
- Atopische Dermatitis (evtl. in Kombination mit 1% Hydrocortisonacetat)
- Ichthyosis vulgaris

Warnhinweise und Inkompatibilitäten:
- Sensibilisierungsgefahr: Cetylstearylalkohol

Anwendungshinweise:
- Mäßig fette, gut abwaschbare Salbe
- Ein bis mehrmals täglich auf die betroffenen Hautstellen auftragen

Kosten mit Verpackung u. MWSt. (Stand 1995):
- 50 g   9,88 DM
- 100 g   12,39 DM
- 200 g   17,40 DM
- 500 g   35,93 DM

10.5 Keratolytika

10.5.9 Wasserhaltige Harnstoff-Wollwachsalkoholsalbe 5 oder 10 % (NRF 11.74.)

Standardabgabemenge: 100 g

Zusammensetzung:

Harnstoff	5,0 g	10,0 g
Milchsäure 90 %	1,0 g	1,0 g
Natriumlactat-Lösung 50 %	4,0 g	4,0 g
Kaliumsorbat	0,14 g	0,14 g
Gereinigtes Wasser	39,86 g	34,86 g
Wollwachsalkoholsalbe	50,0 g	50,0 g

Kommentar:
In dieser Rezeptur wird im Prinzip Harnstoff und Milchsäure in Wasserhaltige Wollwachsalkoholsalbe (DAB) auf Kosten des Wasseranteils eingearbeitet. Kaliumsorbat wird zusätzlich als Konservans eingearbeitet, bei kurzer Aufbrauchsfrist kann darauf verzichtet werden. Es ist unsicher, ob für harnstoffhaltige Rezepturen überhaupt ein Konservierungsmittel erforderlich ist. Milchsäure-Lactat-Puffer stabilisiert den pH-Wert im schwach sauren Bereich.

Indikationen:
- Dermatoxerose
- Altershaut
- Atopische Dermatitis (günstig die Kombination von 5% Harnstoff mit 1% Hydrocortisonacetat)
- Ichthyosis vulgaris (bei Ichthyose sind 10-15% Harnstoffzubereitungen verwendbar)

Warnhinweise und Inkompatibilitäten:
- Bei Kindern wird üblicherweise die 5 %ige Harnstoff Konzentration empfohlen
- Sensibilisierungsgefahr: Wollwachsalkoholsalbe, Sorbinsäure
- Bei akut entzündlichen Veränderungen kann es zu Reizungen kommen

Anwendungshinweise:
- Deutlich fettende, schlecht abwaschbare Salbe
- Ein bis mehrmals täglich auf die betroffenen Hautstellen auftragen
- Verwendbar bis 6 Monate nach Herstellung. Ohne Konservierungsmittel bis 1 Monat nach Herstellung verwendbar

Kosten mit Verpackung u. MWSt. (Stand 1995):

	5%	10%
50 g	9,37	9,51 DM
100 g	11,37	11,65 DM
200 g	15,38	15,93 DM
500 g	30,75	32,25 DM

10.5.10 Harnstoff-Natriumchlorid-Salbe (NRF 11.75.)

Standardabgabemenge: 100 g

Zusammensetzung:

	10%
Harnstoff	10,0 g
Natriumchlorid	10,0 g
Gereinigtes Wasser	30,0 g
Wollwachsalkoholsalbe	50,0 g

Kommentar:
In dieser Rezeptur ist Harnstoff gelöst in wasserhaltiger Wollwachsalkoholsalbe enthalten. Wegen des hohen Salz- und Harnstoffanteiles in der Wasserphase ist eine Konservierung nicht erforderlich.

Indikationen:
- Krankheiten mit genetischen Verhornungsstörungen
- Ichthyosis vulgaris
- Ichthyosis congenitalis
- Morbus Darier

Warnhinweise und Inkompatibilitäten:
- Bei Kindern evtl. niedrigere Harnstoff-Konzentration (5 %)
- Sensibilisierungsgefahr: Wollwachsalkohole
- Bei akut entzündlichen Veränderungen kann es zu Reizungen kommen

Anwendungshinweise:
- Deutlich fettende, schlecht abwaschbare Salbe
- Ein bis mehrmals täglich auf die betroffenen Hautstellen auftragen

Kosten mit Verpackung u. MWSt. (Stand 1995):
- 50 g   9,33 DM
- 100 g   11,27 DM
- 200 g   15,17 DM
- 500 g   30,35 DM

10.5.11 Fettender Salicylsäure-Hautspiritus 1 / 2 / 3 / oder 5 % (NRF 11.45.)

Standardabgabemenge: 100 ml

Zusammensetzung:

	für 100 ml			
	1%	*2%*	*3%*	*5%*
Salicylsäure	1,0 g	2,0 g	3,0 g	5,0 g
Octyldodecanol	15,5 g	15,4 g	15,2 g	15,0 g
Gereinigtes Wasser	9,0 g	8,9 g	8,8 g	8,6 g
Isopropylalkohol	57,1 g	56,7 g	56,4 g	54,4 g

Kommentar:
Es handelt sich um ein Mittelding zwischen Salicylspiritus und Salicylöl, bzw. um einen rückfettenden Spiritus. Allen Konzentrationen liegt im Prinzip der gleiche flüssige Träger zugrunde. Die Salicylsäure liegt in gelöster Form vor, und es handelt sich um eine klare Lösung.

Indikationen:
- Keratolytikum
- Als Haarspiritus bei Kopfschuppen und Seborrhoe
- In der Regel als 3%iger Hautspiritus zu verwenden

Warnhinweise und Inkompatibilitäten:
- Vorsicht bei Kindern: mögliche systemische Wirkung nach perkutaner Resorption (Salicylismus)
- In Schwangerschaft und Stillzeit großflächigen und höherprozentigen Einsatz (> 2%) vermeiden
- Bei Patienten mit Niereninsuffizienz großflächigen und höherprozentigen Einsatz (> 2%) vermeiden

Anwendungshinweise:
- 1-3 x täglich anwenden
- Kontakt mit Schleimhäuten vermeiden

Kosten mit Verpackung u. MWSt. (Stand 1995):

	1%	**2%**	**3%**	**5%**
50 ml	9,76	9,84	9,92	10,10 DM
100 ml	11,16	11,33	11,49	11,82 DM
200 ml	14,11	14,46	14,78	15,44 DM
500 ml	23,01	23,87	24,68	26,35 DM

10.5.12 Isopropylalkoholhaltiger Salicylsäure-Hautspiritus 1 / 2 / 3 / 5 oder 10 % (NRF 11.55.)

Standardabgabemenge: 100 ml

Zusammensetzung:

	für 100 ml				
	1%	2%	3%	5%	10%
Salicylsäure	1,0 g	2,0 g	3,0 g	5,0 g	10,0 g
Isopropylalkohol 70 %	54,6 g	54,2 g	53,8 g	52,8 g	50,8 g
Gereinigtes Wasser	zu 88,0 g	zu 88,4 g	zu 88,6 g	zu 89,2 g	zu 90,8 g

Kommentar:
Aus historischen Gründen ist die Konzentrationsangabe bei der Rezeptur ausnahmsweise volumenbezogen zu verstehen. Rezepturfähige Wirkstoffe können noch eingearbeitet werden (z. B. Antimykotika, Kortikosteroide). Alle Stoffe liegen dann in gelöster Form vor. Vorsicht: in der freien Rezeptur: Fette lassen sich nur begrenzt einarbeiten, dafür Rezeptur NRF 11.45. verwenden.

Indikationen:
- Keratolytikum
- Als Haarspiritus bei Kopfschuppen und Seborrhoe
- In der Regel als 3%iger Hautspiritus zu verwenden
- Rezepturfähige Wirkstoffe können eingearbeitet werden

Warnhinweise und Inkompatibilitäten:
- Vorsicht bei Kindern: mögliche systemische Wirkung nach perkutaner Resorption (Salicylismus)
- In Schwangerschaft und Stillzeit großflächigen und höherprozentigen Einsatz (> 2%) vermeiden
- Bei Patienten mit Niereninsuffizienz großflächigen und höherprozentigen Einsatz (> 2%) vermeiden

Anwendungshinweise:
- 1-3 x täglich anwenden
- Kontakt mit Schleimhäuten vermeiden

Kosten mit Verpackung u. MWSt. (Stand 1995):

	1%	2%
• 50 ml	9,--	9,11 DM
• 100 ml	9,65	9,84 DM
• 200 ml	11,10	11,49 DM
• 500 ml	15,48	16,46 DM

10.6 Kortikosteroidhaltige Externa

10.6.1 Hydrophile Hydrocortisonacetat-Creme 0,5 % oder 1,0 % (NRF 11.15.)

Standardabgabemenge: 20 g

Zusammensetzung:

	0,5%	1,0%
Hydrocortisonacetat (mikrofein)	0,5	1,0
Nichtionische hydrophile Creme	zu 100,0	zu 100,0

Kommentar:
Das Hydrocortisonacetat liegt hier überwiegend suspendiert vor. Das Hydrocortisonacetat könnte genausogut in Basiscreme DAC oder in Wollwachsalkoholsalbe etc. eingearbeitet werden. Die Nichtionische Hydrophile Creme DAB ist normalerweise mit Sorbinsäure vorkonserviert.

Indikationen:
Hautkrankheiten, die eine lokale Behandlung mit einem **schwachen** Kortikosteroid erfordern, wie z. B.
- Atopische Dermatitis
- Seborrhoisches Ekzem
- Stauungsekzem
- Anogenitaler Pruritus)

Warnhinweise und Inkompatibilitäten:
- Besonders bei länger dauernder und großflächiger Anwendung Nebenwirkungen beachten
- Nebenwirkungen entsprechen denen des Hydrocortisons
- Sensibilisierungsgefahr: Hydrocortison, Cetylstearylalkohol, Sorbinsäure

Anwendungshinweise:
- 1 - 2mal täglich auf die erkrankten Hautstellen auftragen
- Absetzen durch Ausschleichen (Verlängerung der Intervalle auf 2 und 3 Tage)

Kosten mit Verpackung u. MWSt. (Stand 1995):

	0,5%	1%
20 g	8,41	9,75 DM
50 g	14,61	17,99 DM
100 g	25,13	31,88 DM
200 g	46,16	59,66 DM

10.6.2 Hydrophile Hydrocortison-Creme Creme 0,5 % oder 1,0 % (NRF 11.36.)

Standardabgabemenge: 20 g

Zusammensetzung:

	0,5%	1,0%
Hydrocortison (mikrofein)	0,5	1,0
Mittelkettige Triglyceride	1,5	3,0
Basiscreme DAC	zu 100,0	zu 100,0

Kommentar:
Das Hydrocortisonacetat liegt hier überwiegend suspendiert vor. Die mittelkettigen Triglyceride dienen als herstellungstechnische Hilfe und sind ohnehin in der Basiscreme enthalten. Enthält keine Konservierungsstoffe, ist aber mikrobiell nicht anfällig.

Indikationen:
- Hautkrankheiten, die eine lokale Behandlung mit einem **schwachen** Kortikosteroid erfordern, wie z. B.
- Atopische Dermatitis
- Seborrhoisches Ekzem
- Stauungsekzem
- Anogenitaler Pruritus

Warnhinweise und Inkompatibilitäten:
- Besonders bei länger dauernder und großflächiger Anwendung Nebenwirkungen beachten
- Nebenwirkungen entsprechen denen des Hydrocortisons.
- Sensibilisierungsgefahr: Hydrocortison, Cetylstearylalkohol, Sorbinsäure

Anwendungshinweise:
- 1 - 2mal täglich auf die erkrankten Hautstellen auftragen
- Absetzen durch Ausschleichen (Verlängerung der Intervalle auf 2 und 3 Tage)

Kosten mit Verpackung u. MWSt. (Stand 1995):

	0,5%	1%
• 20 g	7,43	8,81 DM
• 50 g	12,17	15,62 DM
• 100 g	20,24	27,14 DM
• 200 g	36,39	50,19 DM

10.6.3 Hydrophile Prednisolon-Creme 0,5 % (NRF 11.35.)

Standardabgabemenge: 20 g

Zusammensetzung:
Prednisolon (mikrofein)	0,5
Mittelkettige Triglyceride	0,3
Basiscreme	zu 100,0

Kommentar:
Das Prednisolon liegt hier überwiegend suspendiert vor. Die mittelkettigen Triglyceride dienen als herstellungstechnische Hilfe und sind ohnehin in der Basiscreme enthalten. Enthält keine Konservierungsstoffe, ist aber wegen des hohen Anteils an Propylenglykol mikrobiell nicht anfällig. Einarbeitung von Prednisolon in andere pharmazeutische Grundlagen kann problematisch sein, Prednisolon neigt dazu, in Kontakt mit Wasser auszukristallisieren.

Indikationen:
- Hautkrankheiten, die eine lokale Behandlung mit einem *schwachen* Kortikosteroid erfordern, wie z. B.
- Atopische Dermatitis
- Seborrhoisches Ekzem
- Stauungsekzem
- Anogenitaler Pruritus

Warnhinweise und Inkompatibilitäten:
- Besonders bei länger dauernder und großflächiger Anwendung Nebenwirkungen beachten
- Nebenwirkungen entsprechen denen des Hydrocortisons
- Sensibilisierungsgefahr: Hydrocortison, Cetylstearylalkohol, Sorbinsäure

Anwendungshinweise:
- 1 - 2mal täglich auf die erkrankten Hautstellen auftragen
- Absetzen durch Ausschleichen (Verlängerung der Intervalle auf 2 und 3 Tage)

Kosten mit Verpackung u. MWSt. (Stand 1995):
- 20 g   7,74 DM
- 50 g   12,96 DM
- 100 g   21,82 DM
- 200 g   39,54 DM

10.6.4 Hydrophile Triamcinolonacetonid-Creme 0,1% (NRF 11.38.)

Standardabgabemenge: 20 g

Zusammensetzung:

Triamcinolonacetonid (mikrofein)	0,1 g
Mittelkettige Triglyceride	0,1 g
Basiscreme	zu 100,0 g

Kommentar:
Das Triamcinolonacetonid liegt hier überwiegend suspendiert vor. Die mittelkettigen Triglyceride dienen als herstellungstechnische Hilfe und sind ohnehin in der Basiscreme enthalten. Enthält keine Konservierungsstoffe, ist aber wegen des hohen Anteils an Propylenglykol mikrobiell nicht anfällig.

Indikationen:
- Hautkrankheiten, die eine lokale Behandlung mit einem *mittelstarken* Kortikosteroid erfordern, wie z. B.
    - Entzündliche, allergische und pruriginöse Dermatosen
    - Lichenifizierte Ekzeme
    - Lichen ruber planus
    - Psoriasis (resistente Herde)
    - Lichen sclerosus et atrophicans
    - Diskoider Lupus erythematodes
    - Pustulosis palmoplantaris
    - Mycosis fungoides (Kutanes T-Zell-Lymphom)

Warnhinweise und Inkompatibilitäten:
- Bei längerdauernder Anwendung sind lokale Nebenwirkungen zu erwarten
    - Depigmentierung
    - Atrophie von Cutis und Subcutis, Striae distensae
    - Rubeosis, Teleangiektasien
    - steroidinduzierte Rosazeaartige Dermatitis
    - Ekchymosen, Purpura, Hypertrichosis
- Bei großflächiger Anwendung, insbesondere bei Kindern Gefahr von *systemischen* Nebenwirkungen
- Sensibilisierungsgefahr: Triamcinolonacetonid, Cetylstearylalkohol

Anwendungshinweise:
- 1 - 2mal täglich auf die erkrankten Hautstellen auftragen
- Absetzen durch Ausschleichen (Verlängerung der Intervalle auf 2 und 3 Tage, Wechsel zu Hydrocortison oder Prednisolon)
- Im Wechsel mit wirkstofffreier Basiscreme anwenden

Kosten mit Verpackung u. MWSt. (Stand 1995):
- 20 g   7,02 DM
- 50 g   11,07 DM
- 100 g   18,12 DM
- 200 g   32,18 DM

10.6.5 Triamcinolonacetonid-Hautspiritus 0,2 % mit Salicylsäure 2 % (NRF 11.39.)

Standardabgabemenge: 20 ml (20 ml entspr. 18 g)

Zusammensetzung:
Triamcinolonacetonid 0,224
Salicylsäure 2,24
Ethanol 70 % (V/V) zu 100,0

Kommentar: Das Triamcinolonacetonid liegt hier ebenso wie die Salicylsäure gelöst vor. Enthält keine zusätzlichen Konservierungsstoffe. Enthält flüchtige Bestandteile und ist brennbar.

Indikationen:
- Hautkrankheiten, die eine lokale Behandlung mit einem **mittelstarken** Kortikosteroid erfordern, wie z. B.
    - Pustulosis palmoplantaris
    - Psoriasis capillitii
    - Kopfhautekzeme
    - Besonders für behaarte Körperstellen geeignet und wenn ein austrocknender Effekt erwünscht ist

Warnhinweise und Inkompatibilitäten:
- Bei längerdauernder Anwendung sind lokale Nebenwirkungen zu erwarten:
    - Depigmentierung
    - Atrophie von Cutis und Subcutis, Striae distensae
    - Rubeosis, Teleangiektasien
    - steroidinduzierte Rosazeaartige Dermatitis
    - Ekchymosen, Purpura, Hypertrichosis
- Bei großflächiger Anwendung, insbesondere bei Kindern Gefahr von *systemischen* Nebenwirkungen
- Sensibilisierungsgefahr: Triamcinolonacetonid

Anwendungshinweise:
- 1 - 2mal täglich auf die erkrankten Hautstellen auftragen
- Absetzen durch Ausschleichen (Verlängerung der Intervalle auf 2 und 3 Tage, Wechsel zu Hydrocortison oder Prednisolon)

Kosten mit Verpackung u. MWSt. (Stand 1995):
- 20 g   9,65 DM
- 50 g   13,83 DM
- 100 g   21,02 DM
- 200 g   35,77 DM

10.6.6 Betamethason-V-Creme 0,05 oder 0,1 % (NRF 11.37.)

Standardabgabemenge: 20 g

Zusammensetzung:

	0,05%	0,1%
Betamethasonvalerat (mikrofein)	0,05 g	0,10 g
Mittelkettige Triglyceride	0,5 g	0,5 g
Citratpuffer	5,0 g	5,0 g
Basiscreme DAC	zu 100,0 g	zu 100,0 g

Kommentar:
Das Betamethasonvalerat liegt hier überwiegend suspendiert vor. Die mittelkettigen Triglyceride dienen als herstellungstechnische Hilfe und sind ohnehin in der Basiscreme enthalten. Betamethason-17-valerat hydrolisiert leicht, deshalb wird Citratpuffer zur Stabilisierung zugesetzt. Enthält keine Konservierungsstoffe, ist aber wegen des hohen Anteils an Propylenglykol mikrobiell nicht anfällig.

Indikationen:
- Hautkrankheiten, die eine lokale Behandlung mit einem **starken** Kortikosteroid erfordern, wie z. B.:
    - Lichenifizierte Ekzeme
    - Lichen ruber planus
    - Psoriasis (resistente Herde)
    - Diskoider Lupus erythematodes
    - Pustulosis palmoplantaris
    - Mycosis fungoides (Kutanes T-Zell-Lymphom)

Warnhinweise und Inkompatibilitäten:
- Bei längerdauernder Anwendung sind lokale Nebenwirkungen zu erwarten:
    - Depigmentierung
    - Atrophie von Cutis und Subcutis, Striae distensae
    - Rubeosis, Teleangiektasien
    - steroidinduzierte Rosazeaartige Dermatitis
    - Ekchymosen, Purpura, Hypertrichosis
- Bei großflächiger Anwendung, insbesondere bei Kindern Gefahr von *systemischen* Nebenwirkungen
- Sensibilisierungsgefahr: Betamethasonvalerat, Cetystearylalkohol

Anwendungshinweise:
- 1 - 2mal täglich auf die erkrankten Hautstellen auftragen
- Absetzen durch Ausschleichen (Verlängerung der Intervalle auf 2 und 3 Tage, Wechsel zu Hydrocortison oder Prednisolon)
- Im Wechsel mit wirkstofffreier Basiscreme anwenden

Kosten mit Verpackung u. MWSt. (Stand 1995):

	0,05 %	0,1 %
20 g	10,72	11,59 DM
50 g	14,75	16,94 DM
100 g	21,65	26,02 DM

10.6.7 Betamethason-V-Lotio 0,05 oder 0,1 % (NRF 11.47.)

Standardabgabemenge: 20 g

Zusammensetzung:

	0,05%	0,1%
Betamethasonvalerat (mikrofein)	0,05	0,10
Emulsionsgrundlage	zu 100,0	zu 100,0

Kommentar:
Es handelt sich um eine Emulsion, nicht um eine Schüttelmixtur, wie der Begriff Lotio vermuten läßt. Die Zusammensetzung der Emulsionsgrundlage ist im Kapitel Grundlagen aufgeführt. Der Wirkstoff liegt überwiegend suspendiert vor, sedimentiert aber in der dickflüssigen Grundlage nicht. Als Konservans ist Sorbinsäure enthalten.

Indikationen:
- Hautkrankheiten, die eine lokale Behandlung mit einem **starken** Kortikosteroid ohne fettende Wirkung der Grundlage bzw. mit austrocknendem Effekt erfordern:
    - Dermatitis solaris
    - Arzneimittelexantheme
    - Akute Kontaktdermatitis
- ggf. im Wechsel mit der wirkstofffreien Lotio-Grundlage

Warnhinweise und Inkompatibilitäten:
- Bei längerdauernder Anwendung sind lokale Nebenwirkungen zu erwarten:
    - Depigmentierung
    - Atrophie von Cutis und Subcutis, Striae distensae
    - Rubeosis, Teleangiektasien
    - steroidinduzierte Rosazeaartige Dermatitis
    - Ekchymosen, Purpura, Hypertrichosis
- Bei großflächiger Anwendung, insbesondere bei Kindern Gefahr von *systemischen* Nebenwirkungen
- Sensibilisierungsgefahr: Betamethasonvalerat, Bestandteile der Grundlage, insbesondere Sorbinsäure

Anwendungshinweise:
- 1 - 2mal täglich auf die erkrankten Hautstellen auftragen
- Absetzen durch Ausschleichen (Verlängerung der Intervalle auf 2 und 3 Tage, Wechsel zu Hydrocortison oder Prednisolon)

Kosten mit Verpackung u. MWSt. (Stand 1995):

	0,05%	0,1%
• 20 g	9,14	10,02 DM
• 50 g	10,95	13,13 DM
• 100 g	13,98	18,35 DM

10.6.8 Hydrophile Clobetasolpropionat-Creme 0,05 % (NRF 11.76.)

Standardabgabemenge: 20 g
Zusammensetzung:

Clobetasolpropionat-Verreibung 0,5%	10,0
Citratpuffer-Lösung	5,0
Basiscreme DAC	zu 100,0

Kommentar:
Das Clobetasolpropionat liegt hier gelöst vor. Clobetasolpropionat kann hydrolysieren, deshalb wird Citratpuffer zur Stabilisierung zugesetzt. Enthält keine Konservierungsstoffe, ist aber wegen des hohen Anteils an Propylenglykol mikrobiell nicht anfällig.

Indikationen:
- Hautkrankheiten, die eine lokale Behandlung mit einem **sehr starken** Kortikosteroid erfordern und bei denen weder eine deutlich fettende noch austrocknende Eigenwirkung der Grundlage erforderlich ist.
- Lichenifizierte Ekzeme
- Lichen ruber planus
- Psoriasis (resistente Herde)
- Diskoider Lupus erythematodes
- Pustulosis palmoplantaris
- Mycosis fungoides (Kutanes T-Zell-Lymphom)
- Starke antiinflammatorische und antiproliferative Wirkung.

Warnhinweise und Inkompatibilitäten:
- Besonders bei längerdauernder und großflächiger Anwendung Nebenwirkungen beachten.
- Nicht als Okklusivverband verwenden!
- Maximal 50 g pro Woche.
- Kontraindikationen: Akne, Rosazea, Periorale Dermatitis, Varizellen, Lokale Virusinfektionen, Hautmykosen
- Nicht periorbital verwenden, da u.U. ein Glaukom ausgelöst werden kann!
- Nicht in der oder vor einer geplanten Schwangerschaft und in der Stillzeit verwenden
- Die Anwendung bei Kindern unter 12 Jahren wird nicht empfohlen.
- Sensibilisierungsgefahr: Clobetasolpropionat, Cetystearylalkohol

Anwendungshinweise:
- 1 - 2mal täglich nach ärztlicher Anweisung auf die erkrankten Hautstellen auftragen.
- Wechsel mit wirkstofffreier Basiscreme.
- Nur für einen kurzen Behandlungszeitraum, möglichst wenige Tage verwenden!

Kosten mit Verpackung u. MWSt. (Stand 1995):
- 20 g   11,95 DM
- 50 g   17,83 DM
- 100 g   27,80 DM
- Abfüllung in Tube, nur bis 100 g erhältlich

10.7 Antipruriginosa

10.7.1 Polidocanol 5 % in Basiscreme oder in Basiscreme mit 30 % Aqua dest (Freie Rezeptur) (Thesit® Creme)

Standardabgabemenge: 100 g

Zusammensetzung:

	Basiscreme	Basiscreme weich
Polidocanol 600	5,0	5,0
Propylenglykol	-	3,0
Wasser	-	22,0
Basiscreme DAC	zu 100,0	zu 100,0

Kommentar:
Polidocanol ist ein flüssiger bis halbfester Stoff. Er hat grenzflächenaktive Eigenschaften und verteilt sich gut in hydrophilen Cremes. Deshalb darf der Wasseranteil nicht zu hoch sein. Die vorliegende Rezeptur enthält keine Konservierungsstoffe, ist aber wegen des hohen Anteils an Propylenglykol mikrobiell nicht anfällig. Polidocanol selbst hat antimikrobielle Eigenschaften, die aber in Creme-Rezepturen verloren gehen können.

Indikationen:
- Zur Lokalanästhesie, Juckreizstillung und gleichzeitigen Kühlung
- Juckende Dermatitiden
- Analpruritus
- Basiscreme „weich" für akute juckende Dermatitiden und intertriginöse Räume

Warnhinweise und Inkompatibilitäten:
- Sensibilisierungsgefahr: Polidocanol, Cetylstearylalkohol

Anwendungshinweise:
- Nach Bedarf dünn auf die betroffenen Körperstellen auftragen
- Anwendung nach Möglichkeit alle 4 - 6 Stunden zur Erreichung eines optimalen Therapierfolges

Kosten mit Verpackung u. MWSt. (Stand 1995):

Basiscreme	3%	5%	„weich" 5%
• 50 g	9,38	9,80	12,17 DM
• 100 g	14,67	15,49	16,95 DM
• 200 g	25,25	26,89	26,53 DM
• 500 g	60,48	64,56	58,75 DM

10.7.2 Polidocanol 5 % in Wollwachsalkoholsalbe (Freie Rezeptur) (Thesit® in Eucerin)

Standardabgabemenge: 100 g

Zusammensetzung:

	in Eucerin anhydricum	in Eucerin + 25 % Wasser
Polidocanol 600	5,0	5,0
Wasser	-	25,0
Wollwachsalkohol-salbe DAB	zu 100,0	zu 100,0

Kommentar:
Polidocanol ist ein flüssiger bis halbfester Stoff. Er hat grenzflächenaktive Eigenschaften und verteilt sich gut in hydrophilen Cremes. In wasserfreie Salben oder hydrophobe Cremes ist es dagegen nur schwer und in begrenztem Umfang einzuarbeiten. Die vorliegende Rezeptur enthält keine Konservierungsstoffe und ist möglicherweise mikrobiell anfällig (kurze Aufbrauchsfrist). Polidocanol selbst hat antimikrobielle Eigenschaften, die aber in Creme-Rezepturen verloren gehen können.

Indikationen:
- Zur Lokalanästhesie, Juckreizstillung und gleichzeitigen Kühlung
- Juckende Dermatitiden
- Analpruritus
- Kann großflächig angewendet werden

Warnhinweise und Inkompatibilitäten:
- Sensibilisierungsgefahr: Polidocanol, Cetylstearylalkohol

Anwendungshinweise:
- Nach Bedarf dünn auf die betroffenen Körperstellen auftragen
- Anwendung nach Möglichkeit alle 4 - 6 Stunden zur Erreichung eines optimalen Therapierfolges
- Verwendbar bis 1 Monat nach Abgabe

Kosten mit Verpackung u. MWSt. (Stand 1995):
- 50 g   8,37 DM
- 100 g   12,65 DM
- 200 g   21,21 DM
- 500 g   50,36 DM

10.7.3 Polidocanol-600-Zinkoxidschüttelmixtur 3 oder 5 % (NRF 11.66.) (Thesit® in Lotio alba)

Standardabgabemenge: 100 g

Zusammensetzung:

	3 %	5 %
Polidocanol 600	3,0	5,0
Zinkoxid	20,0	20,0
Talkum	20,0	20,0
Glycerol 85%	30,0	30,0
Gereinigtes Wasser	zu 100,0	zu 100,0

Kommentar:
Polidocanol ist ein flüssiger bis halbfester Stoff und hat grenzflächenaktive Eigenschaften. Die Verbindung liegt in Lotio alba gelöst vor. Die vorliegende Rezeptur enthält keine Konservierungsstoffe, aber Polidocanol und Zinkoxid haben in begrenztem Umfang antimikrobielle Eigenschaften. Die Lotio schäumt etwas beim Schütteln. Auf Wunsch kann die Lotio mit Eisenoxidpigmenten auf die Hautfarbe des Patienten abgestimmt werden (siehe hautfarbene Zinkoxidschüttelmixtur NRF 11.22.).

Indikationen:
- Zur Lokalanästhesie, Juckreizstillung und gleichzeitigen Kühlung
- Juckende Dermatitiden
- Analpruritus
- Kann großflächig angewendet werden

Warnhinweise und Inkompatibilitäten:
- Allergien gegen Polidocanol
- Im Bereich stark geschädigter Haut und in den intertriginösen Räumen nur zurückhaltend verwenden, da es zu Verkrustungen kommen kann

Anwendungshinweise:
- Vor Gebrauch schütteln
- Nach Bedarf dünn auf die betroffenen Körperstellen mit einem Pinsel oder Spatel auftragen
- Vor erneuter Anwendung mit einem feuchten Lappen oder Tuch entfernen
- Anwendung nach Möglichkeit alle 4 - 6 Stunden zur Erreichung eines optimalen Therapierfolges

Kosten mit Verpackung u. MWSt. (Stand 1995):

	3%	5%
50 g	8,36	8,81 DM
100 g	11,68	12,59 DM
200 g	18,52	20,33 DM
500 g	41,07	45,61 DM

10.8 Antipsoriatika

10.8.1 Dithranol-Salbe 0,05 / 0,1 / 0,25 / 0,5 / 1 oder 2 % mit Salicylsäure 2 % (NRF 11.51.)

Standardabgabemenge: 50 g

Zusammensetzung:

	0,05%	0,1%	0,25%	0,5%	1%	2%
Dithranol	0,05 g	0,1 g	0,25 g	0,5 g	1,00 g	2,00 g
Salicylsäure-Verreibung 50 Prozent	4,0 g	4,0 g	4,0 g	4,0 g	4,0 g	4,0 g
Dickflüssiges Paraffin	2,0 g	2,0 g	2,0 g	2,0 g	2,0 g	2,0 g
Weißes Vaselin	zu 100,0 g	100,0 g	100,0 g	100,0 g	100,0 g	100,0 g

Kommentar:
Es handelt sich um eine reine Paraffingrundlage, in der Dithranol und Salicylsäure suspendiert enthalten sind. Salicylsäure wird zur Stabilisierung des Dithranols als Antioxidans zugesetzt. Das Dithranol bleibt bei niedrigen Konzentrationen ca. 6 Monate, bei höheren Konzentrationen ca. 1 Jahr wirksam. Die nicht oxidierte Substanz ist kanariengelb, eine Verfärbung nach Orange oder Braun zeigt die oxidative Zersetzung an.

Indikationen:
- Psoriasis vulgaris
- Für stationäre und ambulante Therapie
- Numuläres Ekzem

Warnhinweise und Inkompatibilitäten:
- Pustulöse Formen der Psoriasis
- Nicht in intertriginösen Räumen, im Augenbereich und auf Schleimhäuten anwenden
- Nicht auf der Brust stillender Mütter oder großflächig in der Schwangerschaft anwenden. Dithranol geht in die Muttermilch über
- Dithranol färbt Haut, helle Haare und Wäsche (von der letzteren mit Chlorbleiche zu entfernen)

Anwendungshinweise:
- Stationäre Therapie: In ansteigender Dithranol-Konzentration 1-2x täglich auf die betroffenen Stellen auftragen
- Ambulante Therapie: Konzentrationen bis zu 0,1 % alle 1-2 Tage abends nur auf die betroffenen Stellen auftragen
- Einweghandschuhe benutzen oder Hände nach der Applikation gründlich waschen
- Orange bis braun verfärbte Salbe sollte nicht mehr angewendet werden
- Verwendbar bis 1 Monat nach Herstellung

Kosten mit Verpackung u. MWSt. (Stand 1995):

	0,05%	0,1%	0,25%
20 g	5,11	5,20	5,49 DM
50 g	6,19	6,43	7,15 DM
100 g	8,27	8,75	10,21 DM
200 g	12,44	13,41	16,33 DM

	0,5%	1,0%	2,0%
20 g	5,97	6,93	8,87 DM
50 g	8,36	10,78	15,59 DM
100 g	12,62	17,45	27,08 DM
200 g	21,14	30,80	50,07 DM

10.8.2 Abwaschbare Dithranol-Salbe 0,05 / 0,1 / 0,25 / 0,5 / 1 oder 2% mit Salicylsäure 2 % (NRF 11.52.)

Standardabgabemenge: 50 g

Zusammensetzung:

Salben mit 2 % Salicylsäure

	0,05%	0,1%	0,25%	0,5%	1%	2%
Dithranol	0,05 g	0,1 g	0,25 g	0,50 g	1,00 g	2,00 g
Salicylsäure-Verreibung 50 Prozent	4,0 g	4,0 g	4,0 g	4,0 g	4,0 g	4,0 g
Abwaschbare Salbengrundlage	zu 100,0 g	100,0 g	100,0 g	100,0 g	100,0 g	100,0 g

Kommentar:
Es handelt sich um eine abwaschbare, wasserfreie Paraffingrundlage, in der Dithranol und Salicylsäure suspendiert enthalten sind. Die Grundlage wird durch einen Anteil von 5 % Natriumdodecylsulfat und von 20 % Sorbitanmonostearat mit Wasser abwaschbar und damit für die Minutentherapie geeignet. Die Grundlage ähnelt stark der Hydrophilen Salbe DAB, ist aber besser abwaschbar. Ihre Herstellung ist aufwendig und für die Apotheke als Einzelauftrag sehr mühselig. Salicylsäure wird zur Stabilisierung des Dithranols als Antioxidans zugesetzt. Das Dithranol bleibt bei niedrigen Konzentrationen ca. 6 Monate, bei höheren Konzentrationen ca. 1 Jahr wirksam. Die nicht oxidierte Substanz ist kanariengelb, eine Verfärbung nach Orange oder Braun zeigt die oxidative Zersetzung an.

Indikationen:
- Psoriasis vulgaris
- Kurzzeit-Behandlung „Minutentherapie"

Warnhinweise und Inkompatibilitäten:
- Pustulöse Formen der Psoriasis
- Nicht in intertriginösen Räumen, im Augenbereich und auf Schleimhäuten anwenden
- Nicht auf der Brust stillender Mütter oder großflächig in der Schwangerschaft anwenden, Dithranol geht in die Muttermilch über
- Dithranol färbt Haut, helle Haare und Wäsche (von der letzteren mit Chlorbleiche zu entfernen)

Anwendungshinweise:
- Einmal täglich auf die betroffenen Hautstellen auftragen und nach 5 bis 30 Minuten zunächst mit Läppchen abwischen, dann mit lauwarmem Wasser abwaschen bzw. mit Shampoo abduschen, um Reizungen der nicht beteiligten Hautareale zu vermeiden
- Einweghandschuhe benutzen oder Hände nach der Applikation gründlich waschen
- Orange bis braun verfärbte Salbe sollte nicht mehr angewendet werden
- Verwendbar bis 1 Monat nach Herstellung

Kosten mit Verpackung u. MWSt. (Stand 1995):

	0,05%	**0,1%**	**0,25%**
20 g	9,65	9,74	10,03 DM
50 g	17,55	17,79	18,49 DM
100 g	31,--	31,48	32,89 DM
200 g	57,91	58,86	61,69 DM

	0,5%	**1,0%**	**2,0%**
20 g	10,49	11,44	13,32 DM
50 g	19,67	22,02	26,73 DM
100 g	35,22	39,95	49,35 DM
200 g	66,36	75,81	94,60 DM

10.8.3 Dithranol-Macrogolsalbe 0,25 / 0,5 / 1 oder 2 % (NRF 11.53.)

Standardabgabemenge: 50 g

Zusammensetzung:

	0,25%	0,5%	1%	2%
Dithranol	0,25g	0,5g	1,0g	2,0g
Salicylsäure	3,0g	3,0g	3,0g	3,0g
Hydrophile Salbengrundlage	zu 100,0g	100,0g	100,0g	100,0g

Kommentar:
Es handelt sich um eine fettfreie, sehr gut abwaschbare Salbengrundlage aus gleichen Teilen Propylenglykol, und den Makrogoltypen 400, 1500 und 4000, in der Dithranol suspendiert enthalten ist. Salicylsäure wird zur Stabilisierung des Dithranols als Antioxidans zugesetzt und liegt in gelöster Form vor. Das Dithranol bleibt 4 Monate lang stabil. Die nicht oxidierte Substanz ist kanariengelb, eine Verfärbung nach orange oder braun zeigt die oxidative Zersetzung an.

Indikationen:
- Psoriasis vulgaris
- Kurzzeit-Behandlung „Minutentherapie"

Warnhinweise und Inkompatibilitäten:
- Pustulöse Formen der Psoriasis
- Nicht in intertriginösen Räumen, im Augenbereich und auf Schleimhäuten anwenden
- Nicht auf der Brust stillender Mütter oder großflächig in der Schwangerschaft anwenden, Dithranol geht in die Muttermilch über
- Dithranol färbt Haut, helle Haare und Wäsche (von der letzteren mit Chlorbleiche zu entfernen)

Anwendungshinweise:
- Einmal täglich auf die betroffenen Hautstellen auftragen und nach 5 bis 30 Minuten zunächst mit Läppchen abwischen, dann mit lauwarmem Wasser abwaschen bzw. abduschen, um Reizungen der nicht beteiligten Hautareale zu vermeiden
- Kontakt mit Augen und Schleimhäuten meiden
- Einweghandschuhe benutzen oder Hände nach der Applikation gründlich waschen
- Orange bis braun verfärbte Salbe sollte nicht mehr angewendet werden. Stabilisiert mit 3 % Salicylsäure
- Dithranol soll nicht länger als 1 Monat angewendet werden

Kosten mit Verpackung u. MWSt. (Stand 1995):

	0,25%	0,5%	1,0%	2,0%
20 g	6,72	7,18	8,14	10,06 DM
50 g	9,06	11,39	13,80	18,60 DM
100 g	16,33	18,66	23,49	33,09 DM
200 g	28,57	33,24	42,90	62,08 DM

10.8.4 Weiche Dithranol-Zinkpaste 0,05 / 0,1 / 0,25 / 0,5 / 1 oder 2 % (NRF 11.56.)

Standardabgabemenge: 50 g

Zusammensetzung:

	0,05%	0,1%	0,25%	0,5%	1%	2%
Dithranol	0,050 g	0,100 g	0,250 g	0,500 g	1,00 g	2,00 g
Salicylsäure-verreibung 50%	1,0 g	1,0 g	1,0 g	1,0 g	1,0 g	1,0 g
Zinkoxid	30,0 g	30,0 g	30,0 g	30,0 g	30,0 g	30,0 g
Hydrophobes Basisgel	zu 100,0 g	100,0 g	100,0 g	100,0 g	100,0 g	100,0 g

Kommentar:
Es handelt sich um eine Pastengrundlage, in der Dithranol und Salicylsäure suspendiert enthalten sind. Salicylsäure wird zur Stabilisierung des Dithranols als Antioxidans zugesetzt. Das Dithranol bleibt bei niedrigen Konzentrationen ca. 6 Monate, bei höheren Konzentrationen ca. 1 Jahr wirksam. Die nicht oxidierte Substanz ist kanariengelb, eine Verfärbung nach Orange oder Braun zeigt die oxidative Zersetzung an.

Indikationen:
- Psoriasis vulgaris
- Pastenzubereitungen sind bei Vorliegen besonderer Empfindlichkeit gegen Dithranol anzuwenden
- In der Regel sind in Pasten höhere Konzentrationen von Dithranol anzuwenden, um denselben Effekt wie in Salbenzubereitungen zu bewirken

Warnhinweise und Inkompatibilitäten:
- Pustulöse Formen der Psoriasis
- Nicht in intertriginösen Räumen, im Augenbereich und auf Schleimhäuten anwenden
- Nicht auf der Brust stillender Mütter oder großflächig in der Schwangerschaft anwenden, Dithranol geht in die Muttermilch über
- Dithranol färbt Haut, helle Haare und Wäsche (von der letzteren mit Chlorbleiche zu entfernen)

Anwendungshinweise:
- Einmal täglich abends auf die betroffenen Stellen auftragen.
- Kontakt mit den Augen und Schleimhäuten vermeiden.
- Einweghandschuhe benutzen oder Hände nach der Applikation gründlich waschen. Die Paste mit Öl von der Haut entfernen.
- Orange bis braun verfärbte Paste sollte nicht mehr angewendet werden.
- Dithranol soll nicht länger als 1 Monat nach Herstellung angewendet werden.

Kosten mit Verpackung u. MWSt. (Stand 1995):

	0,05%	0,25%	0,5%	1,0%	2,0%
20 g	6,21	6,27	7,07	9,18	9,95 DM
50 g	8,96	10,21	11,11	13,51	18,31 DM
100 g	13,81	15,73	18,11	22,92	32,52 DM
200 g	23,53	28,57	32,13	41,75	60,95 DM

10.9 Antiekzematosa

10.9.1 Ammoniumsulfobitol-Zinkschüttelmixtur 2.5 % (NRF 11.2.)

Zusammensetzung:

Ammoniumsulfobitol (Tumenol®-Ammonium)	2,5 g
Zinkoxid	20,0 g
Talkum	20,0 g
Glycerol 85%	30,0 g
Wasser	zu 100,0 g

Kommentar:
Es handelt sich um die klassische Lotio alba mit einem Zusatz von 2,5% Ammoniumsulfobitol. Dieses ist ein schwach schwefelhaltiges Schieferöl mit charakteristischem Geruch. Ammoniumsulfobitol und Zinkoxid haben ausreichend starke mikrobielle Eigenschaften, so daß auf Konservierungsmittel verzichtet werden kann.

Indikationen:
- Subakute Dermatitiden
- Ekzeme
- Arzneimittelexantheme
- Im Gegensatz zum Ichthyol® Einsatz bei weniger ausgeprägten und chronifizierten Entzündungsreaktionen

Warnhinweise und Inkompatibilitäten:
- Unerwünschte Wirkungen ähnlich wie bei Ichthyol®, nur weniger ausgeprägt: Überempfindlichkeitsreaktionen auf sulfonierte Schieferöle
- Sonnenbestrahlung vermeiden (Phototoxizität)
- Nicht geeignet zur Behandlung nässender Hautveränderungen, wie den Intertrigines oder bei stark geschädigter Haut

Anwendungshinweise:
- 2-3 mal täglich auf die betroffenen Körperstellen mit Pinsel oder Spatel auftragen
- Vor Gebrauch schütteln

Kosten mit Verpackung u. MWSt. (Stand 1995):
- 20 g   8,82 DM
- 50 g   10,05 DM
- 100 g   13,29 DM
- 200 g   15,44 DM

10.9.2 Ammoniumbituminosulfonat-Salbe 10 / 20 oder 50 % (NRF 11.12.)

Zusammensetzung:

	10%	20%	50%
Ammoniumbituminosulfonat (Ichthyol®, Bitumol, Ichthammol)	10,0	20,0	50,0 g
Wasser	9,0	8,0	5,0 g
Wollwachsalkoholsalbe	zu 100,0	zu 100,0	zu 100,0 g

Kommentar:
Ammoniumbituminosulfonat ist grenzflächenaktiv und wasserlöslich. In wasserhaltiger Wollwachsalkoholsalbe muß deshalb aus Stabilitätsgründen der Wasseranteil stark reduziert werden. Der Wirkstoff hat ausreichend starke mikrobielle Eigenschaften, so daß auf Konservierungsmittel verzichtet werden kann.

Indikationen:
- Chronische entzündliche Hauterkrankungen
- Chronisches Ekzem
- Psoriasis vulgaris
- Im Anschluß an kortikosteroidhaltige Lokaltherapien
- Wirkt antiinflammatorisch, antiseptisch und antipruriginös
- 10%: oberflächliche Hautveränderungen
- 20%: tiefere Hautveränderungen
- 50% und mehr: Abszesse („Zugsalbe")

Warnhinweise und Inkompatibilitäten:
- Sensibilisierungsgefahr: Wollwachsalkohol

Anwendungshinweise:
- Als Salbenverband auftragen und den Verband täglich oder jeden zweiten Tag wechseln
- Verwendbar bis 1 Jahr nach Herstellung

Kosten mit Verpackung u. MWSt. (Stand 1995):

	10%	20%	50%
20 g	9,--	9,51	11,03 DM
50 g	11,03	12,29	16,09 DM
100 g	14,69	17,22	24,78 DM
200 g	22,--	27,06	42,22 DM

10.10 Desinfizienzien

10.10.1 Arningsche Lösung (NRF 11.13.)

Standardabgabemenge: 40 g

Zusammensetzung:

Anthrarobin	3,0 g
Ammoniumsulfobitol	6,0 g
Propylenglycol	6,0 g
Isopropylalkohol	40,0 g
Ether	zu 100,0 g

Kommentar:
Es handelt sich um eine modifizierte Form der klassischen Arningschen Lösung, Tinctura benzoes wurde herausgenommen. Die Rezeptur entzieht sich weitgehend einer rationalen Betrachtung, hat aber antimikrobielle und austrocknende Eigenschaften, die sich bei verschiedenen Krankheitsbildern bewährt haben. Anwendung heute fragwürdig wegen des Anteils an Anthrarobin. Der Wirkstoff ist keine Reinsubstanz, gelegentlich kommt es zu Bezugsschwierigkeiten. Bei der Herstellung werden unlösliche Anteile durch Filtration entfernt.

Indikationen:
- chronisch rhagadiforme Hand- und Fußekzeme
- dyshidrosiformes Ekzem
- Psoriasis palmoplantaris

Warnhinweise und Inkompatibilitäten:
- Von den anderweitig empfohlenen Modifikationen unter Zusatz von Tinctura benzoes ist aufgrund des bestehenden Allergie-Risikos abzuraten.
- Nicht in Schleimhautnähe oder am Auge anwenden.
- Lösung verfärbt Haut, Haare, Fingernägel und Wäsche braun.

Anwendungshinweise:
- Lösung zum Aufpinseln auf die Haut.
- Ein- bis mehrfach täglich auf die erkrankte Körperstelle pinseln.
- Zum alsbaldigen Gebrauch bestimmt.

Kosten mit Verpackung u. MWSt. (Stand 1995):
- 20 g 6,96 DM
- 50 g 14,06 DM
- nur in Flaschen mit Spatelaufsatz, nur bis 50 ml Volumen erhältlich

10.10.2 Polyvidon-Iod-Lösung (NRF 11.16.) (Polyvidoni-Iodi solutio)

Standardabgabemenge: 100 g

Zusammensetzung:

Polyvidon-Iod	10,0 g
Natriummonohydrogenphosphat-Dodecahydrat	3,32 g
Wasserfreie Citronensäure	0,84 g
Gereinigtes Wasser	zu 100,0 g

Kommentar:
Polyvidon ist ein Polymer, das Iod (sog. verfügbares Iod) bindet und mikrobiell aktives Iod (sog. freies Iod) in geringen Konzentrationen freisetzt. Bei stärkerer Verdünnung in Wasser nimmt die antimikrobielle Wirksamkeit zunächst zu und erst bei starker Verdünnung um Zehnerpotenzen ab. Polyvidon-Iod selbst reagiert sauer und kann bei der Anwendung schmerzhaft sein. Der vorliegenden Rezeptur ist ein Citrat-Phosphatpuffer zur pH-Stabilisierung im schwach sauren Bereich zugefügt. Verdünnte Lösungen gut verschlossen und nicht in Kunststoffgefäßen aufbewahren. Wenn die bräunlich-rote Farbe verloren geht, ist auch die Wirksamkeit nicht mehr vorhanden.

Indikationen:
- Haut- und Schleimhautdesinfektion
- Verletzungen
- Verbrennungen
- prä- und postoperativ
- WundbehandlungWundbehandlung und Ulkusreinigung.

Warnhinweise und Inkompatibilitäten:
- Cave: Hyperthyreote Stoffwechsellage, Iodallergie
- Zurückhaltung während der Schwangerschaft
- Sensibilisierungsgefahr: Iod, Polyethylenglykol

Anwendungshinweise:
- Auf Haut und Wunden unverdünnt auftragen. Für Bäder kann die Lösung bis auf das 10fache verdünnt werden
- Verfärbt Kleidung und Verbandstoffe. Iodflecken können durch Behandlung mit 10% Natriumthiosulfat-Lösung und anschließendes Spülen mit Wasser beseitigt werden

Kosten mit Verpackung u. MWSt. (Stand 1995):
- 50 g   7,10 DM
- 100 g   10,66 DM
- 200 g   13,29 DM

10.10.3 Polyvidon-Iod-Salbe und weiche Polyvidon-Iod-Salbe 10 % (NRF 11.17.)

Standardabgabemenge: 50 g

Zusammensetzung:

	Salbe	weiche Salbe
Polyvidon-Iod	10,0 g	10,0 g
Macrogol 400	60,0 g	65,0 g
Macrogol 4000	25,0 g	15,0 g
Wasser	5,0 g	10,0 g

Kommentar:
Polyvidon ist ein Polymer, das Iod (sog. verfügbares Jod) bindet und mikrobiell aktives Iod (sog. freies Jod) in geringen Konzentrationen freisetzt. Wenn die bräunlich-rote Farbe verloren geht, ist auch die Wirksamkeit nicht mehr vorhanden. Bei der vorliegenden Rezeptur handelt es sich um eine fettfreie, abwaschbare Salbe. Nicht in Kunststoffgefäßen aufbewahren!

Indikationen:
- Oberflächliche Wunden
- Infizierte WundenWundbehandlung
- Verbrennungen
- Ulzera

Warnhinweise und Inkompatibilitäten:
- Cave: Hyperthyreote Stoffwechsellage, Iodallergie
- Zurückhaltung in der Schwangerschaft
- Gegenüber Staphylococcus aureus, Escherichia coli und Pseudomonas aeruginosa kann die bakterizide Wirkung unzureichend sein
- Sensibilisierungsgefahr: Iod, Polyethylenglykol

Anwendungshinweise:
- Mehrmals täglich auf die betroffenen Hautstellen auftragen
- Die Salbe ist abwaschbar
- Verfärbt Kleidung und Verbandsstoffe
- Iodflecken können durch Behandlung mit 10%iger Natriumthiosulfat-Lösung und anschließendes Spülen mit Wasser beseitigt werden

Kosten mit Verpackung u. MWSt. (Stand 1995):

	weiche Salbe	Salbe
20 g	6,96	7,05 DM
50 g	10,25	10,50 DM
100 g	19,19	19,70 DM

- Abfüllung in Tube, nur bis 100 g erhältlich

10.10.4 Castellanische Lösung (NRF 11.26.) (Castellani solutio)

Standardabgabemenge: 50 g

Zusammensetzung:

Chlorocresol	0,1 g
Resorcin	10,0 g
Natriumedetat	0,02 g
Aceton	5,0 g
Ethanolische Fuchsin-Lösung 4%	10,0 g
Wasser	zu 100,0 g

Kommentar:
Es handelt sich um eine intensiv rot gefärbte alkoholisch-wäßrige Lösung, die eine überarbeitete Version der Castellanischen Lösung darstellt. Früher waren Borsäure und Phenol statt Chlorocresol enthalten, und Natriumedetat als Antioxidans für das Resorcin fehlte. Die Zusammensetzung als Vielstoffrezeptur entzieht sich einer rationalen Bewertung, und die Inhaltsstoffe im einzelnen sind entweder bedenklich oder in ihrer Wirkung nicht ausreichend belegt.

Indikationen:
- Zur antimikrobiellen, austrocknenden und desinfizierenden Anwendung
- Nässende Dermatosen
- Mykosen (heute stehen spezifischere Wirkstoffe zur Verfügung)
- Ekzeme
- Castellanische Lösung unterscheidet sich von der Vorschrift NRF 11.9. (farblose Castellanische Lösung) durch die Verwendung des roten Farbstoffes Fuchsin als Rezepturbestandteil

Warnhinweise und Inkompatibilitäten:
- Anwendung heute fragwürdig wegen des Anteils an Resorcin und Chlorocresol
- Vorsicht bei Säuglingen!
- Verfärbt Kleidung und Verbandstoffe

Anwendungshinweise:
- Lösung zum Auftragen auf die Haut
- 1- bis 3 mal täglich auf die erkrankte Körperstelle auftragen
- Verwendbar bis 1 Monat nach Herstellung (danach Ausfällungen von Fuchsin oder Resorcin)
- Flecken können durch Einweichen in Alkohol von mindestens 70 % mit einem Zusatz von etwa 1 % Natriumcarbonat entfernt werden

Kosten mit Verpackung u. MWSt. (Stand 1995):
- 50 g   14,47 DM
- 100 g   20,56 DM
- 200 g   32,95 DM

10.10.5 Farblose Castellanische Lösung (NRF 11.9.) (Castellani solutio sine colore)

Standardabgabemenge: 50 g

Zusammensetzung:
Chlorocresol	0,1 g
Resorcin	10,0 g
Natriumedetat	0,02 g
Aceton	5,0 g
Ethanol 70 %	10,0 g
Wasser	zu 100,0 g

Kommentar:
Es handelt sich um eine farblose alkoholisch-wäßrige Lösung, die eine überarbeitete und reduzierte Version der Castellanischen Lösung darstellt. Früher waren Borsäure und Phenol statt Chlorocresol enthalten, und Natriumedetat als Antioxidans für das Resorcin fehlte., sowie Fuchsin als roter Farbstoff wurde entfernt. Die Zusammensetzung als Vielstoffrezeptur entzieht sich einer rationalen Bewertung, und die Inhaltsstoffe im einzelnen sind entweder bedenklich oder in ihrer Wirkung nicht ausreichend belegt.

Indikationen:
- Als Desinfiziens bei lokalen Infektionen
- Ekzemen
- Nach Kryotherapie
- Zur austrocknenden Behandlung bei dyshidrosiformen Hand- und Fußekzemen

Warnhinweise und Inkompatibilitäten:
- Keine langfristige und großflächige Anwendung, insbesondere nicht bei Kindern
- kaum Sensibilisierungsgefahr

Anwendungshinweise:
- Lösung zum Auftragen auf die Haut
- 1- bis 3 mal täglich auf die erkrankte Körperstelle auftragen
- Verwendbar bis 6 Monate nach Herstellung

Kosten mit Verpackung u. MWSt. (Stand 1995):
- 50 g   11,48 DM
- 100 g   12,86 DM
- 200 g   19,24 DM

10.10.6 Weiche Zinkpaste mit Chlorkresol und feinverteiltem Schwefel (NRF 11.6.)

Standardabgabemenge: 20 g

Zusammensetzung:

Chlorocresol	0,1 g
Feinverteilter Schwefel	10,0 g
Weiche Zinkoxidpaste	zu 100,0 g

Kommentar: Chlorocresol löst sich in der Grundlage und Schwefel liegt suspendiert vor. Die Rezeptur ist die aktualisierte Fassung einer DRF-Rezeptur, bei der u. a. Phenol gegen Chlorocresol ausgetauscht worden ist. Die bereits bei dieser Aktualisierung reformulierte Grundlage Zinkpaste wurde überarbeitet und liegt jetzt in Rezeptur nach DAB vor (siehe dort)

Indikationen:
- Anwendung heute fragwürdig wegen des Anteils an Schwefel und an Chlorocresol. Aufgrund vielfältiger Alternativen überholtes Therapieprinzip
- Als Desinfiziens zur Hautbehandlung

Warnhinweise und Inkompatibilitäten:
- Die antibakterielle und antimykotische Wirkung von Schwefel ist in der modernen Dermatologie durch spezifischere Wirkstoffe ersetzt worden. Chlorocresol ist ebenfalls bedenklich
- Cave: Intoxikationen bei großflächiger Anwendung, insbesondere bei Kleinkindern
- Reizung der Atemwege
- Hautreizungen

Anwendungshinweise:
- 2- bis 3 mal täglich auf die erkrankte Körperstelle auftragen.

Kosten mit Verpackung u. MWSt. (Stand 1995):
- 20 g   5,76 DM
- 50 g   7,27 DM
- 100 g   9,96 DM
- Abfüllung in Tube, nur bis 100 g erhältlich

10.10.7 Sterile Ethacridinlactat-Lösung 0,05 / 0,1 / 0,5 oder 1 % (NRF 11.61.) (Rivanol®-haltige Lösung)

Standardabgabemenge: 100 ml (0,05 / 0,1%), 20 ml (0,5 / 1,0%)

Zusammensetzung:

	0,05%	0,1%	0,5%	1,0%
Ethacridinlactat	0,050 g	0,100 g	0,100 g	0,200 g
Wasser für Injektionszwecke zu	100,0 g	100,0 g	20,0 g	20,0 g

Kommentar:
Ethacridinlactat liegt in gelöster Form vor. Zur Herstellung soll sterilisiertes Wasser verwendet werden oder die ganze Zubereitung sterilfiltriert bzw. autoklaviert werden. Sterile Lösung in der öffentlichen Apotheke nur mit großem Aufwand herstellbar!

Indikationen:
Lösungen von 0.05% bis 0.1%:
- bei Wundinfektionen Wundbehandlung für Teilbäder und Umschläge
- als Antiseptikum für Haut und Schleimhaut

Lösungen von 0,5% bis 1,0%:
- zum Touchieren nur durch den Arzt

Warnhinweise und Inkompatibilitäten:
- Verfärbt Wäsche und Verbände
- Durch Verdunsten des Lösungsmittels können lokale Reizungen durch Konzentrierung des Ethacridinlactats auftreten
- selten Sensibilisierung
- selten Photosensibilisierung
- Die antimikrobielle Wirkung ist pH-Wert-abhängig insbesondere gegen Staphylokokken, Streptokokken und Kolibakterien, ebenso gegen Pilze und Protozoen wie Amöben, Kokzidien und Trichomonaden

Anwendungshinweise:
- 2 mal täglich auf die betroffene Haut- oder Schleimhautstelle auftragen
- Bei Umschlägen für ständige Durchfeuchtung sorgen
- Verdünnungen nur mit destilliertem Wasser herstellen (sonst Ausfällungen)
- Nicht verbrauchte Restmenge 7 Tage nach Anbruch verwerfen

Kosten mit Verpackung u. MWSt. (Stand 1995):

	0,05%	0,1%	0,5%	1,0%
50 g	8,03	8,10	8,63	9,37 DM
100 g	9,23	9,37	10,43	11,93 DM
200 g	11,82	12,10	14,21	17,20 DM

10.10.8 Ethanolhaltige Ethacridinlactat-Lösung 0,05 % oder 0,1 % (NRF 11.8.) (Alkoholische Rivanol®-Lösung)

Standardabgabemenge: 100 g (100 ml)

Zusammensetzung:

	0,05 %	*0,1 %*
Ethacridinlactat	0,05 g	0,1 g
Ethanol 90% (V/V)	20,0 g	20,0 g
Wasser	zu 100,0 g	100,0 g

Kommentar:
Ethacridinlactat liegt in gelöster Form vor.

Indikationen:
- Lokal als Antiseptikum.

Warnhinweise und Inkompatibilitäten:
- Die Lösung ist wegen des Alkoholgehaltes nicht für die Wundbehandlung geeignet.
- Verfärbt Wäsche und Verbände
- Durch Verdunsten des Lösungsmittels können lokale Reizungen durch Konzentrierung des Ethacridinlactats auftreten
- selten Sensibilisierung
- selten Photosensibilisierung
- Antimikrobielle Wirkung ist pH-Wert-abhängig insbesondere gegen Staphylokokken, Streptokokken und Kolibakterien, ebenso gegen Pilze und Protozoen wie Amöben, Kokzidien, Trichomonaden und Anaplasmen

Anwendungshinweise:
- 2 mal täglich auf die betroffenen Hautstellen auftragen

Kosten mit Verpackung u. MWSt. (Stand 1995):

	0,05%	**0,1%**
- 20 g	9,20	9,27 DM
- 50 g	11,76	11,90 DM
- 100 g	17,05	17,33 DM

10.10.9 Ethacridinlactat-Salbe 1 % mit Salicylsäure 3 % (NRF 11.63.)

Standardabgabemenge: 50 g

Zusammensetzung:
Ethacridinlactat	1,0 g
Salicylsäure-Verreibung 50%	6,0 g
Weißes Vaselin	zu 100,0 g

Kommentar:
Ethacridinlactat und Salicylsäure liegen in suspendierter Form vor. Ethacridinlactat könnte auch eingearbeitet werden in Wollwachsalkoholsalbe, Wasserhaltige Wollwachsalkoholsalbe, Nichtionische hydrophile Creme und Macrogolsalbe, dagegen nicht in Wasserhaltige hydrophile Salbe oder bestimmte Hydrogele.

Indikationen:
- Bei oberflächlichen Pyodermien
- Lokalbehandlung der streptogenen oder staphylogenen Impetigo contagiosa
- Abweichen von Krusten nach staphylogenen Infektionen
- Zur Weiterbehandlung des Krustengrundes eignet sich dann Ethacridinlactat-Zinkpaste 1%.

Warnhinweise und Inkompatibilitäten:
- Cave: Großflächige Anwendung bei Säuglingen und Kleinkindern
- Ethacridinlactat zersetzt sich unter Lichteinwirkung
- Verfärbt Wäsche und Verbandsstoffe gelb

Anwendungshinweise:
- 3 bis 5 Tage lang 1- bis 3 mal täglich auf die erkrankten Hautstellen auftragen
- Anschlußbehandlung mit Ethacridinlactat-Zinkpaste 1%
- Nicht in Kontakt mit Augen und Schleimhäuten bringen

Kosten mit Verpackung u. MWSt. (Stand 1995):
- 20 g   5,64 DM
- 50 g   7,52 DM
- 100 g   10,95 DM
- 200 g   17,80 DM

10.10.10 Ethacridinlactat-Zinkpaste 1 % (NRF 11.7.) (Rivanol®-Zinkpaste)

Standardabgabemenge: 20 g

Zusammensetzung:

Ethacridinlactat	1,0 g
Dickflüssiges Paraffin	10,0 g
Zinkpaste	zu 100,0 g

Kommentar: Ethacridinlactat liegt in suspendierter Form vor. Durch die Einarbeitung des flüssigen Paraffins wird die Paste etwas weicher und besser streichfähig

Indikationen:
- Als Antiseptikum zur Haut- und Schleimhautbehandlung
- Nachbehandlung der Impetigo contagiosa
- Vorzugsweise nach einer Vorbehandlung mit Ethacridinlactat-Salbe 1% mit Salicylsäure 3% (zusammen rezeptieren)

Warnhinweise und Inkompatibilitäten:
- Verfärbt Wäsche und Verbandsstoffe gelb

Anwendungshinweise:
- 2- bis 3 mal täglich auf die erkrankten Körperstellen auftragen

Kosten mit Verpackung u. MWSt. (Stand 1995):
- 20 g   6,30 DM
- 50 g   9,18 DM
- 100 g   14,25 DM
- 200 g   20,95 DM

10.10.11 Chlorhexidingluconat-Creme 1 % (Freie Rezeptur)

Standardabgabemenge: 50 g

Zusammensetzung:
Chlorhexidingluconat-Lsg. 20%   5,3 g
Basiscreme DAC   zu 100,0 g

Kommentar:
Chlorhexidingluconat ist als 20%iges Konzentrat(V/V; 5,3 g enthalten 1 g Chlorhexidingluconat) im Handel und liegt in wasserhaltigen Zubereitungen gelöst vor. Der Vorteil gegenüber vielen anderen Antiseptika ist, daß diese Zubereitung farblos und auch geruchlos ist. Chlorhexidingluconat könnte auch eingearbeitet werden in wasserhaltige Wollwachsalkoholsalbe mit einem reduzierten Wasseranteil (25-30%), Nichtionische hydrophile Creme und Macrogolsalbe, dagegen nicht in Wasserhaltige hydrophile Salbe. Es können auch geringere Konzentrationen von 0,2 - 1,0 % gewählt werden. Die kombinierte Einarbeitung von Kortikosteroiden ist möglich.

Indikationen:
- Bei oberflächlichen Pyodermien
- Lokalbehandlung der streptogenen oder staphylogenen Impetigo contagiosa
- Auch antimykotisch wirksam.

Warnhinweise und Inkompatibilitäten:
- Hemmt die Wundheilung.
- Nicht am Auge und in unmittelbaren Umgebung anwenden.
- Nicht wirksam bei säurefesten Bakterien, Bakteriensporen und Viren.
- Sensibilisierungsgefahr: Cetylstearylalkohol, Propylenglykol, Chlorhexidingluconat

Anwendungshinweise:
- 1- bis 3 mal täglich auf die erkrankten Hautstellen
- Nicht in Kontakt mit Augen bringen

Kosten mit Verpackung u. MWSt. (Stand 1995):
- 20 g   5,81 DM
- 50 g   7,94 DM
- 100 g   11,78 DM
- 200 g   19,46 DM

10.10.12 Sterile Brillantgrün-Lösung 0,05 % oder 0,1 % (NRF 11.67.)

Standardabgabemenge: 50 g

Zusammensetzung:

	0,05%	0,1%
Ethanolische Brillantgrün-Stammlösung 10%	0,5 g	1,0 g
Natriumchlorid	0,9 g	0,9 g
Wasser	zu 100,0 g	100,0 g

Kommentar:
Es handelt sich um eine grüne Farbstofflösung mit einem vernachlässigbaren Anteil von Ethanol (0,4%). Natriumchlorid wird hinzugefügt, um eine gewebsisotone Lösung zu erhalten. Sterile Lösung in der öffentlichen Apotheke nur mit großem Aufwand herstellbar. Die vorliegenden, sehr verdünnten Brillantgrün-Lösungen sind nicht sicher antimikrobiell stabil.

Indikationen:
- Nässende Dermatosen
- Fußmykosen
- Gramnegativer Fußinfekt
- Intertriginöse Infektionen
- Akutes Analekzem
- Blasenbildende Hautkrankheiten
- Anwendung durch den Arzt auch kleinflächig in der Mundhöhle

Warnhinweise und Inkompatibilitäten:
- Granulationshemmende Wirkung bereits in niedrigen Konzentrationen
- Verfärbung von Haut, Kleidung und Verbandsstoffen
- Selten Sensibilisierung

Anwendungshinweise:
- Eine mit der Lösung getränkte Kompresse nur kurzfristig auf die betroffene Körperstelle auflegen
- Vor Lichteinwirkung schützen, da Bildung toxischer Zersetzungsprodukte
- Angebrochene Gefäße sind bald aufzubrauchen

Kosten mit Verpackung u. MWSt. (Stand 1995):

	0,05%	**0,1%**
50 g	10,52	10,57 DM
100 g	10,96	11,05 DM
200 g	11,99	12,18 DM

10.10.13 Brillantgrün-Lösung 0,5 % (NRF 11.68.)

Standardabgabemenge: 20 g

Zusammensetzung:

Ethanolische Brillantgrün-Stammlösung 10%	5,0 g
Wasser	95,0 g

Kommentar:
Es handelt sich um eine grüne Farbstofflösung mit einem herstellungsbedingten Anteil von etwa 4 % Ethanol.

Indikationen:
- Nässende Dermatosen
- Fußmykosen
- Gramnegativer Fußinfekt
- Intertriginöse Infektionen
- Erythrasma
- Blasenbildende Hautkrankheiten

Warnhinweise und Inkompatibilitäten:
- Cave: Anwendung in intertriginösen Hautbezirken; Gefahr von Irritationen und nekrotischen Hautreaktionen
- Starke Granulationshemmung, somit Hemmung der Wundheilung
- Selten Sensibilisierung
- Verfärbt Kleidung und Verbandsstoffe

Anwendungshinweise:
- 1- bis 3 mal täglich auf die betroffene Körperstelle auftragen

Kosten mit Verpackung u. MWSt. (Stand 1995):
- 50 g   7,66 DM
- 100 g   8,67 DM
- 200 g   10,87 DM

10.10.14 Methylrosaniliniumchlorid-Lösung 0,1 % oder 0,5 % .NRF 11.69.) (Gentianaviolett-Lösung)

Zusammensetzung:

	0,1 %	0,5 %
Ethanolische Methylrosanilinium-Chlorid-Stammlösung 10%	1,0 g	5,0 g
Wasser	zu 100,0 g	100,0 g

Kommentar:
Es handelt sich um eine violette Farbstofflösung mit einem vernachlässigbaren Alkoholanteil bei der 0,1%igen Lösung und mit einem herstellungsbedingten Alkoholanteil von etwa 4 % bei der 0,5%igen Lösung. Der pH-Wert liegt im sauren Bereich und die Lösung kann deshalb zu Hautreizungen führen.

Indikationen:
- Als Antiseptikum
- Dermatomykosen
- Grampositive bakterielle Infektionen
- Anwendung durch den Arzt auch kleinflächig in der Mundhöhle.

Warnhinweise und Inkompatibilitäten:
- Hemmung der Wundheilung
- Dauerhafte Verfärbungen bei der Auftragung auf Granulationsgewebe
- Lösung bei Anwendung im Mund nicht schlucken, Kleinkinder sollten nur mit nach unten gewandtem Gesicht in der Mundhöhle behandelt werden
- Selten Sensibilisierung
- Keine Anwendung in Schwangerschaft und während der Stillzeit
- Unzureichende Wirkung gegen gramnegative und säurefeste Bakterien oder Bakterien-Sporen
- Verfärbt Haut und Gegenstände (Kleidung) bei Kontakt violett

Anwendungshinweise:
- 1- bis 3 mal täglich auf die betroffene Körperstelle auftragen
- Aufzubrauchen bis 6 Monate nach Abgabe

Kosten mit Verpackung u. MWSt. (Stand 1995):

	0,1%	0,5%
50 g	7,19	8,11 DM
100 g	7,73	9,57 DM
200 g	8,98	12,66 DM

10.10.15 Methylviolett-Lösung 0,1 % oder 0,5 % pH 7 (NRF 11.70.)

Standardabgabemenge: 20 g

Zusammensetzung:

	0,1 %	0,5 %
Ethanolische Methylviolett-Stammlösung 10%	1,0 g	5,0 g
Natriumhydrogencarbonat-Lösung 0,03 % (m/m)	25,0 g	zu 100,0 g
Wasser	zu 100,0 g	---

Kommentar:
Es handelt sich um eine violette Farbstofflösung mit einem vernachlässigbaren Alkoholanteil bei der 0,1%igen Lösung und mit einem herstellungsbedingten Alkoholanteil von etwa 4 % bei der 0,5%igen Lösung. Das stark sauer reagierende Methylviolett wird durch Natriumhydrogencarbonat neutralisiert, um die Hautverträglichkeit zu verbessern.

Indikationen:
- Antiseptikum und Antimykotikum zur lokalen Anwendung auf der Haut
- Anwendung durch den Arzt auch kleinflächig in der Mundhöhle
- hemmt das Wachstum zahlreicher Pilzarten einschließlich Hefen und Dermatophyten
- wirksam auch gegen grampositive Bakterien

Warnhinweise und Inkompatibilitäten:
- Hemmung der Wundheilung
- Dauerhafte Verfärbungen bei der Auftragung auf Granulationsgewebe
- Lösung bei Anwendung im Mund nicht schlucken, Kleinkinder sollten nur mit nach unten gewandten Gesicht in der Mundhöhle behandelt werden
- Selten Sensibilisierung
- Keine Anwendung in Schwangerschaft und während der Stillzeit
- Unzureichende Wirkung gegen gramnegative und säurefeste Bakterien oder Bakterien-Sporen
- Verfärbt Haut und Gegenstände (Kleidung) bei Kontakt violett

Anwendungshinweise:
- 1- bis 3 mal täglich auf die betroffene Körperstelle auftragen
- Aufzubrauchen bis 6 Monate nach Abgabe

Kosten mit Verpackung u. MWSt. (Stand 1995):

	0,1%	0,5%
50 g	7,20	8,12 DM
100 g	7,75	9,59 DM
200 g	9,03	12,71 DM

10.10.16 Desinfektionsspiritus (NRF 11.27.)

Standardabgabemenge 150 g

Zusammensetzung:

Isopropylalkohol	45,0 g
Propylalkohol	30,0 g
Isopropylmyristat	0,5 g
Glycerol 85%	2,0 g
Wasserstoffperoxid-Lösung 30%	1,0 g
Wasser	zu 100,0 g

Kommentar:
Das Konzept dieser Rezeptur beruht darauf, daß Isopropylalkohol und Propylalkohol das Wirkungsoptimum bei ca 30 % Wasserzusatz haben. Zur besseren Hautverträglichkeit der entfettenden Alkohole sind Isopropylmyristat und Glycerol enthalten. Alkohole wirken nicht sporozid, deshalb wird dem Spiritus bei der Herstellung eine geringe Menge Wasserstoffperoxidlösung zugesetzt, die geringe Mengen von Sporen abzutöten in der Lage ist, aber kein arzneiwirksamer Bestandteil ist.

Indikationen:
- Hygienische und chirurgische Händedesinfektion

Warnhinweise und Inkompatibilitäten:
- Häufiges Waschen und Behandlung mit Alkohol entfetten die Haut und trocknen sie aus.

Anwendungshinweise:
- *Hygienische Händedesinfektion*: 3ml Spiritus 30 sec. lang auf die Hände verteilen, so daß diese vollständig benetzt werden.
- *Chirurgische Händedesinfektion*: 2x je 5ml Spiritus so auf die Hände verteilen, daß diese vollständig benetzt werden und jeweils 2,5 Minuten verreiben.

Kosten mit Verpackung u. MWSt. (Stand 1995):
- 50 g   8,75 DM
- 100 g   10,87 DM
- 200 g   15,26 DM

10.11 Antiinfektiosa

10.11.1 Clotrimazol-Lösung 1 % (NRF 11.40.)

Standardabgabemenge: 30 g

Zusammensetzung:
Clotrimazol 1,0 g
Macrogol 400 zu 100,0 g

Kommentar:
Es handelt sich um eine fett- und alkoholfreie dickflüssige Lösung auf Macrogolbasis. Clotrimazol liegt in Lösung vor.

Indikationen:
- Lokalbehandlung von Haut- und Genitalmykosen
- Candidainfektionen
- Trichomonadeninfektion
- Als alkoholfreie Lösung auch an nicht intakten Hautpartien anwendbar

Warnhinweise und Inkompatibilitäten:
- Sensibilisierungsgefahr: Clotrimazol und Polyethylenglykole (Macrogole)

Anwendungshinweise:
- 2-3mal täglich dünn auf die erkrankten Hautstellen auftragen

Kosten mit Verpackung u. MWSt. (Stand 1995):
- 20 g   7,59 DM
- 50 g   11,05 DM
- 100 g   17,07 DM
- 200 g   29,21 DM

10.11.2 Clotrimazol-Hautspray 1 % (NRF 11.41.)

Standardabgabemenge: 40 g

Zusammensetzung:

Clotrimazol	1,0 g
Macrogol 400	25,0 g
Isopropylalkohol	zu 100,0 g

Kommentar:
Es handelt sich um eine alkoholische Lösung mit 74 % Isopropylalkohol. Das Macrogol wird hinzugefügt, um eine bessere Haftung auf der Haut zu erreichen.

Indikationen:
- Lokalbehandlung von Haut- und Genitalmykosen
- Candidainfektionen
- Trichomonadeninfektion

Warnhinweise und Inkompatibilitäten:
- Wegen des Alkoholgehaltes bei nichtintakter Haut vermeiden
- Sensibilisierungsgefahr: Clotrimazol und Polyethylenglykole (Makrogole)

Anwendungshinweise:
- 2-3mal täglich dünn auf die erkrankten Hautstellen aufsprühen
- Dicht verschlossen halten und vor Licht schützen

Kosten mit Verpackung u. MWSt. (Stand 1995):
- 20 g   9,49 DM
- 50 g   11,80 DM
- 100 g   15,70 DM
- Abfüllung in Sprühflasche bis 100 ml erhältlich

10.11.3 Harnstoff-Paste 40 % mit Clotrimazol 1 % (NRF 11.57.)

Standardabgabemenge: 20 g

Zusammensetzung:

Harnstoff	40,0 g
Clotrimazol	1,0 g
Dickflüssiges Paraffin	14,0 g
Weißes Vaselin	20,0 g
Gebleichtes Wachs	5,0 g
Wollwachs	20,0 g

Kommentar:
Es handelt sich um eine wasserfreie Zubereitung, in der Harnstoff und Clotrimazol in suspendierter Form enthalten sind. Die Herstellung ist verhältnismäßig aufwendig, weil Harnstoff sich schlecht pulverisieren läßt. Dazu wird eine Harnstoff-Verreibung mit Aceton hergestellt, das Aceton ist aber im Endprodukt nicht mehr enthalten.

Indikationen:
- Zur ambulanten Nagelentfernung bei Onychomykosen an Händen und Füßen

Warnhinweise und Inkompatibilitäten:
- Reizungen des Nagelwalles wegen der hohen Harnstoffkonzentration und ihrer keratolytischen Wirkung
- Sensibilisierungsgefahr: Wollwachs, Clotrimazol

Anwendungshinweise:
- Vorgehen: Therapieeinleitung durch Fachpersonal
- Nagelwall und die Umgebung des Nagels mit Zinkpaste abdecken
- Täglich oder alle 2 Tage die Salbe dick auf den erkrankten Nagel auftragen. Okklusivverband anlegen
- Abbaden von Salbenresten und Abschaben der erweichten Nagelsubstanz.
- Therapiedauer: 4-6 Wochen.

Kosten mit Verpackung u. MWSt. (Stand 1995):
- 20 g   6,11 DM
- 50 g   8,69 DM
- 100,0   13,28 DM
- 200 g   22,47 DM

10.11.4 Hydrophile Clotrimazol-Salbe 2 % (NRF 11.50.)

Standardabgabemenge: 30 g

Zusammensetzung:

Clotrimazol	2,0 g
Macrogol 300	53,3 g
Macrogol 1500	zu 100,0 g

Kommentar:
Es handelt sich um eine fett- und wasserfreie Polyethylenglykolgrundlage, in der Clotrimazol in gelöster Form vorliegt. .

Indikationen:
- Lokalbehandlung von Haut- und Genitalmykosen
- Candidainfektionen
- Trichomonadeninfektion

Warnhinweise und Inkompatibilitäten:
- Sensibilisierungsgefahr: Clotrimazol und Polyethylenglykole (Makrogole)

Anwendungshinweise:
- 2-3mal dünn auf die erkrankten Hautstellen auftragen
- Zum alsbaldigen Gebrauch bestimmt

Kosten mit Verpackung u. MWSt. (Stand 1995):
- 20 g   7,53 DM
- 50 g   12,26 DM
- 100 g   20,42 DM
- 200 g   36,75 DM

10.11.5 Hydrophile Miconazolnitrat-Creme 2 % (NRF 11.79.)

Standardabgabemenge: 25 g

Zusammensetzung:

Miconazolnitrat	2,0
Mittelkettige Triglyceride	6,0
Basiscreme DAC	zu 100,0

Kommentar:
Miconazolnitrat ist in Wasser und in anderen häufig verwandten Dermatika-Grundlagen kaum löslich. In der vorliegenden hydrophilen Creme liegt es suspendiert vor. Die vorliegende Rezeptur enthält keine Konservierungsstoffe, ist aber wegen des hohen Anteils an Propylenglykol mikrobiell nicht anfällig.

Indikationen:
- Tinea pedis
- Tinea corporis
- Candidainfektionen
- Genitalmykosen

Warnhinweise und Inkompatibilitäten:
- Sensibilisierungsgefahr: Cetylstearylalkohol, Propylenglykol, Miconazolnitrat (sehr selten)
- Keine vaginale Anwendung im ersten Trimenon einer Schwangerschaft
- Nicht an der laktierenden Mamma anwenden

Anwendungshinweise:
- 2-3mal dünn auf die erkrankten Hautstellen auftragen.

Kosten mit Verpackung u. MWSt. (Stand 1995):
- 20 g   29,47
- 50 g   67,13
- 100 g   130,15
- 200 g   252,75

10.11.6 Ethanolhaltige Miconazolnitrat-Lösung 1 % (NRF 11.80.)

Standardabgabemenge: 25 g

Zusammensetzung:

Miconazolnitrat	1,0
Propylenglycol	20,0
Macrogol-Glycerolhydroxystearat	12,0
Milchsäure	2,0
Ethanol 96 %	40,0
Gereinigtes Wasser	zu 100,0

Kommentar:
Da Miconazolnitrat in Wasser, Ethanol, Propylenglykol usw. nur schlecht löslich ist, wird in der vorliegenden Rezeptur nur eine 1%ige Lösung hergestellt. Der Zusatz von Milchsäure führt aufgrund der pH-Erniedrigung zu einer leichten Verbesserung der Löslichkeit von Miconazolnitrat. Auch der Solubilisator Macrogol-Glycerolhydroxystearat dient der Verbesserung der Löslichkeit.

Indikationen:
- Interdigitalmykosen
- Intertriginöse Tinea corporis
- Erythrasma
- Pityriasis versicolor
- Oberflächliche Candidosen

Warnhinweise und Inkompatibilitäten:
- Sensibilisierungsgefahr auf Miconazolnitrat ist gering
- Nicht an der laktierenden Mamma anwenden

Anwendungshinweise:
- 2mal täglich auf die erkrankten Hautstellen auftragen
- Nicht im Kühlschrank aufbewahren, da es zur Auskristallisation des Wirkstoffes kommen kann

Kosten mit Verpackung u. MWSt. (Stand 1995):
- 50 g   44,67
- 100 g   80,97
- 200 g   153,74

10.11.7 Anionische Miconazolnitrat-Creme 2 % (NRF 11.81.)

Standardabgabemenge: 25 g

Zusammensetzung:
Miconazolnitrat	2,0
Dickflüssiges Paraffin	6,0
Wasserhaltige hydrophile Salbe	zu 100,0

Kommentar:
Die anionische Miconazolnitrat-Creme hat im Vergleich zu der hydrophilen Miconazolnitrat-Creme (NRF 11.79.) mit etwa 65 % einen höheren Wasseranteil (im Vergleich zu 40 %). Unguentum emulsificans aquosum ist vorkonserviert mit 0,1 % Sorbinsäure. Das Miconazolnitrat, das in Wasser und in Dermatika-Grundlagen kaum löslich ist, liegt hier als suspendierter Feststoff vor.

Indikationen:
- Tinea pedis
- Tinea corporis
- Candida-Infektionen
- Genitalmykosen

Warnhinweise und Inkompatibilitäten:
- Sensibilisierungsgefahr: Cetylstearylalkohol, auf Miconazolnitrat gering
- Keine vaginale Anwendung im ersten Trimenon einer Schwangerschaft
- Nicht an der laktierenden Mamma anwenden

Anwendungshinweise:
- 2-3mal dünn auf die erkrankten Hautstellen auftragen

Kosten mit Verpackung u. MWSt. (Stand 1995):
- 20 g   29,00
- 50 g   61,92
- 100 g   126,16
- Abfüllung in Tube, nur bis 100 g erhältlich

10.11.8 Benzylbenzoat-Emulsion 10 oder 25 % (NRF 11.64.)

Standardabgabemenge: 200 g

Zusammensetzung:

	10%	25%
Benzylbenzoat	10,0	25,0
Emulgierender Cetylstearylalkohol	2,0	2,0
Gereinigtes Wasser	zu 100,0	zu 100,0

Kommentar:
Es handelt sich um eine Emulsion, bei der der flüssige Wirkstoff in fein verteilter Form als innere Phase vorliegt. Emulgierender Cetylstearylalkohol dient als Emulgator.

Indikationen:
- Skabies (Krätze)
- (evtl. Pediculosis)

Warnhinweise und Inkompatibilitäten:
- Sensibilisierungsgefahr: Benzylbenzoat und Cetylstearylalkohol
- Orale Einnahme kann zu Krämpfen führen

Anwendungshinweise:
- 3 Tage lang morgens und abends nach dem Baden den ganzen Körper vom Hals abwärts dünn einreiben
- Bett- und Leibwäsche täglich wechseln und kochen bzw. 5-8 Tage gut lüften. Behandlung nach 1 Woche nochmals über 3 Tage wiederholen
- 10%ige Emulsion für Säuglinge – Kleinkinder; jeweils nur Ober- und Unterkörper im Wechsel behandeln; 4 Tage Behandlungszeit.
- Nicht in Kontakt mit Augen und Schleimhäuten bringen
- Nach Anwenden der Benzylbenzoat-Emulsion kann ein juckendes, postskabiöses Ekzem auftreten, deshalb Behandlung mit steroidhaltigen Cremes empfohlen
- Bei Pediculosis zusätzlich 3%ige Essigsäure zur Entfernung der Nissen am Kopf anwenden

Kosten mit Verpackung u. MWSt. (Stand 1995):

	10 %	25 %
20 g	8,95 DM	9,55 DM
50 g	9,71 DM	11,20 DM
100 g	11,10 DM	14,09 DM
200 g	14,03 DM	20,00 DM

10.11.9 Hydrophiles Metronidazol-Gel 0,75 % (NRF 11.65.)

Standardabgabemenge: 30 g

Zusammensetzung:

30 g mit verschiedener Konservierung:

	Sorbat	PHB-Ester	Propylenglykol	ohne
Metronidazol	0,75 g	0,75 g	0,75 g	0,75 g
Propylenglykol	5,0 g	5,0 g	15,0 g	5,0 g
Natriumedetat	0,1 g	0,1 g	0,1 g	-
Trometamol	0,25 g	0,25 g	0,3 g	0,3 g
Polyacrylsäure	0,5 g	0,5 g	0,5 g	0,5g
Kaliumsorbat	0,1 g	-	-	-
Metyl-4-hydroxy-benzoat-Natrium	-	0,08 g	-	-
Propyl-4-hydroxy-benzoat-Natrium	-	0,03 g	-	-
Gereinigtes Wasser	zu 100,0 g	zu 100,0 g	zu 100,0 g	zu 100,0 g

Kommentar:
Es handelt sich um ein fett- und alkoholfreies Hydrogel, in dem Metronidazol zu 0,75% in gelöster Form vorliegt. Ohne weiteren Hinweis wird mit Kaliumsorbat konserviert. Auf Wunsch können PHB-Ester oder Propylenglykol verwendet werden. Bei der zur Konservierung erforderlichen Konzentration von 15% Propylenglykol sind Hautirritationen allerdings nicht auszuschließen. Ohne Konservierung nur 7 Tage haltbar. Die Herstellung der Rezeptur ist in der Apotheke sehr aufwendig!

Indikationen:
- Rosazea
- periorale Dermatitis
- seborrhoisches Ekzem
- eosinophile Dermatitis bei HIV-Infektion

Warnhinweise und Inkompatibilitäten:
- Sensibilisierungsgefahr: PHB-Ester (Parabene)

Anwendungshinweise:
- 2-3mal dünn auf die erkrankten Hautstellen auftragen

Kosten mit Verpackung u. MWSt. (Stand 1995):

	ohne	mit Propylenglykol;
20 g	8,80	8,95 DM
50 g	9,95	10,32 DM
100 g	12,03	12,78 DM

- Abfüllung in Tube, nur bis 100 g erhältlich

10.11.10 Metronidazol-Creme 2 % (Freie Rezeptur)

Standardabgabemenge: 30 g

Zusammensetzung:
Metronidazol	2,0 g
Basiscreme DAC	zu 100,0 g

Kommentar:
Metronidazol liegt in suspendierter Form in dieser Creme vor. Die vorliegende Rezeptur enthält keine Konservierungsstoffe, ist aber wegen des hohen Anteils an Propylenglykol mikrobiell nicht anfällig.

Indikationen:
- Rosazea
- periorale Dermatitis
- seborrhoisches Ekzem
- eosinophile Dermatitis bei HIV-Infektion

Warnhinweise und Inkompatibilitäten:
- Sensibilisierungsgefahr: Cetylstearylalkohol, Metronidazol

Anwendungshinweise:
- 2-3mal dünn auf die erkrankten Hautstellen auftragen

Kosten mit Verpackung u. MWSt. (Stand 1995):
- 20 g   7,05 DM
- 50 g   11,05 DM
- 100 g   18,-- DM
- 200 g   31,90 DM

10.12 Wundbehandlungsmittel

10.12.1 Pantothenylalkohol-Creme (NRF 11.28.) (Dexpanthenol creme)

Standardabgabemenge: 50 g

Zusammensetzung:
Dexpanthenol	5,0 g
Wasser	5,0 g
Basiscreme DAC	90,0 g

Kommentar:
Dexpanthenol ist eine zähflüssige Substanz, die leicht in Wasser löslich ist und in hydrophilen Cremes gelöst vorliegt. Die vorliegende Rezeptur enthält keine Konservierungsstoffe, ist aber wegen des hohen Anteils an Propylenglykol mikrobiell nicht anfällig.

Indikationen:
- Bei oberflächlichen, nässenden Hautdefekten zur Förderung der Granulation, Epithelialisierung und Infektabwehr der Haut.
- Schürf- und Brandwunden
- strahlenbedingte Hautschäden
- Windeldermatitis
- Sekundär heilende Wunden

Warnhinweise und Inkompatibilitäten:
- Selten Brennen nach Auftragen auf stark entzündliche Hautpartien
- Sensibilisierungsgefahr: Dexpanthenol, Cetylalkohol

Anwendungshinweise:
- 1-3 mal täglich auf die erkrankten Hautstellen auftragen

Kosten mit Verpackung u. MWSt. (Stand 1995):
- 20 g 11,05 DM
- 50 g 16,13 DM
- 100 g 24,89 DM
- 200 g 42,40 DM

10.12.2 Pantothenylalkohol-Salbe (NRF 11.29.)

Zusammensetzung:

Dexpanthenol	5,0 g
Wasser	30,0 g
mittelkettige Triglyceride	7,0 g
Wollwachsalkoholsalbe	zu 100,0 g

Kommentar:
Dexpanthenol ist eine zähflüssige Substanz, die leicht in Wasser löslich ist und in der Creme gelöst vorliegt. Die mittelkettigen Triglyceride bewirken eine weichere Konsistenz der Grundlage. Enthält keine Konservierungsstoffe.

Indikationen:
- Bei oberflächlichen, nässenden Hautdefekten zur Förderung der Granulation, Epithelialisierung und Infektabwehr der Haut.
- Schürf- und Brandwunden
- strahlenbedingte Hautschäden
- Windeldermatitis
- Sekundär heilende Wunden

Warnhinweise und Inkompatibilitäten:
- Selten Brennen nach Auftragen auf stark entzündliche Hautpartien
- Sensibilisierungsgefahr: Dexpanthenol, Wollwachsalkohole
- Achtung bei Verwendung für Ulcera crurum: gehäuft Sensibilisierungen gegen Wollwachsalkohole. Vorherige Testung empfohlen

Anwendungshinweise:
- 1-3 mal täglich auf die erkrankten Hautstellen auftragen.
- Haltbarkeit der unkonservierten Zubereitung 1 Monat nach Herstellung

Kosten mit Verpackung u. MWSt. (Stand 1995):
- 20 g   10,26 DM
- 50 g   14,16 DM
- 100 g   20,93 DM
- 200 g   34,49 DM

10.12.3 Harnstoff-Glucose-Puder (NRF 11.48.)

Standardabgabemenge: 30 g

Zusammensetzung:
Harnstoff   50,0 g
Wasserfreie Glucose   zu 100,0 g

Kommentar:
Harnstoff läßt sich schlecht pulverisieren, die Herstellung läuft über eine Naßverreibung mit Aceton. Ohne besondere Schutzlagerung verklumpt das Pulver innerhalb von einer Woche und muß bei Bedarf frisch hergestellt werden. Das Puder kann nicht sterilisert werden, hat aber antimikrobielle Eigenschaften, so daß eine mikrobielle Kontamination nicht zu befürchten ist.

Indikationen:
- Das Puder hat einen stark osmotischen Effekt und wird vorwiegend zur Wundbehandlung eingesetzt
- Es bewirkt vor allem eine Reinigung der Wunde
- Ulcera crurum
- Dekubitalulcera

Warnhinweise und Inkompatibilitäten:
- Kann durch den osmotischen Effekt schmerzhaft bei der Anwendung sein

Anwendungshinweise:
- Das Puder verflüssigt sich in exsudierenden Wunden
- Kann mit wäßrigen Lösungen ausgewaschen werden

Kosten mit Verpackung u. MWSt. (Stand 1995):
- Abfüllung in Streudose zu 50 und 100 g
- 50 g   8,13 DM
- 100 g   11,28 DM

10.12.4 Polyvidon-Iod-Zucker-Salbe (NRF 11.42.)

Standardabgabemenge: 50 g

Zusammensetzung:
Polyvidon-Iod	2,6 g
Glycerol 85%	10,0 g
Macrogol 4000	4,0 g
Glucosesirup	83,4 g

Kommentar:
Es handelt sich um eine durch Glycerin, Macrogol und Glucosesirup stark osmotisch wirksame, rötliche-braune zähe Grundlage, die sich auf nässenden Wunden verflüssigt. Polividon ist ein Polymer, das Iod bindet und mikrobiell aktives Iod in geringen Konzentrationen freisetzt. Wenn die bräunlich-rote Farbe verlorengeht, ist auch die Wirksamkeit nicht mehr vorhanden. Nicht in Kunststoffgefäßen aufbewahren!

Indikationen:
- Zur Desinfektion und Granulationsförderung bei Ulzera und schlecht heilenden Wunden.

Warnhinweise und Inkompatibilitäten:
- Cave: Hyperthyreote Stoffwechsellage, Jodallergie
- Zurückhaltung in der Schwangerschaft
- Verfärbt Kleidung und Verbandsstoffe
- Jodflecken können durch Behandlung mit 10%iger Natriumthiosulfat-Lösung und anschließendes Spülen mit Wasser beseitigt werden.
- Sensibilisierungsgefahr: Iod, Polyethylenglykol (Makrogole)

Anwendungshinweise:
- Applikationshilfen (Holzspatel) und Verbandmaterial sollten zur Verfügung stehen
- 1- bis 4 mal täglich in dicker Schicht auf die Wunde bzw. das vorgesehene Verbandsmaterial auftragen und mit einem Verband abdecken

Kosten mit Verpackung u. MWSt. (Stand 1995):
- 20 g   8,65 DM
- 50 g   9,59 DM
- 100,0   10,88 DM
- 200 g   13,63 DM

10.12.5 Natriumchlorit-Lösung 0,12 % (NRF 11.62.)

Standardabgabemenge: 100 g

Zusammensetzung:

Natriumchlorit-Lösung 24,5%	0,50 g
Natriumchlorid	0,05 g
Glycerol	2,0 g
Natriumhydroxid-Lösung 0,1% (m/m)	10,0 g
Wasser	zu 100,0 g

Kommentar:
Dem Prinzip nach soll diese Lösung antimikrobiell durch Sauerstoff- bzw. Chlorfreisetzung wirken (ähnlich dem Prinzip des Oxoferin®). Der pH-Wert liegt bei pH 11, daher sollte die Lösung möglichst in Kunsstoffflaschen aufbewahrt werden, in Glasflaschen nur im Kühlschrank.

Indikationen:
- Zur desinfizierenden Wundbehandlung.

Warnhinweise und Inkompatibilitäten:
- Die Behandlungsdauer sollte 6 Wochen nur in Ausnahmefällen überschreiten
- Im Wundgebiet können gelegentlich zu Anfang der Behandlung Hautrötung, juckend-brennende Mißempfindungen, in seltenen Fällen auch leichte Schmerzen auftreten
- Nicht zusammen mit anderen Lokaltherapeutika auf die Wunde aufbringen, da andernfalls die Wirksamkeit beeinträchtigt werden kann

Anwendungshinweise:
- 2mal täglich eine mit etwa 5 bis 10 ml getränkte Kompresse auf die Wunde auftragen, bei großen Wunden entsprechend mehr
- Dicht verschlossen und möglichst im Kühlschrank aufbewahren

Kosten mit Verpackung u. MWSt. (Stand 1995):
- 50 g   7,02 DM
- 100 g   7,39 DM
- 200 g   8,31 DM

10.13 Antihidrotika

10.13.1 Aluminiumchlorid-Hexahydrat-Gel 20 % (NRF 11.24.)

Standardabgabemenge: 50 g

Zusammensetzung:

Aluminiumchlorid-Hexahydrat	20,0
Hydroxyethylcellulose 400	5,0
Gereinigtes Wasser	zu 100,0

Kommentar:
Es handelt sich um fett- und alkoholfreies Hydrogel, in dem Aluminiumchlorid-Hexahydrat gelöst vorliegt. Die Zubereitung ist stark sauer mit einem pH-Wert von ca. 2, eine Konservierung ist nicht erforderlich.

Indikationen:
- Hyperhidrosis axillaris sowie pedum et manuum

Warnhinweise und Inkompatibilitäten:
- Nicht in Kontakt mit den Augen bringen. Textilien können geschädigt werden (korrosive Wirkung)

Anwendungshinweise:
- Täglich zur Nacht auf die betroffene Körperstelle dünn auftragen, im Bereich der Achselhöhlen nur jeden zweiten Tag. Später nach Bedarf anwenden
- Nicht auf schwitzende Haut auftragen. Auch Schwitzen nach der Anwendung beeinträchtigt die Wirksamkeit, daher Anwendung über Nacht
- An Händen und Füßen bessere Wirkung unter Okklusivbedingungen

Kosten mit Verpackung u. MWSt. (Stand 1995):
- 20 g   9,14 DM
- 50 g   10,81 DM
- 100 g   13,77 DM
- Abfüllung in Tube, nur bis 100 g erhältlich

10.13.2 Isopropylalkoholhaltige Aluminiumchlorid-Hexahydrat-Lösung 20 % (NRF 11.1.)

Standardabgabemenge: 50 g

Zusammensetzung:
Aluminiumchlorid-Hexahydrat	20,0
Gereinigtes Wasser	20,0
Isopropylalkohol	zu 100,0

Kommentar:
Aluminiumchlorid-Hexahydrat 20% liegt in dieser Rezeptur in alkoholisch-wäßriger Lösung vor.

Indikationen:
- Hyperhidrosis axillaris sowie pedum et manuum

Warnhinweise und Inkompatibilitäten:
- Nicht in Kontakt mit den Augen bringen
- Textilien können geschädigt werden (korrosive Wirkung)

Anwendungshinweise:
- Täglich zur Nacht auf die betroffene Körperstelle dünn auftragen, im Bereich der Achselhöhlen nur jeden zweiten Tag. Später nach Bedarf anwenden
- Nicht auf schwitzende Haut auftragen. Auch Schwitzen nach der Anwendung beeinträchtigt die Wirksamkeit, daher Anwendung über Nacht
- An Händen und Füßen bessere Wirkung unter Okklusivbedingungen

Kosten mit Verpackung u. MWSt. (Stand 1995):
- 50 g   10,61 DM
- 100 g   12,87 DM
- 200 g   17,54 DM

10.14 Aknetherapeutika

10.14.1 Benzoylperoxid-Gel 5 oder 10 % (NRF 11.25.)

Standardabgabemenge: 50 g

Zusammensetzung:

	5 %	*10 %*
Wasserhaltiges Benzoylperoxid	(nach Bedarf)	(nach Bedarf)
Polyacrylsäure	1,0 g	1,0 g
Propylenglykol	15,0 g	15,0 g
Natriumhydroxidlsg. 1 %	16,0 g	16,0 g
Wasser	zu 100,0 g	zu 100,0 g

Kommentar:
Es handelt sich um ein alkoholfreies Hydrogel, in dem Benzoylperoxid in suspendierter Form enthalten ist. Durch den Wirkstoff und den hohen Anteil an Propylenglykol ist es sicher antimikrobiell geschützt und bedarf keiner weiteren Konservierung.

Indikationen:
- Alle Formen der Acne vulgaris

Warnhinweise und Inkompatibilitäten:
- Benzoylperoxid entfärbt farbige Kleidungs- und Wäschestücke (Bettwäsche, Handtücher)

Anwendungshinweise:
- Nach der Gesichtswäsche 1 bis 2mal täglich dünn auf die trockene Haut auftragen, Augen- und Perioralregion aussparen

Kosten mit Verpackung u. MWSt. (Stand 1995):

	10%	**5%**
20 g	8,83	8,71 DM
50 g	10,03	9,71 DM
100 g	12,19	11,56 DM

- Abfüllung in Tube, nur bis 100 g erhältlich

10.14.2 Salicylsäure-Aknespiritus 5 oder 10 % (NRF 11.23.)

Standardabgabemenge: 50 g

Zusammensetzung:

	5%	*10%*
Salicylsäure	5,0 g	10,0 g
Propylenglycol	10,0 g	10,0 g
Isopropylalkohol	40,0 g	40,0 g
Gereinigtes Wasser	45,0 g	40,0 g

Kommentar:
Diese Rezeptur ist vergleichbar dem Isopropylalkoholhaltigen Salicylsäurehautspiritus NRF 11.55.). Zusätzlich wird hier Propylenglycol hinzugefügt, das auf der Haut verbleibt und nicht verdunstet.

Indikationen:
- Acne papulopustulosa,
- akneiforme Dermatitis, Rosazea
- Seborrhoe
- In der Regel auch 3% sinnvoll

Warnhinweise und Inkompatibilitäten:
- Vorsicht bei großflächiger Anwendung
- Insbesondere nicht bei Kleinkindern und in der Schwangerschaft anzuwenden sowie bei Patienten mit Niereninsuffizienz oder nierentransplantierten Patienten

Anwendungshinweise:
- Nach der Wäsche Einzeleffloreszenzen bzw. befallene Areale im Gesicht oder am Oberkörper kurz mit getränktem Wattebausch betupfen. Kann bei Patienten mit Sebostase oder atopischer Dermatitis irritativ sein, ggf. dann nur 3 %

Kosten mit Verpackung u. MWSt. (Stand 1995):

	5%	**10%**
50 g	9,71	10,15 DM
100,0	11,04	11,94 DM
200 g	13,88	15,67 DM

10.14.3 Ethanolhaltige Erythromycin-Lösung 0,5 / 1 / 2 oder 4 % (NRF 11.78.)

Standardabgabemenge: 50 g

Zusammensetzung:

	0,5%	1%	2%	4%
Erythromycin	0,5 g	1,0 g	2,0 g	4,0 g
Wasserfreie Citronensäure	0,035 g	0,07 g	0,14 g	0,28 g
Ethanol 96 %	45,0 g	45,0 g	45,0 g	45,0 g
Gereinigtes Wasser	zu 100,0 g	zu 100,0 g	zu 100,0 g	zu 100,0 g

Kommentar:
Erythromycin ist in Wasser schwer löslich, deshalb wird ein Ethanol-Wasser-Gemisch verwendet. Das Stabilitätsoptimum von Erythromycin liegt bei pH 8,5, ethanolhaltige Lösungen von Erythromycin sind deutlich basisch mit einem pH von 9,5 - 10,5. Die pH-Korrektur erfolgt in der vorliegenden Rezeptur mit Citronensäure. Eine ausreichende Wirkung kann mit einer 2%igen Lösung erwartet werden. Eine alkoholfreie Creme-Rezeptur ist NRF 11.77.

Indikationen:
- Acne papulopustulosa

Warnhinweise und Inkompatibilitäten:
- Aufgrund der alkoholischen Lösung kommt es z.T. zu Austrocknung, Rötung, Brennen und Juckreiz. Dies kann durch die parallele Anwendung einer Pflegecreme gebessert werden.
- Überempfindlichkeit auf Erythromycin

Anwendungshinweise:
- 1-2mal täglich mit einem Wattebausch auf die erkrankten Hautstellen auftragen
- Behandlungsdauer 4 - 6 Wochen
- Nach 4-6wöchiger Pause kann ein neuer Behandlungszyklus begonnen werden
- Haltbarkeit 3 Monate

Kosten mit Verpackung u. MWSt. (Stand 1995):

	0,5 %	1 %	2 %	4 %
20 g	10,43 DM	10,81 DM	11,58 DM	13,11 DM
50 g	14,31 DM	15,26 DM	17,17 DM	21,00 DM
100 g	22,01 DM	23,92 DM	27,75 DM	35,39 DM
200 g	37,53 DM	41,39 DM	49,02 DM	64,31 DM

10.15 Warzentherapeutika und Schälmittel

10.15.1 Harnstoff-Paste 40 % (NRF 11.30.)

Standardabgabemenge: 20 g

Zusammensetzung:
Harnstoff	40,0
Dickflüssiges Paraffin	15,0
Weißes Vaselin	20,0
Gebleichtes Wachs	5,0
Wollwachs	20,0

Kommentar:
Es handelt sich um eine wasserfreie Salbe, in der Harnstoff in Suspension vorliegt. In dieser Rezeptur ist kein Antimykotikum enthalten. Die Herstellung ist verhältnismäßig aufwendig, weil Harnstoff sich schlecht pulverisieren läßt. Dazu wird eine Harnstoffverreibung mit Aceton hergestellt, das Aceton ist aber im Endprodukt nicht mehr enthalten.

Indikationen:
- Ambulante Nagelentfernung bei Onychomykosen und dystrophischen Nägeln anderer Ätiologie an Händen und Füßen

Warnhinweise und Inkompatibilitäten:
- Nagelumgebung muß vollständig abgedeckt (z.B. mit Zinkpaste) bzw. mit Schutzverband versehen werden, da sonst starke Mazeration der umgebenden Haut auftreten kann mit Entzündungsreaktion

Anwendungshinweise:
- Vorgehen: Therapieeinleitung durch Fachpersonal
- Nagelwall und die Umgebung des Nagels mit Zinkpaste abdecken
- Täglich oder alle 2 Tage die Salbe dick auf den erkrankten Nagel auftragen. Okklusivverband anlegen
- Abbaden von Salbenresten und Abschaben der erweichten Nagelsubstanz
- Therapiedauer: 4-6 Wochen

Kosten mit Verpackung u. MWSt. (Stand 1995):
- 20 g   5,34 DM
- 50 g   6,79 DM
- 100,0   9,43 DM
- 200g   14,84 DM

10.15.2 Warzensalbe (NRF 11.31.)

Standardabgabemenge: 50 g

Zusammensetzung:
Dithranol	1,0 g
Salicylsäure-Stammverreibung 50%	50,0 g
Dickflüssiges Paraffin	5,0 g
Weißes Vaselin	zu 100,0 g

Kommentar:
Es handelt sich um eine reine Paraffingrundlage, in der Dithranol und Salicylsäure suspendiert vorliegen.

Indikationen:
- Zur Behandlung von Verrucae vulgares in Kombination mit konzentrierten Salicylsäure-Zubereitungen (Salicylpflaster)

Warnhinweise und Inkompatibilitäten:
- Außer Reichweite von Kindern zu halten
- Nicht in Kontakt mit Haut oder Schleimhaut bringen
- Dithranol ist haut- und schleimhautreizend und führt zu Verfärbung von Haut und Wäschestücken

Anwendungshinweise:
- Die zu entfernende Warze wird 2-4 Tage mit einem konzentrierten Salicylpflaster vorbehandelt und die erweichte Hornschicht mechanisch entfernt
- 1 x täglich Warzenumgebung mit Pasta zinci schützen, Warzensalbe auftragen und mit elastischen Heftpflaster abdecken

Kosten mit Verpackung u. MWSt. (Stand 1995):
- 20 g   8,57 DM
- 50 g   14,28 DM
- 100 g   23,97 DM
- Abfüllung in Tube, nur bis 100 g erhältlich

10.15.3 Zusammengesetzte Resorcinpaste (NRF 11.10.)

Zusammensetzung:

Salicylsäureverreibung 50 %	20,0 g
Resorcin-Stammverreibung 50 %	20,0 g
Zinkoxid	15,0 g
Weizenstärke	15,0 g
Dickflüssiges Paraffin	20,0 g
Weißes Vaselin	zu 100,0 g

Kommentar:
Es handelt sich um eine modifizierte Zinkpaste, mit einem erhöhten Paraffinanteil und weicher Konsistenz. Salicylsäure und Resorcin liegen darin in suspendierter Form vor.

Indikationen:
- Schälpaste
- Schälbehandlung bei flachen Narben
- Hyperkeratosen
- Wird wegen des Resorcinanteils als obsolet angesehen

Warnhinweise und Inkompatibilitäten:
- Nicht auf größere Hautflächen und nicht bei Schwangeren und Kindern anzuwenden

Anwendungshinweise:
- Auf betroffene Körperregion wird messerrückenstark die Paste aufgetragen und nach 30 bis 60 Minuten Einwirkzeit abgewaschen
- Erstmalige Anwendung 30 min nicht überschreiten, da bei empfindlicher Haut Irritationen auftreten können

Kosten mit Verpackung u. MWSt. (Stand 1995):
- 20 g   6,49 DM
- 50 g   9,11 DM
- 100 g   13,57 DM
- Abfüllung in Tube, nur bis 100 g erhältlich

10.15.4 Salicylcollodium (NRF 11.18.)

Standardabgabemenge: 20 g

Zusammensetzung:

Salicylsäure	10,0
Milchsäure	11,1
Elastisches Collodium	zu 100,0

Kommentar:
Es handelt sich um eine visköse Lösung, die bei Verdunsten der alkoholischen und Ätherbestandteile eine Art Lack auf der Haut hinterläßt. Vergleichbare Fertigpräparate sind im Handel.

Indikationen:
- Als Schälmittel bei Hyperkeratosen
- Hühneraugen
- Warzen

Warnhinweise und Inkompatibilitäten:
- Außer Reichweite von Kindern aufzubewahren!
- nicht im Gesicht oder Genitalbereich anwenden

Anwendungshinweise:
- 1-2 Tropfen 2 x täglich auf die verhornten Stellen auftragen, nach einigen Tagen gelockerte Haut vorsichtig abtragen.

Kosten mit Verpackung u. MWSt. (Stand 1995):
- 20 g   10,30 DM
- 50 g   18,78 DM

10.16 Proktologika

10.16.1 Hämorrhoidensalbe (NRF 5.1.)

Standardabgabemenge: 50 g

Zusammensetzung:

Butoxycainhydrochlorid, fein gepulvert	1,0 g
Basisches Bismutgallat	2,5 g
Zinkoxid	5,0 g
Dickflüssiges Paraffin	4,0 g
Wollwachsalkoholsalbe	zu 100,0 g

Kommentar:
Es handelt sich um eine Wollwachsalkoholsalbe, in der Butoxycainhydrochlorid, Bismutgallat und Zinkoxid suspendiert sind. Das dickflüssige Paraffin ist nur herstellungstechnisch von Bedeutung.

Indikationen:
- Irritationen und juckende und entzündliche Erkrankungen der Perianalregion
- Eine kausale Therapie gegen Hämorrhoiden stellt die Salbe nicht dar
- Zu bevorzugen sind in der Perianalregion meist andere Grundlagen als Salben, da diese einem Feuchtigkeitstau eher vorbeugen. Bessere Alternativen: Pasten, Cremes

Warnhinweise und Inkompatibilitäten:
- Sensibilisierungsgefahr: Wollwachsalkohol und Butoxycainhydrochlorid (hohe Sensibilisierungsrate!)

Anwendungshinweise:
- 1-3mal täglich dünn auftragen

Kosten mit Verpackung u. MWSt. (Stand 1995):
- 20 g   8,46 DM
- 50 g   12,17 DM
- 100 g   23,48 DM
- Abfüllung in Tube, nur bis 100 g erhältlich

10.16.2 Hämorrhoidal-Suppositorien (NRF 5.2.)

Zusammensetzung:
(für 1 Zäpfchen)

Butoxycainhydrochlorid, fein gepulvert	0,02 g
Basisches Bismutgallat	0,1 g
Zinkoxid	0,2 g
Rizinusöl	0,05 g
Hartfett	nach Bedarf

Kommentar:
Es handelt sich um dieselben Wirkstoffe wie bei der Hämorrhoidensalbe NRF 5.1., die in Zäpfchenmasse suspendiert vorliegen.

Indikationen:
- Irritationen und juckende und entzündliche Erkrankungen des Analkanals
- Nach Verödungs- oder Gummibandligaturbehandlungen

Warnhinweise und Inkompatibilitäten:
- Sensibilisierungsgefahr: Butoxycainhydrochlorid

Anwendungshinweise:
- 1-3 mal täglich ein Suppositorium einführen.

Kosten mit Verpackung u. MWSt. (Stand 1995):
- wird nach Stückzahl verordnet - 12 Stück: 19,30 DM

10.16.3 Ölige Phenol-Injektionslösung 5 % (NRF 5.3.)

Standardabgabemenge: 10 ml Injektionsflasche

Zusammensetzung:
Phenol 5,4 g
Erdnußöl zur parenteralen Anwendung zu 100,0 g

Kommentar:
Es handelt sich um eine sterile, wasserfreie ölige Phenol-Lösung mit 5,0 g Phenol je 100 ml Zubereitung. Rezepturmäßig sehr aufwendige Zubereitung für öffentliche Apotheke.

Indikationen:
- Zur Sklerotherapie nach *Blanchard* beim Hämorrhoidalleiden

Warnhinweise und Inkompatibilitäten:
- Relativ hohes toxisches Potential des Phenols (Lokal, sowie bei Resorption Leber- und Nierenschäden).
- Sensibilisierungsgefahr: Phenol.
- Injektion oberhalb der Hämorrhoiden, nicht direkt in die Hämorrhoidalkissen.
- Siehe Aufbereitungsmonographie der Aufbereitungskommission B7 beim Bundesgesundheitsamt

Anwendungshinweise:
- Für die Verödungstherapie beim Hämorrhoidalleiden
- Zu Händen des Arztes

Kosten mit Verpackung u. MWSt. (Stand 1995):
- Ampullenflasche zu 10 ml 14,65 DM

10.16.4 Chininhydrochlorid-Injektionslösung 20 % mit (1) Mepivacainhydrochlorid 2 % oder Chininhydrochlorid-Injektionslösung 20 % ohne (2) Mepivacain (NRF 5.4.)

Standardabgabemenge: 10 ml Injektionsflasche

Zusammensetzung:	(1)	(2)
Chininhydrochlorid (kristallwasserfrei)	20,0 g	20,0 g
(Mepivacainhydrochlorid	2,0 g	-
Natriummonohydrogenphosphat	0,83 g	0,83 g
Wasser für Injektionszwecke	zu 100,0 ml	zu 100,0 ml

Kommentar:
Es handelt sich um eine sterile wäßrige Lösung mit 20 g Chinindihydrochlorid je 100 ml Wasser. Der stark saure pH-Wert des Dehydrochlorids wird durch ein basisches Phosphat neutralisiert. Als Sterilprodukt sehr aufwendige Zubereitung in der öffentlichen Apotheke.

Indikationen:
- Zur Sklerotherapie nach *Blond* beim Hämorrhoidalleiden

Warnhinweise und Inkompatibilitäten:
- Sensibilisierungsgefahr: Chinin u. Mepivacain
- Vor der ersten Anwendung evtl. Allergietestung durchführen
- Notfallbereitschaft muß gegeben sein
- Submuköse Injektion in die Hämorrhoidal-Polster. Keinesfalls intraarteriell
- Pro Injektionsstelle nur 0,1 ml injizieren, Nekrosegefahr

Anwendungshinweise:
- Für die Verödungstherapie beim Hämorrhoidalleiden Hämorrhoiden
- Zu Händen des Arztes

Kosten mit Verpackung u. MWSt. (Stand 1995):

	(1)	(2)
• 1 Ampullenflasche zu 10 ml	29,00 DM	27,00 DM

10.16.5 Ethanolhaltige Zinkchlorid-Sklerosierungslösung (NRF 5.5.)

Standardabgabemenge: 10 ml Injektionsflasche

Zusammensetzung:

Calciumchlorid (Dihydrat)	13,25 g
Zinkchlorid (kristallwasserfrei)	0,7 g
Glycerol	8,5 g
Mepivacainhydrochlorid	3,0 g
Ethanol 96 %	50,0 g
Wasser für Injektionszwecke	zu 100,0 g

Kommentar:

Es handelt sich um eine Rezeptur, die sich durch Erfahrung in der Praxis bewährt hat. Eine Zuordnung der Wirkung zu den einzelnen Bestandteilen ist schwierig. Als Sterilprodukt sehr aufwendige Zubereitung für die öffentliche Apotheke.

Indikationen:
- Zur Sklerotherapie nach *Blond* beim Hämorrhoidalleiden Hämorrhoiden
- Alternative zu Vorschrift NRF 5.4. bei Chininallergie

Warnhinweise und Inkompatibilitäten:
- Sensibilisierungsgefahr: Mepivacain! Notfallbereitschaft muß gegeben sein.
- Submuköse Injektion in die Hämorrhoidal-Polster. Keinesfalls intraarteriell

Anwendungshinweise:
- Für die Verödungstherapie beim Hämorrhoidalleiden
- Zu Händen des Arztes

Kosten mit Verpackung u. MWSt. (Stand 1995):
- 1 Ampullenflasche zu 10 ml   19,39 DM

10.17 Stomatologika

10.17.1 Chlorhexidin-Gurgellösung (NRF 7.2.) (Chlorhexidini gargarisma)

Standardabgabemenge: 250 g

Zusammensetzung:

Chlorhexidinacetat	0,068 g
Pfefferminzöl	0,032 g
Krauseminzöl	0,016 g
Polysorbat 80	0,2 g
Äthanol 90 % (V/V)	10,0 g
Wasser	zu 100,0 g

Kommentar:
Es handelt such um eine anwendungsfertige Lösung, kein Konzentrat wie bei bestimmten Handelspräparaten. Es ist eine ethanolisch-wäßrige Lösung, in der der Wirkstoff gelöst vorliegt. Zur Geschmacksverbesserung zugesetzte ätherische Öle werden durch Polysorbat 80 solubilisiert. Chlorhexidin ist ein synthetisches kationisches Antisepticum. Es wirkt bakteriostatisch sowohl gegenüber grampositiven wie auch gramnegativen Bakterien und zeigt ebenfalls Wirksamkeit gegen Candida albicans.

Indikationen:
- Bei Entzündungen im Mund- und Rachenraum
- Vor und nach operativen Eingriffen im Mund- und Rachenraum
- Zur Mundhygiene bei Patienten, bei denen keine übliche Mundpflege möglich ist

Warnhinweise und Inkompatibilitäten:
- Bei längerer Anwendung kann es zu bräunlichen Verfärbungen von Zähnen und Kunststofffüllungen kommen, die jedoch durch professionelle Zahnreinigung entfernbar sind
- Ebenso ist eine Verfärbung feiner Hornfortsätze auf der Zungenoberfläche möglich, so daß die Zunge behaart erscheint ("Haarzunge"). Zu vermeiden ist diese Erscheinung durch Reinigen der Zungenoberfläche mit einer Zahnbürste
- Weiterhin kann es auch zu Geschmacksstörungen kommen
- Enthält 11 Vol.-% Alkohol

Anwendungshinweise:
- 1 bis 2 mal täglich nach dem Essen mit 1 Eßlöffel voll der unverdünnten Zubereitung im Mund spülen oder im Rachen gurgeln
- Ein Verschlucken der Lösung und Nachspülen mit Wasser ist zu vermeiden

Kosten mit Verpackung u. MWSt. (Stand 1995):
- 50 g   8,42 DM
- 100 g   10,20 DM
- 250 g   15,67 DM

10.17.2 Dexpanthenol-Lösung (NRF 7.3.) (Pantothenylalkohol-Lösung)

Standardabgabemenge: 50 g

Zusammensetzung:

Dexpanthenol	5,0 g
Wasserfreie Citronensäure	0,04 g
Benzoesäure	0,1 g
Gereinigtes Wasser	zu 100,0 g

Kommentar:
Es handelt sich um eine wäßrige Lösung von Dexpanthenol, die durch Benzoesäure konserviert wird. Konserviert mit 0,1% Benzoesäure.

Indikationen:
- Zur Heilungsförderung bei Haut-und Schleimhautdefekten
- Zur Mundpflege

Warnhinweise und Inkompatibilitäten:
- Sensibilisierungsgefahr: Bei langandauernder Applikation häufig

Anwendungshinweise:
- 1 bis 3 mal täglich auf die erkrankte Körperstelle auftragen.
- Für Mundspülungen und feuchte Verbände die Lösung vor dem Gebrauch zu gleichen Teilen mit frisch abgekochtem und wieder erkaltetem Wasser mischen
- Für eine Mundspülung wird 3 bis 4 mal täglich etwa 5 bis 10 ml dieser Mischung für 3 Minuten im Mund belassen.

Kosten mit Verpackung u. MWSt. (Stand 1995):
- 50 g   10,48 DM
- 100 g   11,53 DM
- 200 g   17,17 DM

10.17.3 Citronensäure-Glycerol 0,5 / 1 oder 2 % (NRF 7.4.)

Standardabgabemenge: 100 g

Zusammensetzung:

	0,5%	1%	2%
Wasserfreie Citronensäure	0,5 g	1,0 g	2,0 g
Glycerol 85 %	84,0 g	84,0 g	84,0 g
Glycerolhaltige Orangen-flüssigaroma-Verdünnung	1,0 g	1,0 g	1,0 g
Gereinigtes Wasser	zu 100,0 g	zu 100,0 g	zu 100,0

Kommentar:
Es handelt sich um eine glycerinhaltige wäßrige Lösung, in der sich 0,5 bis 2% Citronensäure befinden. Citronensäure gilt als potenter Stimulator der Salviation, vorausgesetzt die Patienten sind ausreichend hydratisiert. Citronensäure-Glycerol macht die Schleimhaut geschmeidig, hat aber selbst keine reinigenden Eigenschaften

Indikationen:
- Zur Mundpflege, besonders bei bewußtlosen Patienten

Warnhinweise und Inkompatibilitäten:
- Citronensäure erniedrigt den pH des normalerweise leicht alkalischen Speichels, was auf vorgeschädigter Schleimhaut Schmerzen verursachen kann
- Glycerol hat auf Dauer eher austrocknende Eigenschaften

Anwendungshinweise:
- Nach Anbruch begrenzt haltbar, Aufbrauchfrist 1 Monat

Kosten mit Verpackung u. MWSt. (Stand 1995) (0,5%):
- 50 g   7,39 DM
- 100 g   8,15 DM
- 200 g   12,09 DM

10.17.4 Künstlicher Speichel (NRF 7.5.)

Standardabgabemenge: 100,0 g

Zusammensetzung:

	nicht aromatisiert	aromatisiert
Kaliumchlorid	0,120 g	0,12 g
Natriumchlorid	0,085 g	0,085 g
Natriummonohydrogenphosphat-Dodecahydrat	0,25 g	0,25 g
Calciumchlorid	0,015 g	0,015 g
Magnesiumchlorid	0,005 g	0,005 g
Sorbinsäure	0,10 g	0,10 g
Carboxymethylcellulose-Natrium 400	0,5 g	0,5 g
Glycerolhaltige Orangenflüssigaroma-Verdünnung	-	1,0 g
Sorbitol-Lösung 70%	4,3 g	2,5 g
Gereinigtes Wasser	zu 100,0 g	zu 100,0 g

Kommentar:
Es handelt sich um eine visköse Lösung, die isotonisch ist und in etwa die Eigenschaften von Speichel hat. Konserviert mit 0,1 % Sorbinsäure; im Falle einer Überempfindlichkeit gegen Sorbinsäure kann die Lösung auf Veranlassung des Arztes alternativ mit 4-Hydroxybenzoesäure-Estern konserviert werden. Aufwendige Herstellung in der öffentlichen Apotheke.

Indikationen:
- Speichelersatz, wenn der natürliche Speichelfluß nicht in ausreichender Weise angeregt werden kann
- Ziel von künstlichen Speichelflüssigkeiten ist es, die Säuren im Mund abzupuffern und die Mundschleimhäute zu befeuchten

Warnhinweise und Inkompatibilitäten:
- keine

Anwendungshinweise:
- Bei Bedarf mehrmals täglich auf die Mundschleimhaut sprühen
- Ohne Konservierungsmittel hergestellter Künstlicher Speichel soll innerhalb eines Tages aufgebraucht werden

Kosten mit Verpackung u. MWSt. (Stand 1995):
- 50 g   8,84 DM
- 100 g   9,37 DM
- 200 g   10,61 DM

10.18 Sonstiges

10.18.1 Zinkleim DAB, Zinci gelatina (NRF 11.19.) (Gelatina Zinci)

Zusammensetzung:

Zinkoxid	10,0 g
Glycerol 85%	40,0 g
Gelatine	15,0 g
Gereinigtes Wasser	35,0 g

Kommentar:
Der lokaltherapeutische Effekt von Zinkleim ist nicht auf pharmakologische Effekte zurückzuführen, sondern auf die physikalischen Eigenschaften der Zubereitung und daraus hergestellter Verbände.

Indikationen:
- Als Zinkleimverband zur Kompression:
- Behandlung des varikösen Symptomenkomplexes angewendet
- Als Stützverband
- Als halbstarrer Stützverband zur Ruhigstellung und Fixierung bei Distorsionen und Sublaxationen
- Zur Abdeckung von Hautstellen: Zinkleim kann zur Abdeckung von Hautstellen verwendet werden, an denen Verbände nicht angelegt werden können

Warnhinweise und Inkompatibilitäten:
- Nicht auf superinfizierten Hautarealen anwenden

Anwendungshinweise:
- Zu Händen des Arztes!
- *Anlegen eines Zinkleimverbandes*: Die Flasche mit dem Zinkleim wird vor Gebrauch in heißem Wasser unter gelegentlichem Schütteln erwärmt, bis sich der Inhalt verflüssigt hat. Der Unterschenkel wird zur Abschwellung 1 bis 2 Stunden hochgelagert und bei starker Behaarung rasiert. Ein Ulkus oder ekzematöse Stellen werden eventuell gepudert oder mit einer Paste bestrichen und mit einer Kompresse oder Gaze bedeckt. Fußgelenk und Knie werden mit einer Wattemanschette gepolstert. Die Haut wird mit dem erwärmten, geschüttelten Zinkleim gepinselt, und Mullbinden werden in etwa 4 Lagen von den Zehen bis zum Knie glatt angewickelt und jeweils ebenfalls mit Zinkleim bepinselt. Um drückende Falten zu vermeiden, ist die Mullbinde gelegentlich abzuschneiden. Die Kompression läßt sich abstufen, indem an den zu komprimierenden Stellen mehrere Schichten übereinander gelegt oder verstärkende Längsstreifen eingeklebt werden
- Nach 3 bis 14 Tagen wird der Verband in einem warmen Wasserbad abgenommen
- Da Konservierungsmittel wegen der Allergisierungsgefahr unerwünscht sind, soll Zinkleim nach Anbruch im Kühlschrank aufbewahrt werden

Kosten mit Verpackung u. MWSt. (Stand 1995):
- 50 g   9,63 DM
- 100 g   10,95 DM
- 200 g   13,77 DM

10.18.2 Depigmentierende Kligmansche Salbe 2 / 3 oder 5 % Hydrochinon (Freie Rezeptur)

Standardabgabemenge: 20 g

Zusammensetzung:

	2%	3%	5%
Hydrochinon	2,0 g	3,0 g	5,0 g
Dexamethason	0,1	0,1	0,1
Tretinoin	0,1	0,1	0,1
Unguentum emulsificans aquosum	ad 100,0	ad 100,0	ad 100,0

Kommentar:
Die vorliegende Rezeptur vereinigt 3 Wirksubstanzen in einer Grundlage. Alle drei Substanzen haben depigmentierende Eigenschaften. Dexamethason und Tretinoin liegen suspendiert vor, das Hydrochinon löst sich im Wasseranteil der Creme. Die stärkste Wirkung geht offenbar vom Hydrochinon aus, das in bis zu 5%iger Konzentrationen rezeptiert werden kann.

Indikationen:
- Hyperpigmentierungen
- Chloasma
- Melanodermitis toxica

Warnhinweise und Inkompatibilitäten:
- Durch das Tretinoin und das Hydrochinon kann es zu Reizungen und leichten Entzündungen der Haut kommen. In diesem Fall ist eine Verminderung der Applikationsfrequenz empfohlen.
- Nicht in der Schwangerschaft anwenden
- Sensibilisierungsgefahr: Cetylstearylalkohol, Hydrochinon

Anwendungshinweise:
- Einmal täglich dünn auf die befallenen Partien auftragen
- Nur auf die hyperpigmentierte Haut auftragen
- Behandlungsdauer ca. 8-12 Wochen
- Haltbarkeit 1 Monat

Kosten mit Verpackung u. MWSt. (Stand 1995):

	2%	3%	5%
• Abfüllung in Tube			
• 20 g	33,11	33,15	33,25
• 50 g	75,63	75,75	75,99

(Pigmanorm Creme Widmer® mit vergleichbarer Zusammensetzung kostet für 15 g: 18,78 DM)

11. Rezepturempfehlungen pharmazeutischer und kosmetischer Industrieunternehmen.

In den letzten Jahren zeichnet sich zunehmend die Tendenz ab, daß pharmazeutische und auch kosmetische Unternehmen mit Empfehlungen zur Einarbeitung von Wirkstoffen in wirkstofffreie Grundlagen oder auch wirkstoffhaltige Fertigprodukte werben. Diese Rezeptur-Empfehlungen erfreuen sich wachsender Beliebtheit bei Dermatologen sowie auch bei Allgemeinärzten. Insgesamt lassen sich dabei folgende Vorgehensweisen unterscheiden:

- *Die Einarbeitung von Wirkstoffen in wirkstofffreie pharmazeutische Grundlagen.* Diese Grundlagen haben als Basistherapeutika vielfach selbst eine Arzneimittelzulassung. Für einen Teil dieser wirkstofffreien Fertigarzneimittel wurden die Kosten für die Verwendung zu Rezepturzwecken mit den Krankenkassen vereinbart. Das bedeutet, daß der Apotheker bei Verwendung des Präparates zur Herstellung einer Rezeptur nicht den Preis der gesamten Originalpackung bei der Preiskalkulation zugrundelegen darf, sondern nur die tatsächlich verwendete Menge. Die vereinbarten Präparate sind in Tabelle aufgeführt (Stand: 15. 05. 1995). Zum Vergleich sind die Preise von wirkstofffreien pharmazeutischen Grundlagen, die nicht als Fertigarzneimittel im Handel sind, in Tabelle aufgeführt. Die Galenik der hier empfohlenen Rezepturen ist zum Teil geprüft und die empfohlenen Rezepturen können durchaus erfolgreich eingesetzt werden. Da die Salbengrundlagen der pharmazeutischen Industrie in der Regel nicht sehr teuer sind, sind diese Rezepturen z.T. auch wirtschaftlich günstig. Jeder rezeptierende Arzt sollte sich darüber im klaren sein, daß bei Verwendung anderer wirkstofffreier Fertigarzneimittel, über die keine Vereinbarung mit den Krankenkassen vorliegt, die Preise erheblich höher sein können.

- *Die Einarbeitung von Wirkstoffen in handelsübliche Fertigarzneimittel,* die bereits Wirkstoffe enthalten. Diese Empfehlung wird z.T. von pharmazeutischen Unternehmen zur Modifikation ihrer Arzneimittel ausgesprochen, und mit Rezepturbeispielen wird geworben. Für eine Reihe dieser wirkstoffhaltigen Arzneimittel wurde auch die Verwendung zu Rezepturzwecken mit den Krankenkassen vereinbart (vgl. Tabelle). Erfahrungsgemäß gibt es bei der Herstellung dieser Rezepturen kaum Probleme und die Galenik ist akzeptabel. Eine ausreichende Stabilität ist aber nicht immer gewährleistet. Unter wirtschaftlichen Gesichtspunkten ist allerdings die Einarbeitung von Wirkstoffen in ein Fertigarzneimittel nicht sinnvoll. Auf das bereits wirkstoffhaltige Fertigarzneimittel wird im Zusammenhang mit der Herstellung der Rezeptur ein Aufschlag von 90% auf den Apothekeneinkaufspreis zugerechnet, der die Rezeptur insgesamt stark verteuert (siehe Kapitel 4: Die wirtschaftliche Rezeptur). Aus diesem Grunde werden im vorliegenden Band derartige Rezepturempfehlungen nicht aufgenommen.

- *Die Einarbeitung von Wirkstoffen in kosmetische Grundlagen.* Nach unserer Beobachtung werden derzeit zunehmend häufiger Arzneistoffe in kosmetische Produkte eingearbeitet. Dieser Trend ist vor allem darauf zurückzuführen, daß die entsprechenden Cremes und Salben angenehm zu applizieren sind und gut riechen. Außerdem stellt es für die anbietenden Firmen die Möglichkeit dar, für ihre normalerweise nicht erstattungsfähigen Kosmetika in den Genuß der Kassenerstattung zu kommen. Zum Teil werden sie dem Patienten auch als eine Art „Sonderbehandlung" angeboten (insbesondere für Privatpatienten). Die Qualität der Rezepturempfehlungen ist hier sehr heterogen, und der Arzt, der diese anwendet, sollte sich aufgrund der Herstellerinformationen darüber selbst ein Urteil bilden. Bei kosmetischen Grundlagen steht die Apotheke bereits vor dem Problem, die pharmazeutisch ausreichende Qualität dieser Produkte zertifiziert zu bekommen, da die Zusammensetzung oft nicht bekannt ist. Zum Teil enthalten die kosmetischen Grundlagen auch deutlich mehr Inhaltsstoffe, die potentiell Sensibilisierungen auslösen können. Deshalb ist bei Verwendung von Kosmetika in Rezepturen insbesondere bei Patienten mit allergischen Erkrankungen Zurückhaltung zu empfehlen. Rezepturempfehlungen mit einer ähnlichen Konzeption wie bei den Herstellern pharmazeutischer Grundlagen wurden uns von 3 Herstellern bekannt, die im vorliegenden Band mit aufgenommen wurden. Sicherlich gibt es noch weitere, uns bisher nicht bekannte Empfehlungen. Über die galenische und chemische Stabilität dieser Rezepturen möchten wir kein Urteil abgeben. Bei Rezepturen sollte darauf geachtet werden, daß die rezeptierte Menge mit der Abgabemenge des Kosmetikums übereinstimmt, anderenfalls muß die gesamte nächstgrößere Packung einschließlich des 90%igen Rezeptur-Aufschlages bezahlt werden. Als Grundlage für die Preiskalkulation dient Tabelle .

Im folgenden geben wir tabellarische Zusammenfassungen von Herstellerempfehlungen wieder, soweit sie uns auf schriftliche Anfrage seitens der Hersteller mitgeteilt wurden. Diese Empfehlungen wurden bisher nicht beim Zentrallaboratorium Deutscher Apotheker geprüft. Ein kleiner Teil der Empfehlungen basiert allerdings nach Angaben der Anbieter auf pharmazeutischen Untersuchungen. Die Autoren bitten um Verständnis, daß sie sich bei der Wiedergabe dieser Empfehlungen wertender Stellungnahmen enthalten. Der Leser kann sich hier einen Eindruck verschaffen, welche Wirkstoffe normalerweise in welche Grundlagen in welcher Konzentration eingearbeitet werden können. Eine Reihe von Wirkstoffen scheint in vielen Grundlagen ohne besondere Probleme einarbeitbar zu sein (siehe Kapitel 12). Für die wirtschaftliche Beurteilung der jeweiligen Rezepturen können die Tabelle bis Tabelle zu Rate gezogen werden.

Tabelle 42: Wirkstofffreie Fertigarzneimittel, die zu Rezepturzwecken mit den Krankenkassen vereinbart worden sind und ihre Preise in der Rezeptur (Stand 15.5.1995)

Name des Fertigarzneimittels	Menge	Preis mit 90% Rezepturaufschlag
Alfason Basis CreSa	10 g	1,88
Asche Basis Creme	10 g	1,50
Decoderm Basiscreme	10 g	2,30
Diprosone Basissalbe	10 g	2,10
Jellin Basiscreme	10 g	1,10
Jellin Basissalbe	10 g	1,10
Linola Creme	10 g	1,33
Linola Fett N Creme	10 g	1,56
Neribas Salbe	10 g	1,75
PH-5-Eucerin Pflegesalbe	10 g	1,06
Topisolon Basisfettsalbe	10 g	1,90
Topisolon Basissalbe	10 g	1,90

Bei Preisänderungen gelten die jeweils aktuellen Preise der Großen Deutschen Spezialitätentaxe - Lauertaxe

Tabelle 43: Wirkstofffreie pharmazeutische Grundlagen (keine Abgabe als Fertigarzneimittel, sondern wird nur zu Rezepturzwecken verwendet) und ihr Preis in der Rezeptur (Stand 15.5.1995)

Name	Menge	Preis mit 90% Rezepturaufschlag
Basis Cordes® RK	10 g	1,90
Basiscreme DAC	10 g	0,57
Eucerinum anhydricum	10 g	0,47
Eucerinum cum aqua	10 g	0,25
Eucerinum o/w Grundlage	10 g	0,63
Eucerinum w/o Grundlage	10 g	0,63
Lygal Salbengrundlage	10 g	1,05
Schweineschmalz	10 g	1,03
Unguentum Cordes®	10 g	0,94
Unguentum emulsificans	10 g	0,57
Unguentum emulsif. aquosum	10 g	0,19
Weißes Vaselin DAB	10 g	0,21
Wollwachsalkoholsalbe DAB	10 g	0,31
Wasserhaltige Wollwachsalkoholsalbe	10g	0,74

Bei Preisänderungen gelten die jeweils aktuellen Preise der Großen Deutschen Spezialitätentaxe - Lauertaxe

11. Rezepturempfehlungen pharmaz. Industrie

Tabelle 44: Wirkstoffhaltige Fertigarzneimittel, die zu Rezepturzwecken mit den Krankenkassen vereinbart worden sind, und ihre Preise in der Rezeptur (Stand 15.5.1995)

Name des Fertigarzneimittels	Menge	Preis mit 90% Rezepturaufschlag
1. Alfason CreSa	10 g	7,40
2. Azulon Salbe	10 g	2,32
3. Betnesol-V Creme	10 g	8,70
4. Betnesol-V Salbe	10 g	8,70
5. Diprogenta Salbe	10 g	14,10
6. Jellin Salbe mit Neomycin	10 g	7,60
7. Nerisona Salbe	10 g	8,90
8. Parfenac Fettsalbe	10 g	5,70
9. Topsym F Salbe	10 g	7,60
10. Ultralan Salbe	10 g	8,90
11. Volon A antibiotikahaltig Salbe	1 g	8,90
12. Volonimat Salbe N	1 g	7,40

Bei Preisänderungen gelten die jeweils aktuellen Preise der Großen Deutschen Spezialitätentaxe - Lauertaxe.

Tabelle 45: Pharmazeutische und kosmetische Grundlagen ohne Vereinbarung über Rezepturzweck mit den Krankenkassen (Stand Februar 1996)

Name	Bezugsmenge	Preis mit 90% Rezepturaufschlag
Abitima Creme	bis 20 g	3,96
	bis 100 g	19,12
	bis 250 g	41,67
Amciderm Basiscreme	bis 50g	10,91
	bis 100 g	20,33
Amciderm Basisfettsalbe	bis 50 g	10,91
	bis 100 g	20,33
Aqua-non Hermal	bis 90 g	13,66
Asche Basis Creme	bis 50 g	9,69
	bis 100 g	17,25
Asche Basis Fettsalbe	bis 50 g	9,69
	bis 100 g	17,25
Asche Basis Lotio	bis 90 g	8,51
	bis 180 g	14,02
Basis Creme Heyden	bis 20 g	7,75
Basiscreme Glaxo	bis 85 g	13,36
Basodexan Creme	bis 50 g	19,90
	bis 100 g	32,58
	bis 200 g	47,44
Basodexan Soft Creme	bis 50 g	14,73
	bis 100 g	25,76
	bis 200 g	55,81
Basodexan S Salbe	bis 50 g	14,73
	bis 100 g	25,76
	bis 200 g	55,81
Cold Creme Roche Posay	bis 45 g	10,41
	bis 90 g	17,01
	bis 450 g	59,91
Dermatop Basiscreme	bis 50 g	10,93
	bis 100 g	19,02
	bis 500 g	81,47
Dermatop Basissalbe	bis 50 g	10,93
	bis 100 g	19,02
	bis 500 g	81,47
Dermatop Basisfettsalbe	bis 100 g	19,02

11. Rezepturempfehlungen pharmaz. Industrie

Tabelle 45: Pharmazeutische und kosmetische Grundlagen ohne Vereinbarung über Rezepturzweck mit den Krankenkassen (Stand Februar 1996) (Fortsetzung)

Name	Bezugsmenge	Preis mit 90% Rezepturaufschlag
Excipial Creme	bis 30 g	9,23
	bis 100 g	16,02
Excipial Fettcreme	bis 30 g	8,00
	bis 100 g	16,02
Excipial H Hydrolotio	bis 200 g	24,47
Excipial Mandelölsalbe	bis 30 g	8,68
	bis 100 g	18,49
Excipial U Lipolotio	bis 200 g	25,71
Laceran Lotio	bis 225 g	24,09
Laceran Spezial-Creme	bis 68 g	24.09
Laceran Salbe	bis 45 g	14,73
	bis 135 g	37,39
Neribas Creme	bis 30 g	5,89
	bis 100 g	18,66
	bis 500 g	79,65
Neribas Salbe	bis 30 g	5,89
	bis 100 g	37,39
	bis 500 g	79,65
Neribas Fettsalbe	bis 30 g	5,89
	bis 100 g	37,39
	bis 500 g	79,65
Nubral Creme (10 % Harnstoff)	bis 75 g	35,69
	bis 150 g	60,99
Nubral Lotion (10 % Harnstoff)	bis 200 g	46,55
Onguent Roche Posay	bis 100 g	12,81
Pruricalm Lotion	bis 135 g	20,58
Wolff Basiscreme	bis 50 g	7,75
	bis 100 g	14,23

Soweit keine Informationen vorlagen, sind Volumenangaben unter Annahme der Dichte 0,9 g/ml in Massen umgerechnet.

12. Kompatibilitätstabellen der pharmazeutischen Industrie

Die bisherige Auswahl der Kompatibilitätstabellen für die erste Auflage dieses Bandes hat notgedrungen noch z.T. zufälligen Charakter. Wir sind uns bewußt, daß wir wahrscheinlich nicht von allen existierenden Kompatibilitätstabellen Kenntnis erhalten haben. Im Vorfeld haben wir alle aus unserer Sicht infrage kommenden pharmazeutischen und kosmetischen Unternehmen angeschrieben, und um Unterlagen gebeten.

Die Qualität der zugesandten Unterlagen war sehr unterschiedlich. Am besten haben uns die z. T. kurzen und prägnanten Unterlagen von einigen Kosmetika-Herstellern gefallen, die auf wenig Papier gut illustriert wichtige Informationen übersichtlich zusammenstellten. Abschreckend waren dagegen die unübersichtlichen Ringbuchordner mancher pharmazeutischer Unternehmen, in denen sich z. T. obsolete Rezepte neben annehmbaren Vorschlägen finden. Im folgenden haben wir nur Kompatibilitätstabellen mit Grundlagen oder mit Zubereitungen akzeptiert, die Grundlagen-ähnlichen Charakter haben. **Wir raten davon ab, Wirkstoffe in wirkstoffhaltige Grundlagen einzuarbeiten, da dieses Vorgehen aus wirtschaftlichen Gründen nicht sinnvoll ist. Entsprechende Vorschläge wurden deshalb hier auch nicht berücksichtigt.**

Wie bereits einleitend angekündigt, streben wir Rezepturen auf wissenschaftlich gesicherter Grundlage an. Die Prüfkriterien für Kompatibilitätstabellen der pharmazeutischen und kosmetischen Industrie werden in kommenden Auflagen strenger sein. Wir befürworten eine größere Auswahl von industriell hergestellten Grundlagen mit verschiedenen Eigenschaften für das dermatologische Rezeptieren. Der Arzt soll dabei aber eine gut abgesicherte Information über die galenische Verträglichkeit und über die physikalische und chemische Stabilität voraussetzen können. Die Dermatologen sind stark daran interessiert, die freie Rezeptur langfristig für die optimale Behandlung ihrer Patienten zu erhalten, und dafür gemeinsam mit der pharmazeutischen und kosmetischen Industrie tragfähige Konzepte zu erarbeiten. Die Autoren sind für Diskussionsbeiträge und Hinweise zu dieser Frage dankbar.

Tabelle 46: Kompatibilitätstabelle der Fa. Asche für Asche Basis-Präparate

Wirkstoff	Asche Basis Creme	Asche Basis Salbe	Asche Basis Fettsalbe	Asche Basis Lotio
Benzocain	n. k.	10 %	10 %	n. k.
Betamethason-valerat	0,1 %	0,1 %	0,1 %	0,1 %
Chloramphenicol	0,75 %	2 %	2 %	0,75 %
Chlorquinaldol	2 %	2 %	2 %	2 %
Clioquinol (Vioform®)	10 %	10 %	10 %	10 %
Clotrimazol	2 %	2 %	5 %	2 %
Dexamethason	0,02 %	n. k.	0,02 %	0,02 %
Dexpanthenol	3 %	3 %	3 %	3 %
Dickflüssiges Paraffin	30 %	20 %	20 %	20 %
Dithranol	n. k.	0,75 %	0,75 %	n. k.
Erythromycin	2 %	2 %	2 %	1 %
Feinvert. Schwefel	10 %	10 %	10 %	10 %
Gentamicinsulfat	n. k.	0,5	0,5	n. k.
Gramicidin	0,05 %	0,05 %	0,05 %	0,2 %
Harnstoff	10 %	n. k.	40 %	20 %
Hydrocortisonacetat	1 %	1 %	1 %	1 %
Ichthyol®	10 %	n. k.	5 %	n. k.
Lidocain HCl	5 %	5 %	5 %	–
Liquor carbonis deterg.	10 %	n. k.	10 %	10 %
Metronidazol	3 %	2 %	3 %	2,5 %

Tabelle 46: Kompatibilitätstabelle der Fa. Asche für Asche Basis-Präparate (Fortsetzung)

Wirkstoff	Asche Basis Creme	Asche Basis Salbe	Asche Basis Fettsalbe	Asche Basis Lotio
Milchsäure	n. k.	15	15	n. k.
Nachtkerzenöl	10 %	10 %	10 %	10 %
Neomycinsulfat	n. k.	0,5 %	0,5 %	n. k.
Olivenöl	5 %	5 %	20 %	20 %
Polidocanol (Thesit®)*	10 %	n. k.	5 %	5 %
Salicylsäure	n. k.	5 %	5 %	n. k.
Steinkohlenteer	5 %	5 %	5 %	5 %
Tetracyclinhydrochlorid	1 %	–	1 %	–
Titandioxid	10 %	10 %	10 %	10 %
Triamcinolonacetonid	0,1 %	0,1 %	0,1 %	0,1 %
Triclosan	2 %	2 %	2 %	2 %
Vitamin A-Säure	0,2 %	0,2 %	0,2 %	0,05 %
Weißes Vaselin	50 %	50 %	n. k.	n. k.
Zinkoxid	1 %	20 %	20 %	1 %**

Die Rezepturen haben nach Herstellerangaben eine galenische Stabilität von 6 Wochen und mehr.
* Polidocanol geschmolzen einarbeiten
** vor Gebrauch schütteln,
n. k. nicht kompatibel

Tabelle 47: Kompatibilitätstabelle der Fa. Beiersdorf für Eucerinum-Grundlagen

Wirkstoff	EUCERINUM			
	anhydricum	cum Aqua	O/W-Grundlage	W/O-Grundlage
Allantoin	– –	0,5 % 2 %	0,5 % 2 %	0,5 % 5 %
Aluminiumhydrochlorid	–	10 %	–	–
Ammoniumbituminosulfonat	5 %	20 %	–	5 %
Benzocain	– –	2 % –	10 % 20 %	10 % 20 %
Betamethasonvalerat	– –	0,05 % 0,1 %	0,05 % 0,1 %	0,05 0,1 %
Chorhexidindigluconat	– –	0,5 % 1 %	0,5 % –	– –
Clioquinol	– –	1 % 2 %	– –	– –
Clotrimazol	– –	1 % –	1 % 2 %	1 % 2 %
Dexamethason	– –	0,01 % 0,05 %	– –	– –
Dexpanthenol	– –	– –	2 % 5 %	– –
Dithranol	0,1 % 1 %	– –	– –	– –
Erdnußöl	– –	10 % 20 %	– –	– –
Erythromycin	– –	1,5 % –	1 % 4 %	– –
Essigsaure Tonerde	–	10 %	–	–
Glycerol 85%	5 % 15 %	– –	– –	– –

Tabelle 47: Kompatibilitätstabelle der Fa. Beiersdorf für Eucerinum-Grundlagen (Fortsetzung)

Wirkstoff	EUCERINUM			
	anhydricum	cum Aqua	O/W-Grundlage	W/O-Grundlage
Harnstoff	–	5 %	20 %	20 %
	–	10 %	–	–
Hydrocortison	0,5 %	0,5 %	0,1 %	0,1 %
	–	–	2 %	2 %
Hydrocortison-acetat	0,25 %	0,25 %	0,10 %	0,25 %
	2 %	2 %	2 %	2 %
Lebertran	5 %	–	–	–
Leukichthol®	5 %	–	–	5 %
Mandelöl	–	10 %	–	–
	–	25 %	–	–
Menthol	–	–	0,25 %	–
	–	–	5 %	–
Milchsäure	–	1 %	–	–
	–	10 %	–	–
Neomycinsulfat	–	0,5 %	–	–
Nystatin	–	–	2 %	–
Olivenöl	–	10 %	–	10 %
	–	20 %	–	20 %
Polidocanol (Thesit®)	5 %	–	5 %	–
Prednisolon	0,25 %	0,25 %	–	–
	0,5 %	0,5 %	–	–
Prednisolonacetat	–	0,25 %	–	–
	–	1 %	–	–
Salicylsäure	1 %	1 %	10 %	–
	10 %	10 %	–	–
Steinkohlenteer	–	1 %	–	–
	–	10 %	10 %	10 %

Tabelle 47: Kompatibilitätstabelle der Fa. Beiersdorf für Eucerinum-Grundlagen (Fortsetzung)

Wirkstoff	EUCERINUM			
	anhydricum	cum Aqua	O/W-Grundlage	W/O-Grundlage
Steinkohlenteerlösung	–	–	10 %	10 %
Triamcinolonacetonid	– –	0,05 % 0,1 %	– –	– –
Vitamin-A-Säure	– –	0,025 % 0,05 %	0,025 % 0,05 %	0,025 % 0,05 %
Zinkoxid	– –	10 % 20 %	– –	– 20 %

Die auf Kompatibilität geprüften Rezepturen sind nach Angabe des Herstellers bei sachgemäßer Herstellung und Lagerung bei Raumtemperatur für mindestens 6 Wochen chemisch und physikalisch stabil.

Tabelle 48: Kompatibilitätstabelle der Fa. Beiersdorf für Laceran-Präparate

Wirkstoff und Konzentration	Spezial-Lotio mit 3 % Urea	Spezial-Creme mit 5 % Urea	Salbe mit 10% Urea
Benzoylperoxid 10 %	+	+	–
Clotrimazol 2 %	+	+	+
Dexamethason 0,1 %	+	–	–
Dexpanthenol 5 %	+	+	+
Erythromycin 4 %	+	–	–
Hydrocortison 2 %	+	+	+
Milchsäure 2 %	+	–	+
Milchsäure 10 %	+	–	–
Resorcin 5 %	–	+	+
Salicylsäure 5 %	–	+	+
Steinkohlenteer 2 %	+	+	+
Steinkohlenteer 5 %	+	+	+
Steinkohlenteer 10 %	+	+	+
Tetracyclin-HCl 5 %	+	–	–
Triamcinolonacetonid 0,5 %	+	+	+
Vitamin-A-Säure 0,1 %	+	+	+
Zinkoxid 5 %	+	+	+
Zinkoxid 10 %	–	+	+
Zinksulfat 1 %	+	+	+

Die auf Kompatibilität geprüften Rezepturen sind nach Angabe des Herstellers bei sachgemäßer Herstellung und Lagerung bei Raumtemperatur für 2 Monate chemisch und physikalisch stabil.

Tabelle 49: Kompatibilitätstabelle der Fa. Cordes für Basis Cordes® RK

Wirkstoff	Konzentration	Galenische Stabilität	Haltbarkeit
Acid. salicylium	5 %		4 Wo.
Cetylpyridiniumchlorid	0,5 %	2 Mo.	
Clioquinol	3 %	2 Mo.	
Ichthyol®	5 %	4 Wo.	
Metronidazol	0,75 %	4 Wo.	
Polidocanol	5, 10 %	4 Wo.	
Urea pura	10 %		4 Wo.
Betamethason-V 1,22 % Cordes® RK	10 %		8 Wo.
Clobetasol 0,5% Cordes® RK	10 %		8 Wo.
Clotrimazol 10 % Cordes® RK	10 %		8 Wo.
Gentamicin 1 % Cordes® RK	10 %		8 Wo.
Prednisolon 4 % Cordes® RK	10 %		8 Wo.

Die Arzneistoffe sind bis zu den angegebenen Prozentwerten mit der entsprechenden Grundlage kompatibel. Angaben zur Kompatibilität und zur Haltbarkeit sowie galenischen Stabilität sind Herstellerangaben.

Tabelle 50: Kompatibilitätstabelle der Fa. Cordes für Unguentum Cordes

Wirkstoff	Konzentration	Galenische Stabilität	Haltbarkeit
Acid. salicylicum	2,5 %	2 Mo.	
Aqua purificata	20, 50 %	4 Wo.	
Clioquinol	3 %	2 Mo.	
Clotriamzol	1 %	4 Wo.	
Hydrocortison	1 %	2 Mo.	
Ichthyol®	10, 20 %	2 Mo.	
Leukichthol®	5, 10 %	4 Wo.	
Liquor carbonis detergens	10 %	4 Wo.	
Nystatin	100.000 I.E./g		2 Mo.
Oleum lini	20 %	2 Mo.	
Oleum olivarum	20 %	2 Mo.	
Pix lithanthracis	10 %	4 Wo.	
Polidocanol (Thesit®)	5%	2 Mo.	
Urea pura	10 %	2 Mo.	
Zincum oxydatum	10 %	3 Mo.	
Cordes Beta Salbe	50 %	4 Wo	
Cordes VAS Creme	50 %	4 Wo.	

Die Arzneistoffe sind bis zu den angegebenen Prozentwerten mit der entsprechenden Grundlage kompatibel. Angaben zur Kompatibilität und zur Haltbarkeit sowie galenischen Stabilität sind Herstellerangaben.

Tabelle 51: Kompatibilitätstabelle der Fa. Cordes für Pasta Cordes

Wirkstoff	Konzentration	Galenische Stabilität	Haltbarkeit
Amylum tritici	20 %	4 Wo.	
Aqua purificata	20, 40 %	4 Wo.	
Clotrimazol	1, 2 %	2 Mo.	
Ichthyol®	2, 5, 10 %	4 Wo.	
Leukichthol®	5, 10 %	4 Wo.	
Nystatin	100.000 I.E./g		2 Mo.
Oleum olivarum	20, 50 %	2 Mo.	
Pix lithanthracis	10, 20 %	4 Wo.	
Ichtholan® 10 %	30, 50 %	4 Wo.	
Ichtholan® 20 %	30, 50 %	4 Wo.	
Myko Cordes Creme®	50 %	4 Wo.	

Die Arzneistoffe sind bis zu den angegebenen Prozentwerten mit der entsprechenden Grundlage kompatibel. Angaben zur Kompatibilität und zur Haltbarkeit sowie galenischen Stabilität sind Herstellerangaben.

Tabelle 52: Kompatibilitätstabelle der Fa. Dumex für Abitima Creme

Wirkstoff	Max. Konzentration	kompatibel
Acidum lacticum (Milchsäure)	1 %	ja
Acidum salicylicum (Salicylsäure)	5 %	ja
Ammoniumsulfobituminosum (Ammoniumbituminosulfonat, Ichthyol®)	-	nein
Balsamum Peruvianum (Perubalsam)	20 %	ja
Bamipinum hydrochloricum (Bamipin)	2 %	ja
Benzalkoniumchlorid	1 %	ja
Benzocain (Anaesthesin®)	-	nein
Benzoylperoxid	10 %	ja
Brillantgrün	0,5 %	ja
Bifonazol	1 %	ja
Chlorokresol	2 %	ja
Chlorphenoxaminum hydrochloricum (Chlorphenoxamin)	1,5 %	ja
Clemastin	0,03 %	ja
Clioquinol	-	nein
Clotrimazol	2 %	ja
Dimetindenmaleat (Dimetinden)	0,1 %	ja
Dithranol (Cignolin)	4 %	ja
Erythromycin	2 %	ja
Ethacridinum lacticum (Ethacridin, Rivanol®)	0,5 %	ja
Fomocainum hydrochloricum (Fomocain)	-	nein
Gentamicin	1 %	ja
Hexachlorophen	1 %	ja

Tabelle 52: Kompatibilitätstabelle der Fa. Dumex für Abitima Creme (Fortsetzung)

Wirkstoff	Max. Konzentration	kompatibel
Hydrocortison	2 %	ja
Metronidazol	2 %	ja
Miconazolnitrat (Miconazol)	2 %	ja
Nystatin	100.000 IE/g	ja
Pheniraminhydrogenmaleat (Pheniramin)	1,5 %	ja
Pix lithanthracis (Steinkohleteer)	10 %	ja
Polidocanol (Thesit®)	5 %	ja
Prednisolon	0,5 %	ja
Propylenglykol	40 %	ja
Resorcin	-	nein
Liquor carbonis detergens	20 %	ja
Sulfanilamid	20 %	ja
Schwefel	10 %	ja
Tetracainum hydrochloricum (Tetracain)	0,5 %	ja
Tetracyclin	3 %	ja
Triamcinolon	0,1 %	ja
Urea pura (Harnstoff)	10 %	ja
Vitamin-A-Palmitat	0,05 %	ja

Tabelle 53: Kompatibilitätstabelle der Fa. Galderma für Nubral-Präparate

Wirkstoff	NUBRAL Creme (mit 10 % Harnstoff)	Bemerkungen	NUBRAL Lotion (mit 10 % Harnstoff)	Bemerkungen
Hydrocortison	2 %	---	2 %	---
Hydrocortisonacetat	2 %	---	2 %	---
Milchsäure	10 %, 20 %	pH-Erniedrigung	10 %, 20 %	sehr dünnflüssig, pH-Erniedrigung
Salicylsäure	1 %, 5 %	---	1 %, 5 %	---
Eucerin. anhydricum, Eucerin. cum aqua	30 %, 50 %	Konsistenzerhöhung, „fetter" als NUBRAL	---	---
Harnstoff	bis 30 %	---	---	---
Ichthyol®	10 %	Konsistenzerhöhung	---	---
Liquor carbonis detergens (DAC)	10 %	Konsistenzerniedrigung	---	---
Lotio alba aquosa (DRF/DAC)	10 %, 30 %, 50 %	---	50 %	dickflüssiger
Ungt. molle (DAB)	10 %, 30 %, 50 %	kaum Konsistenzänderung, „fetter" als NUBRAL,	---	---
Ungt. zinci (DAB)	30 %, 50 %	leicht gelblich	---	---
Avocadoöl	---	---	30 %, 50 %	sehr flüssig
pH5 Eucerin® Lotio	---	---	50 %	dickflüssiger

Die auf Kompatibilität geprüften Rezepturen sind nach Angabe des Herstellers bei sachgemäßer Herstellung und Lagerung bei Raumtemperatur für mindestens 4 Wochen haltbar.

Tabelle 54: Kompatibilitätstabelle der Fa. Grünenthal für Jellin-Präparate

Wirkstoff und Konzentration	JELLIN Basis Creme	JELLIN Basis Salbe
Acid. salicylium 5 %	+	+
Clioquinol 10 %	+	–
Clotrimazol 2 %	+	+
Erythromycin 2 %	+	+
Harnstoff 10 %	+	+
Hydrocortisonacetat 1 %	+	+
Ichthyol®	5 %	10 %
Lidocain HCl	2 %	5 %
Liquor carbonis detergens	5 %	10 %
Metronidazol 1 %	+	–
Nystatin 100.000 IE/g	+	+
Resorcin 5 %	+	+
Schwefel, feinverteilter	10 %	5 %
Tumenol-Ammonium	5 %	10 %

Die Arzneistoffe sind nach Herstellerangaben bis zu den angegebenen Prozentwerten mit den entsprechenden Grundlagen kompatibel.

+ = bis zu den angegebenen Konzentrationen kompatibel,
– = nicht kompatibel oder sinnvoll.

Tabelle 55: Kompatibilitätstabelle der Fa. Hermal für Amciderm Basiscreme

Wirkstoff	Amciderm Basiscreme	Stabilität
Clioquinol	3 %	6 Wochen
Clotrimazol	1 %	6 Wochen
Harnstoff als 50%ige wäßrige Lsg.	5 %	6 Wochen
Metronidazol	3 %	6 Wochen

Stabilität nach Herstellerangaben.

Tabelle 56: Kompatibilitätstabelle der Fa. Hermal für Aqua-non Hermal

Wirkstoff	Konzentration	Stabiliät
Prednisolon	0,5 %	6 Wochen
Harnstoff	5 %	6 Wochen
Tumenol	5 %	6 Wochen

Stabilität nach Herstellerangaben.

Tabelle 57: Kompatibilitätstabelle der Fa. Hermal für Basodexan-Präparate

Wirkstoff	Konzentration		
	Basodexan Creme	Basodexan Soft Creme	Basodexan S Salbe
Ammoniumbituminosulfonat	2 %	2 %	2 %
Ammoniumsulfobitol		5 %	
Clioquinol	3 %	3 %	3 %
Clotrimazol	1 %		1 %
Econazol	1 %		1 %
Erythromycin	2 %	2 %	2 %
Ethanol		20 %	20 %
Eucerin anhydr.	50 %	50 %	50 %
Harnstoff (zusätzlich)	10 %	20 %	10 %
Lanolin	50 %	50 %	50 %
Liquor carbonis detergens		10 %	
Menthol		1 %	1 %
Nystatin	3 %	3 %	3 %
Pix lithanthracis	5 %		5 %
Polidocanol (Thesit®)	3 %	3 %	3 %
Resorcin		1 %	1 %
Salicylsäure	5 %	10 %	10 %
Schwefel, feinverteilter	10 %	10 %	10 %
Tretinoin	0,025 %	0,025 %	0,025 %
Vaseline	50 %	50 %	50 %
Wollwachs wasserfrei	50 %	50 %	50 %
Zinkoxid	20 %		10 %

Geprüft auf galenische Stabilität und auf die chemische Stabilität des Harnstoffs über einen Zeitraum von 6 Wochen nach Herstellerangaben.

Tabelle 58: Kompatibilitätstabelle der Fa. Hermal für Decoderm Basiscreme

Wirkstoff	Konzentration	Stabilität
Akneroxid 5	50 %	6 Wochen
Benzalkoniumchlorid	0,5 %	12 Wochen
Clioquinol	0,5 %	12 Wochen
Clotrimazol	1 %	6 Wochen
Gentianaviolett (Methylviolett, Pyoktanin)	1 %	12 Wochen
Harnstoff	10 %	6 Wochen
Harnstoff	10 %	12 Wochen
Hydrochinon	2 %	6 Wochen
Hydrocortison	2 %	12 Wochen
Ichthyol®	10 %	12 Wochen
Liquor carbonis detergens	10 %	12 Wochen
Menthol	0,5 %	12 Wochen
Nystatin	100.000 i.E./g	6 Wochen
Polidocanol (Thesit®)	4 %	12 Wochen
Procain-HCL	5 %	12 Wochen
Salicylsäure	10 %	6 Wochen
Salicylsäure	10 %	12 Wochen
gefällter Schwefel	10 %	12 Wochen
Steinkohlenteer	5 %	12 Wochen
Sulfacetamid	10 %	12 Wochen
Sulfanilamid	5 %	12 Wochen
Tumenol® Ammonium	10 %	12 Wochen
Vitamin-A-Säure	0,5 %	6 Wochen
Zinkoxid	15 %	12 Wochen

Stabilität nach Herstellerangaben.

Tabelle 59: Kompatibilitätstabelle der Fa. Hoechst für Topisolon Basissalbe

Wirkstoff	Höchstkonzentration in Prozent
Aqua dest.	40 %
Acid. salicylium	5 %
Clioquinol	10 %
Clotrimazol	2 %
Chloramphenicol	2 %
Erythromycin	2 %
Eucerin anh.	50 %
Harnstoff (gepulvert)	5 %
Harnstoff	10 %
8-Hydroxychinolin	1 %
Hydrocortisonacetat	1 %
Lotio Cordes	3 %
Metronidazol	1 %
Nystatin	100.000 IE/g
Resorcin	5 %
Pasta zinci	75 %
Pix lithanthracis	2 %
Schwefel (feinverteilt)	10 %
Unguentum emulsificans aquosum	75 %
Vaselin	80 %

Alle geprüften Rezepturen sind bei Raumtemeratur nach Herstellerangaben mindestens 4 Wochen galenisch stabil.

Tabelle 60: Kompatibilitätstabelle der Fa. Hoechst für Dermatop-Präparate

Wirkstoff	Höchstkonzentration		
	Dermatop Basiscreme	Dermatop Basissalbe	Dermatop Basisfettsalbe
Aqua destillata	50 %	33 %	60 %
Chloramphenicol	2 %	2 %	2 %
Clioquinol	10 %	10 %	10 %
Erythromycin	2 %	---	2 %
Harnstoff (gelöst)	10 %	10 %	10%
Harnstoff (gepulvert)	20 %	20 %	20 %
8-Hydroxychinolin	10 %	10 %	10 %
Ichthyol®	5 %	---	5 %
Liquor carbonis detergens	5 %	---	5 %
Lotio Cordes®	25 %	25 %	25 %
Pix lithanthracis	10 %	10 %	10 %
Polidocanol (Thesit®)	4 %	---	---
Salicylsäure	10 %	10 %	10 %
Schwefel (feinverteilt)	10 %	10 %	10 %
Tetracyclin-HCl	6 %	3 %	3 %
Unguentum emulsificans aq.	80 %	---	80 %
Vaselin	---	75 %	< 100 %
Zinkoxid	30 %	30 %	30 %

Nach Herstellerangaben.

Tabelle 61: Kompatibilitätstabelle der Fa. Hans Karrer für Excipial-Präparate

Wirkstoff und Konzentration		Excipial®				
		U Hydrolotio	U Lipolotio	Creme	Fettcreme	Mandelölsalbe
Allantoin	5 %	+ 100	+ 100	+ 100	+ 100	+ 93
Ammoniumbituminosulfonat	20 %					+
Benzylbenzoat	10 %	+ 99	+ 100	+ 98	+ 98	
Betamethasonvalerat	0,1 %	+ 100	+ 100	+ 100	+ 100	+ 100
Bufexamac	5 %	+ 100	+ 100	+ 100	+ 100	+ 100
Chlorhexidinhydrochlorid	0,5 %	+ 100	+ 100	+ 100	+ 100	+ 100
Clotrimazol	2 %	+ 100	+ 100	+ 100	+ 100	+ 100
Diphenhydraminhydrochlorid	2 %		* 100	+ 100	+ 99	
Dithranol	2 %		+		+ 99	+ 100
Erythromycin (Base)	2 %			+ 90		+ 100
Harnstoff (50% in Waser)	10 %	+ 100	+ 100	+ 100	+ 100	+ 100
Hydrocortisonacetat	2,5 %	+ 100	+ 100	+ 100	+ 100	+ 100
Lidocain-HCl	2 %	+	+	+	+	
Liquor carbonis detergens	5 %			+	+	+
Liquor carbonis detergens	10 %			+		+
Menthol	3 %	+ 94	+ 100	+ 100	+ 100	
Metronidazol	1 %	+		+ 100	+ 100	

Tabelle 61: Kompatibilitätstabelle der Fa. Hans-Karrer für Excipial-Präparate (Fortsetzung)

Wirkstoff und Konzentration		Excipial®				
		U Hydrolotio	U Lipolotio	Creme	Fettcreme	Mandelölsalbe
Polidocanol (Thesit®)	5 %	**		+	+	+
Prednisolonacetat	0,25 %	+	+	+	+	+ 100
Resorcin	5 %			+		
Salicylsäure	10 %	+ 100	+ 100	+ 100	+ 100	*** 75
Steinkohlenteer	10 %				+	+
Schwefel, gefällt	10 %	+	+	+	+	+
Tannin	10 %		+		+	+
Testosteronpropionat	2 %		+ 100	+ 100		
Titandioxid	10 %	+	+	+	+	+
Tretinoin	0,05 %	+	+	+ 100	+ 100	+ 83
Triamcinolonacetonid	0,1 %	+ 100	+ 100	+ 100	+ 100	+ 100
Triclosan	2 %	73	+ 100	+ 98	+ 100	+ 100
Tumenol	10 %	+	+	+	+	+
Zinkoxid	30 %	+	+	+	+	+

Die galenische Kompatibilität wird vom Hersteller folgenderm. angegeben: + kompatibel, ± beschränkt kompatibel, - inkompatibel. Die chemische Stabilität ist in % nach 6 Wochen Lagertest angegeben
*   Zubereitung wird dünnflüssig;
**   1 % galenisch stabil;
***   wird hart, körnig, grießig

Tabelle 62: Kompatibilitätstabelle der Fa. La Roche-Posay für Cold Cream und Onguent

Wirkstoff	Cold Cream Roche-Posay	Onguent Roche-Posay
Allantoin	2 %	2 %
Aluminium-acetat-tartrat-Lösung	20 %	10 %
Aqua destillata	25 %	10 %
Betamethasonvalerat	0,1 %	0,1 %
Chloramphenicol	3 %	3 %
Dexamethason	0,05 %	0,05 %
Dexpanthenol	5 %	5 %
Dithranol (+ 3 % Salicylsäure)	max. 3 %	max. 3 %
Erythromycin	5 %	5 %
Gentamicin	1 %	1 %
Hamamelistinktur	10 %	–
Harnstoff	20 %	15 %
Hydrocortisonacetat	1 %	1 %
Ichthyol®	10 %	10 %
Jod (mit Kaliumjodid lösen)	5 %	5 %
Kupfersulfat	1 %	1 %
Metronidazol	2 %	2 %
Milchsäure	10 %	-
Polidocanol (Thesit®)	5 %	5 %
Prednisolon	0,5 %	0,5 %
Pyoktanin	1 %	1 %
Resorcin	10 %	10 %
Salicylsäure	15 %	15 %
Schwefel	10 %	10 %
Steinkohlenteer (Pix lithanthracis)	20 %	20 %
Steinkohlenteerlösung (Liquor carbonis detergens)	20 %	20 %
Tannin	5 %	5 %
Tetracyclin	3 %	3 %
Triamcinolonacetonid	0,1 %	0,1 %
Tumenol®	10 %	10 %
Vitamin-A-Säure	0,1 %	0,1 %
Wacholderteer (Pix Juniperi)	20 %	20 %
Zinkoxid	5 %	5 %

Die Zubereitungen sind nach Herstellerangaben mindestens 4 Wochen organoleptisch stabil.

Tabelle 63: Kompatibilitätstabelle der Fa. Schering für Neribas-Präparate

Wirkstoff und Konzentration	Neribas Creme	Neribas Salbe	Neribas Fettsalbe
Clioquinol 5 %	−	+	+
Erythromycin 1 %	−	+	+
Harnstoff 10 %	−	+	+
Ichthyol® 5 %	−	+	+ (10 %)
Liquor carbonis detergens 10 %	+ [1.]	+	+
Metronidazol 2 %	+	+	+
Pix lithanthracis 5 %	−	+	+ [3.]
Podophyllin 20 %	−	−	+
Polidocanol (Thesit®) 5 %	+ [1.]	+	+
Resorcin 3 %	+ [4.]	+ [4.]	+ [4.]
Salicylsäure 10 %	−	+	+
Schwefel, feinverteilter 10 %	+	+ [5.]	+
Tetracyclin-HCl 3 %	−	−	+
Zinkoxid 20 %	+ (10 %)	+	+

Kompatibilität nach Herstellerangaben. [1.] ergibt dickflüssige Zubereitung, [2.] sehr weiche Zubereitung, [3.] bei Zusatz von 5 % Polysorbat 80 oder 5 % Sorbitanoleat, [4.] Resorcin zunächst in gleicher Menge Wasser lösen (3 %), [5.] unter Zusatz von 10 % Paraffin. subliquidum

Tabelle 64: Kompatibilitätstabelle der Fa. Stiefel für Pruricalm Lotion

Wirkstoff	Konzentration	physik. Stabiliät
Clotrimazol	1 %	3 Monate
Harnstoff	10 %	3 Monate
Hydrocortison	1 %	3 Monate
Liquor carbonis detergens	10 %	3 Monate
Nachtkerzenöl	10 %	3 Monate
Thesit	3 %	3 Monate
Triamcinolonacetonid	0,025 %	3 Monate

Stabilität nach Herstellerangaben.

Tabelle 65: Kompatibilitätstabelle der Fa. Stockhausen für Praecutan-Präparate

Wirkstoff	Höchstkonzentration	Hautcreme O/W	Hautcreme fett E/O	Lotion O/W	Lotion fett W/O
Bufexamac	5 %	+	+	+	
Clotrimazol	1 %	+	+	+	+
Dexamethason	0,1 %	+	+	+	+
Harnstoff	10 %	+	+	+	+
Metronidazol	2 %	+	+	+	+

Auswahl aus 48 herstellerseits makroskopisch auf Kompabilität untersuchten Wirkstoffen und Wirkstoffkombinationen (+ = 4 Wochen physikalisch stabil).

Tabelle 66: Kompatibilitätstabelle der Fa. Wolff für Linola-Präparate und Wolff Basis Creme

Wirkstoff	LINOLA		LINOLA FETT N		WOLFF BASIS CREME	
Allantoin	2 %		2 %		2 %	
Aureomycin®	2 %		2 %		2 %	
Avil®	2%	(3 Mo.)	2 %	(3 Mo.)	2 %	(3 Mo.)
Bufexamac	5 %	(3 Mo.)	5 %	(3 Mo.)	5 %	(3 Mo.)
Clotrimazol	1 %	(2 Mo.)			1 %	(2 Mo.)
Erythromycin	2 %*	(2 Mo.)	2 %*	(2 Mo.)	2 %*	(2 Mo.)
Estriol			0,1 %	(3 Mo.)		
Harnstoff	20 %	(3 Mo.)	10 %**	(3 Mo.)	20 %	(3 Mo.)
Hydrocortison	1 %		1 %		1 %	
Hydrocortison-acetat	1 %		1 %		1 %	
Lidocain HCl	4 %	(3 Mo.)	4 %	(3 Mo.)	4 %	(3 Mo.)
Metronidazol	2 %	(3 Mo.)	2 %	(3 Mo.)	2 %	(3 Mo.)
Menthol	5 %		5 %		5 %	
Salicylsäure	5 %		5 %		5 %	
Schwefel	10 %		10 %		10 %	
Testosteronpropionat			2 %	(3 Mo.)		
Vitamin-A-Säure***	0,05 %	(3 Mo.)			0,05 %	(3 Mo.)
Zinkoxid	30 %		30 %		30 %	

Verträgliche Konzentrationen der Wirkstoffe in Prozent und chemische Stabilität der Wirkstoffe in Monaten (in Klammern) nach Herstellerangaben. Alle Rezepturen sind galenisch mindestens 3 Monate haltbar.

* Die Einarbeitung von Erythromycin in LINOLA® oder WOLFF BASIS CREME wird durch Anreiben der Substanz mit einer 10%-igen, wäßrigen Tween® 20 Lösung erleichtert.
** Die Einarbeitung des Harnstoffs wird durch Anschmelzen der Emulsion erleichtert.
*** Rezepturen mit Vitamin-A-Säure müssen in Tuben abgefüllt werden.

Tabelle 67: Kompatibilitätstabelle der Fa. Yamanouchi für Alfason Basis Cresa

Wirkstoff	Konzentration
Alfason Cresa®	50 %
Chloramphenicol	bis max. 2 %
Chlorquinaldol	bis max. 3 %
Clioquinol	bis max. 3 %
Dithranol	0,5 %
Harnstoff	3 %, 5 %, 10 %
Natamycin	bis max. 1 %
Neomycinsulfat	bis max. 0,5 %
Pix liquida	bis max. 2 %
Salicylsäure	10 %
Schwefel	bis max. 10 %

Haltbarkeit mindestens 4 Wochen nach Herstellerangaben. Die Rezeptur mit Alfason Cresa® ist 8 Wochen haltbar.

13. Rezepturempfehlungen pharmazeutischer Unternehmen – eine kritische Stellungnahme eines Industriepharmazeuten

Dr. H. W. Reinhardt, Offenbach

Die Vorteile von individuell angefertigte Rezepturen in der Dermatologie liegen auf der Hand: individuelle, indikationsgerechte, besser dosierbare Therapiemöglichkeiten, das Vermeiden potentiell sensibilisierender Substanzen, die Kombinationsmöglichkeit von Wirkstoffen etc. Hinzu kommt, daß der Arzt seinen Patienten sozusagen eine maßgeschneiderte Therapie, die nicht von der Stange (sprich: Fertigarzneimittel) kommt, anbieten kann. Von Bedeutung ist in vielen Fällen außerdem die Tatsache, daß die Rezeptur ohne Beipackzettel geliefert wird, vor allem bei der Corticosteroid-Rezeptur. Kennen wir doch alle die Angst des Patienten vor dem Cortison, die noch gesteigert wird, wenn er die möglichen Nebenwirkungen oder Gegenanzeigen im Beipackzettel zur Kenntnis nimmt. Bei der Rezeptur wird ihm der wahre Inhalt häufig verborgen bleiben. Nicht unerwähnt bleibt natürlich die Preiskomponente, die im Zeitalter von GSG und Arzneimittelbudget wieder stark an Bedeutung gewonnen hat. Rezepturen sind aber nicht generell billiger als Fertigarzneimittel. Vielmehr muß man sich bei jeder Rezeptur sehr genau informieren.

Ein Beispiel für die Wirtschaftlichkeit der Rezepturen stellt die Betamethasoncreme NRF dar, von der 100g weniger als die Hälfte eines entsprechenden Fertigproduktes kosten. Anders sieht die Sache bei festpreisgebundenen Arzneistoffen aus. Hier ist das Fertigprodukt häufig billiger. Kein oder nur ein geringer wirtschaftlicher Vorteil bringt die Verschreibung kleinerer Mengen. Teurer wird es häufig, wenn Fertigpräparate als Rezepturgrundlage eingesetzt werden.

Das im Grundgesetz verankerte Recht auf freie Berufsausübung und das daraus abgeleitete Recht auf Therapiefreiheit erlauben es dem Arzt, alles zu verordnen, was er für seine Patienten für angebracht hält. Ebenso hat der Patient ein Recht auf individuelle Behandlung. Der Arzt muß jedoch beachten, daß die von ihm verordnete Rezeptur dem Stand der medizinischen Wissenschaft entspricht. Dies gilt insbesondere für die Verwendung bisher nicht in die Therapie eingeführter Chemikalien, zu deren Wirksamkeit und Unbedenklichkeit häufig nur unzureichende Informationen vorliegen. Der Arzt haftet hier allein für die mit der Anwendung verbundenen Risiken.

Weiterhin wichtig für den Stand der medizinischen Wissenschaft ist das Problem der Stabilität und Kompatibilität von Rezepturen und deren Bestandteile. Muß die Dauer der Haltbarkeit von Fertigarzneimitteln bei der Zulassung durch die Vorlage von Langzeit-Stabilitätsprüfungen belegt werden, liegen für Rezepturen häufig gar keine, oder wenn doch, dann nur Unterlagen zur physikalischen (galenischen) nicht aber zur chemischen Stabilität vor. Auch hier muß der rezeptierende Arzt mit dem Apotheker, der im Einzelfall in eigener Verantwortung entscheiden muß, ob die pharmazeutische Qualität einer solchen Rezeptur sichergestellt ist, die mögliche Haftung übernehmen, die beim Fertigpräparat auf die Herstellerfirma verlagert ist.

Rezepturarzneimittel benötigen keine Zulassung durch das Bundesinstitut für Arzneimittel und Medizinprodukte (BfArM). Das heißt aber nicht, daß diese Zubereitungen Medikamente zweiter Wahl sind. Der Gesetzgeber stellt durchaus hohe Ansprüche an die Qualität und Unbedenklichkeit individuell gefertigter Rezepturen. So gilt § 5 AMG („ Es ist verboten, bedenkliche Arzneimittel in den Verkehr zu bringen") selbstverständlich auch für Rezepturen. § 14 der Apothekenbetriebsordnung regelt die Kennzeichnung in der Apotheke hergestellter Arzneimittel. Ganz wichtig: Der Hinweis auf die begrenzte Haltbarkeit.

---

§14 Apothekenbetriebsordnung (Auszug)

Kennzeichnung

In der Apotheke hergestellte Arzneimittel, die zur Anwendung am Menschen bestimmt sind, dürfen nur abgegeben werden, wenn auf den Behältnissen und, soweit verwendet, den äußeren Umhüllungen in gut lesbarer Schrift, auf dauerhafte Weise (...) angegeben sind:

1. Der Name oder die Firma des Inhabers der Apotheke und deren Anschrift.

2. der Inhalt nach Gewicht, Rauminhalt oder Stückzahl,

3. die Art der Anwendung und gegebenenfalls die in der Verschrei bung angegebene

   Gebrauchsanweisung,

4. die wirksamen Bestandteile nach Art und Menge,

5. das Herstellungsdatum,

6. ein Hinweis auf die begrenzte Haltbarkeit.

Der früher häufig verwandte Vermerk „sine copia", der es dem Apotheker untersagte die Bestandteile der Rezeptur auf dem Abgabebehältnis offenzulegen, ist heute nicht mehr erlaubt.

Der Hinweis auf die begrenzte Haltbarkeit macht deutlich, wo das größte Problem magistraler Rezepturen liegt, nämlich in der häufig unzureichenden Qualität, sprich Haltbarkeit. Die meisten Rezepturempfehlungen enthalten lediglich eine Garantie für die physikalische, nicht aber für die chemische und mikrobiologische Qualität. Folgende Parameter sind entscheidend bei der Festlegung einer Haltbarkeitsfrist:

- Verwendetes Packmittel
- zugesetzte Stabilisatoren oder Konservierungsmittel
- Empfindlichkeit des Wirkstoffes
- Wahl der Grundlage
- Auswahl des Kombinationspartners
- Lagerungshinweis

Die Frage ist nur, wann ist das Ende der Haltbarkeitsfrist erreicht?

Im analytischen Sinne ist das Ende der Haltbarkeit im allgemeinen dann erreicht, wenn die 90% Marke des deklarierten Wirkstoffgehaltes unterschritten werden. Dies gilt sowohl für Fertigprodukte als auch als Maßstab für Rezepturen. Der Gesetzgeber folgt damit der Absicht, dafür zu sorgen, daß sich nur Arzneimittel vergleichbarer Qualität im Handel befinden. Haltbarkeit bedeutet nach einer Richtlinie der Arbeitsgemeinschaft für pharmazeutische Verfahrenstechnik (APV) die „spezifikationsgerechte Qualität des Arzneimittels bis zum Ende der festgesetzten Laufzeit".

Ein weiteres Problem für die Haltbarkeit ist die mikrobiologische Qualität von Rezepturen. Erstens, weil Rezepturen sehr häufig unkonserviert hergestellt werden und zweitens, weil die überwiegende Anzahl von Rezepturen in Kruken abgefüllt wird. So ergibt sich bei jeder Entnahme die Gefahr einer mikrobiellen Kontaminierung durch unsaubere Hände. Wesentlich mehr Sicherheit bietet hier der Einsatz von Aluminiumtuben, die auch für Rezepturzwecke angeboten werden.

Die Kompatibilität innerhalb einer Rezeptur bezieht sich einmal auf die Verträglichkeit zwischen Wirkstoff und Grundlage und andererseits auf die Verträglichkeit verschiedener Wirkstoffe untereinander. So bringen z.B. hydrophile, grenzflächenaktive Arzneistoffe, wie manche Oberflächenanästhetika, Antihistaminika oder Liquor carbonis detergens, vielfach W/O-Emulsionen zum Brechen. Mangelnde Kompatibilität besteht auch z.B. zwischen Thesit und Unguentum leniens. Oder es können sich zwei Wirkstoffe in ihrer Wirkung gegenseitig aufheben. Ein Beispiel hierfür ist die kombinierte Rezeptur von

Erythromycin und Salicylsäure, die bereits nach Stunden bis Tagen zur Wirkungslosigkeit von Erythromycin führt.

Bei der Festlegung von Haltbarkeits- und Aufbrauchfristen für Rezepturen wird der Apotheker vor besondere Probleme gestellt, weil systematische Untersuchungen zur Haltbarkeit im allgemeinen fehlen, in vielen Fällen gar nicht möglich sind. Eine Ausnahme bilden hier die standardisierten Rezepturvorschläge des Neuen Rezepturformulariums (NRF) und des Deutschen Arzneimittel Codex (DAC). Hier kann man sicher gehen, daß die angegebenen Haltbarkeitsfristen durch entsprechende Stabilitätstests abgesichert sind. Dies gilt sowohl für die physikalische (galenische), die mikrobiologische, als auch die chemische Stabilität.

Für den Arzt muß es gute Gründe geben, wenn er weder mit standardisierten noch mit im Handel befindlichen Präparaten auskommt. Denn grundsätzlich besteht bei nichtstandardisierten Rezepturen ein größeres Risiko für die Abgabe eines Arzneimittels mit mangelnder Qualität als bei standardisierten Rezepturen oder Fertigpräparaten. Dies gilt für Eigenkreationen des Arztes ebenso wie für Rezepturvorschläge pharmazeutischer Unternehmen. Jede Dermatikafirma, die etwas auf sich hält, offeriert mittlerweile ganze Sammlungen von Rezepturvorschlägen ihrer Präparate mit den verschiedensten Wirkstoffen. Interessant ist, wie dabei die Stabilität der Rezepturen beurteilt wird. Manche Hersteller belassen es bei der Garantie für die physikalische Stabilität („bei Raumtemperatur mindestens 4 Wochen physikalisch stabil"), andere wiederum proklamieren die physikalische und chemische Stabilität („über einen Zeitraum von 6 Wochen chemisch und physikalisch stabil").

Zieht man in Betracht, daß einige Anbieter Dutzende von verschiedenen geprüften Rezepturen anbieten, bedeutet dies einen riesigen Aufwand an Stabilitätsuntersuchungen, wenn man weiß, wie umfangreich auch nur eine Stabilitätsstudie im Zulassungsdossier für ein Fertigprodukt sein muß. Es empfiehlt sich daher für verordnende Ärzte, aussagefähige Stabilitätsunterlagen, und zwar chemische und physikalische, für eine ins Auge gefaßte empfohlene Rezeptur bei den Anbietern anzufordern.

Ein weiteres großes Problem für die Qualität der Rezeptur stellt die Anpreisung abenteuerlicher Kombinationen seitens mancher industrieller Anbieter dar. Ein Beispiel hierfür ist die Kombination der äußerst empfindlichen Wirkstoffe Tretinoin und Erythromycin in einer Grundlage, die zwei weitere Wirkstoffe enthält und noch dazu pigmentiert ist. Dabei ist schon allein der Einsatz von Tretinoin (Vitamin-A-Säure) in Rezepturen sehr umstritten. Englische Untersuchungen zur Stabilität von tretinoinhaltigen Augentropfen haben gezeigt, daß bei Raumtemperatur und Tageslicht der Wirkstoff schon nach wenigen Stunden zersetzt war. Möglicherweise liegen die Verhältnisse bei dermatologischen Rezepturen ähnlich. Retinoide (Tretinoin, Isotretinoin) sind nämlich äußerst oxidationsempfindliche

Substanzen. So muß z.B. die Herstellung eines Isotretinoinhaltigen Externums bei gelbem Licht und unter Edelgasatmosphäre stattfinden, um eine spontane Zersetzung zu vermeiden. Bedingungen, die für die Anfertigung einer Rezeptur in der öffentlichen Apotheke undenkbar sind. Hinzu kommt die Tatsache, daß kein Tretinoin-haltiges Fertigprodukt ohne ein Antioxidans (z.B.: Butylhydroxytoluol) auskommt. In keiner einzigen von der Industrie empfohlenen Rezeptur mit Tretinoin kommt dies hingegen vor. Tretinoin erscheint daher für die Anfertigung magistraler Rezepturen ungeeignet.

Ähnlich liegen die Verhältnisse beim Erythromycin. Die Verordnung von Erythromycin in O/W-Cremes kommt in der Apotheken-Rezeptur recht häufig vor. Als Grundlagen dienen entweder industriell gefertigte Basis-Cremes oder entsprechende Vehikel-Systeme aus dem DAB, wie zum Beispiel die „Wasserhaltige hydrophile Salbe (Ungt. emulsific. aquos.)". Im letzten Fall ergibt sich zusammen mit Erythromycin ein besonderes Instabilitätsproblem. Das Erythromycin besitzt wie jeder andere Wirkstoff auch ein pH-Optimum, bei dem es die größtmögliche chemische Stabilität hat. Dieser Wert liegt bei 8,5. Die über die pharmazeutischen Großhandlungen erhältlichen Chargen von „Ungt. emulsific. aquos. DAB" sind in aller Regel vorkonserviert. Als beliebtes Konservierungsmittel fungiert in jüngster Zeit eine Kombination von 0,05 Prozent Sorbinsäure und 0,05 Prozent Kaliumsorbat. Diese Mischung erzeugt einen pH-Wert von 4,7 (!), der auch oft dem Etikett auf dem Transport-Gefäß entnommen werden kann. Bei diesem Säuregrad dürfte das Erythromycin aber instabil sein. Außerdem ist denkbar, daß das basische Erythromycin je nach eingesetzter Konzentration den sauren pH-Wert derart anhebt, vielleicht sogar neutralisiert, daß die Wirksamkeit der Konservierungsmittel-Mischung in Frage gestellt ist. Damit wäre zwangsläufig die mikrobiologische Stabilität einer solchen Zubereitung gefährdet. Wie man sieht, ist es also auch für Erythromycin sehr schwierig, lege artis zu rezeptieren.

Zuletzt noch ein Hinweis auf die Wirtschaftlichkeit: In vielen Fällen sind Rezepturen nur preiswerter als Fertigarzneimittel, wenn es sich um größere Mengen handelt.

Zusammenfassend kann man sagen, daß es aufgrund der vorliegenden Probleme, wie Haftung, Wahl der richtigen Grundlage, Vermeidung obsoleter Stoffe, Stabilität, Kompatibilität, Wirkstofffreisetzung, Konservierungsmittel etc. dringend angeraten erscheint, sich an standardisierte und geprüfte Rezepturen (z.B. NRF) zu halten.

Folgenden Satz sollte man sich stets vor Augen halten: Rezeptieren ist nicht ein beliebiges Mischen von Wirkstoffen und Grundlagen, sondern eine alte Kunst auf der Basis pharmazeutischer Kenntnisse.

14. Weiterführende Literatur

ABDA — Bundesvereinigung Deutscher Apothekerverbände (Hrsg.): Neues Rezeptur-Formularium (NRF), Loseblattsammlung auf dem Stand der 12. Ergänzung, Govi-Verlag, Eschborn, 1995

Braun, R.: Aufbereitung und Nachzulassung, Pharm. Ztg. 134, 1369-1373, 1989

Gehring, W.: Ist die Eigen-Rezeptur noch zeitgemäß? TW Dermatologie 24, 371-378, 1994

Haustein, U.-F., Barth, J., Fickweiler, E.: Dermatologische Lokaltherapie, VEB Verlag Volk und Gesundheit, Berlin, 1986.

Holz-Slomczyk, M., Hildebrandt, A.: Aufbereitung beim BGA / Bundesinstitut für Arzneimittel und Medizinprodukte. Eine Bilanz, Pharm. Ind. 56, 680-685, 1994

Hornstein, O.P., Nürnberg, E.: Externe Therapie von Hautkrankheiten. Georg Thieme Verlag, Stuttgart, New York, 1985

Institut für Arzneimittelwesen der DDR (Hrsg.), Standardrezepturen 1990 (SR 90), für das Apothekenwesen bestimmte Ausgabe, 15. Auflage, VEB Verlag Volk und Gesundheit, Berlin, 1990

Müller K.H.: Zeitgemäße Herstellung von dermatologischen Externa. Dermatol. Monatsschr. 178, 129-136, 1992

Niedner, R., Ziegenmeyer, J.: Dermatika, Wissenschaftliche Verlagsgesellschaft, Stuttgart, 1992.

Standardrezepturen für Arzt und Apotheker, 16. Auflage, Verlag Ullstein Mosby, 1993.

Thesen, R., Schulz, M., Braun, R.: „Negativ"-Monographien: eine Übersicht. Pharm. Ztg. 139, 3360 und Anhang, 1994

Zesch, A.: Externa, Springer-Verlag, Berlin, Heidelberg, New York, 1988.

15. Sachverzeichnis

A

α-Hydroxysäuren 61
α-Tocopherol 87
α-Tocopherolacetat 87
Abitima Creme 238
Absorptionsgrundlagen 37
Absorptionssalben 36
Abszesse 168
Aceton 71; 72
Acne comedonica 65
Acne papulo-
  pustulosa 203; 204
Acne vulgaris 202
Acridinfarbstoff 57
Adeps suillus 111
Adstringens 135
Aknetherapeutika 202
Aktinische Keratosen 141
Akuitätsstadium der Erkran-
  kung 21
Alfason Basis Cresa 253
Aluminium-acetat-tartrat-
  Lösung 249
Aluminiumchlorid-
  Hexahydrat 48; 79;
                              83; 200; 201
Aluminiumhydrochlorid ... 231
Aluminiumstearat 77
Ambiphile Creme 37; 125
Amciderm Basiscreme 242
Ammoniumbitumino-
  sulfonat 48; 103; 168;
                              238; 243; 247
Ammoniumsulfo-
  bitol 48; 83; 105;
                              167; 169; 243
Amöben 57
Amphotensid 75
Amylum tritici 237
Analekzem 180
Anionische Harnstoff-
  Creme 142
Aniontensid 75
Anthralin 56
Anthrarobin 49; 101; 169
Antibiotika 49
Antiekzematosa 167
Antihidrotika 200
Antihistaminika 51
Antiinfektiosa 185
Antimykotika 51; 183
Antioxidantien 87
Antipruriginosa 157
Antipsoriatika 160
Antiseptikum 176; 182; 183
Anwendungsrisiko 96
Apothekenbetriebs-
  ordnung 96; 106; 255
Apotheken-
  einkaufspreis 27
Aqua-non Hermal 242
Arabisch Gummi 100
Arsen 101
Arzneilösungen 43
Arzneimittel-
  exantheme 130; 131; 155
Arzneimittelgesetz 106
Arzneimittelpreis-
  verordnung 27
Arztstempel 25
Asche Basis-Präparate 229
Ascorbinsäure 88
Ascorbylpalmitat 87
Atopische Dermatitis 113;
                              119; 125; 142; 149; 151
Aufbereitungsmono-
  graphien 102

Aufbrauchsfrist. 40; 41; 95; 96
Aureomycin® 252
Azelainsäure 52

B

Bacitracin 49
Bäder 47
Bamipin 238
Basis Cordes® RK 235
Basiscreme
  DAC 40; 74; 83; 125
Basodexan-Präparate 243
behaarte Kopfhaut 126
Benzocain 102; 229
Benzoesäure 82; 85
Benzoetinktur 100
Benzol 99
Benzoylperoxid ... 53; 234; 238
Benzylalkohol 84
Benzylbenzoat 53; 192; 247
Betamethasondipropionat .. 59
Betamethasonvalerat 28;
    59; 154; 155; 231;
  235
Betamethason-V-Creme 154
Betamethason-V-Lotio 155
Bifonazol 238
Blasenbildende Haut-
  krankheiten 180; 181
Blei 101
Borsäure 100; 101
Brandwunden 196
Brillantgrün 53; 180; 181
Bufexamac 54; 247; 252
Butanol 103
Butylhydroxytoluol 87

C

Cadmiumsulfid 17; 103
Camouflage 133; 134
Candida-
  infektionen 185; 188; 189
Candidamykosen 52
Capsaicin 106
Carboxymethyl-
  cellulose-Gel 89

Carboxymethylcellulose-
  Natrium 400 77
Carnaubawachs 69
Castellanische
  Lösung 107; 172
Cellulosenitrat 78
Cetearyloctanoat 69
Cetomacrogol 1000 74
Cetomacrogolcreme 74
Cetylalkohol 68; 73
Cetylpalmitat 69
Cetylstearylalkohol 68; 73
Chininhydrochlorid 212
Chinolinderivate 54
Chinolinolsulfat 54
Chirurgische Hände-
  desinfektion 184
Chloasma 219
Chloramphenicol 50; 102
Chlorcarvacrol 103
Chlorhexidin 55
Chlorhexidinacetat 86; 214
Chlorhexidingluconat .. 86; 179
Chlorhexidin-
  Gurgellösung 214
Chlorobutanol-
  Hemihydrat 85
Chlorocresol 55; 102; 107;
    172; 173; 174
Chloroform 100
4-Chlorphenol 102
Chlorquinaldol 103
Chlortetracyclin-
  hydrochlorid 51
Chlorthymol 102
Cholesterol 73
Chronisches Ekzem 168
Chrysarobin® 101
Cignolin 56
Citronensäure 81; 88
Citronensäure-Glycerol 216
Citronensäure-Monohydrat.81
Clindamycin 50
Clioquinol 54
Clobetasol-
  propionat 59; 156; 235
Clotrimazol. 51; 186; 187; 188

Sachverzeichnis

Coenzym A 55
Cold Cream Roche-Posay ... 249
Compliance 21
Cremes 37; 119

D

DAB 8 26
Decoderm Basiscreme 244
Decyloleat 69
Dekubitalulcera 197
Dermatitis solaris 155
Dermatomykosen 182
Dermatophyten 53
Dermatop-Präparate 246
Desinfektionsspiritus 184
Desinfizienzien 169
Deutscher Arzneimittel-
  Codex (DAC) 25
Deutsches Arzneibuch
  (DAB) 25
Dexamethason 59
Dexamethasonacetat 59
Dexpanthe-
  nol 55; 195; 196; 215
Dichlorophen 105
Diflucortolonvalerat 59
Diisobutyladipat 69
Dimethylphthalat 103
Dimethylsulfoxid 71; 72
Dimeticon 56
Dimeticon-Creme 127
Diphenhydramin-
  hydrochlorid 51; 90; 247
Diphenylcyclopropenon 106
Dithranol 56; 98;
              162; 164; 165
Dithranol-Salbe 160
Dochteffekt des Puders 44
dyshidrosiformes Ekzem ... 169

E

Econazol 243
Eisenoxide 76
Eiweißfällung 48
Ekzeme 152; 156; 167
Emulgator 72
Emulsionsgrundlage 126
Emulsionstyp 40; 90
Emulsions-
  Zinkoxidschüttelmixtur . 131
Entamoeba histolytica 60
Epithelialisierung 196
Erdnußöl 69
Erdnußölfettsalbe 35; 112
Erythrasma 181; 190
Erythromycin 50; 79; 204;
              245; 246; 257
Estradiolbenzoat 56
Estriol 56; 252
Estrogenderivate 56
Ethacridinlactat 47; 57;
              176; 177; 178
Ethanol 42; 71; 84
Ethanolhaltige Zinkoxid-
  schüttelmixtur 130
Ethanolhaltiges Salicyl-
  säure-Gel 139
Ether 70
Ethylacetat 70
Ethylcrotonanilid 103
Eucerin anhydricum 37; 113
Eucerin cum aqua 38; 119
Eucerinum®-Grundlagen 20
Eucerinum-Grundlage 231
Excipial-Präparate 247

F

Farblose Castellanische
  Lösung 173
Fertigarzneimittel . 15; 27; 220
Fettalkohole 67
Fettender Salicylsäure-
  Hautspiritus 147
Fettfreie Salben-
  grundlagen 116
Fluocinolonacetonid 59
Formaldehyd 57; 100
Formularium hospitale 26
Fuchsin 57; 107
Fumarsäure 104; 103
Fußmykosen 180

G

Gelatine 78

Gele 45
Genitalmykosen 186
Genodermatosen 61
Gentamicin 50; 91; 229;
    235; 238; 249
Gentianaviolett 182; 244
Giardia lamblia 60
Glycerol 42; 71; 231
Glycerolhydroxystearat 74
Glycerolmono-
    stearat 70; 73; 74
Glyceroltrinitrat 106
GMP-Richtlinien 15
Gramicidin 229
Gramnegativer
    Fußinfekt 180; 181
Granulation 195; 196; 198
Grenzflächeneffekte 90
Guajazulen 17; 105

H

Haarspiritus 147; 148
Haarwuchsmittel 61
Haltbarkeit 21; 92; 256
Haltbarkeitsfrist 93
Hamamelistinktur 249
Hämorrhoidal-
    Suppositorien 210
Hämorrhoiden 209; 211;
    212; 213
Hämorrhoidensalbe 209
Händedesinfektion 184
Handekzem 139; 140
Harnstoff 57; 197; 205
Harnstoff-Cetomacrogol-
    salbe 144
Harnstoff-Creme 140; 141
Harnstoff-Natriumchlorid-
    Salbe 146
Hartfett 70
Hartparaffin 34; 68
Hautmykosen 186
Hautschutzcreme 127
Hexachlorophen 105
Hilfstaxe 27
Hirsutismus 106
Holzteere 64; 102

Hühneraugen 208
Hydrochinon 58
Hydrocortison 59; 150
Hydrocortisonacetat 59; 149
Hydrocortisonbutyrat 59
Hydrogele 45; 46
Hydrophile Clobetasol-
    propionat-Creme 156
Hydrophile Cremes 37
Hydrophile Harnstoff-
    Emulsion 143
Hydrophile hautfarbene
    Abdeckpaste 134
Hydrophile Hydrocortison-
    acetat-Creme 149
Hydrophile Hydrocortison-
    Creme 150
Hydrophile Prednisolon-
    Creme 151
Hydrophile Salbe DAB 114
Hydrophile Salben 35
Hydrophile Triamcinolon-
    acetonid-Creme 152
Hydrophobe hautfarbene
    Abdeckpaste 133
Hydrophobes Basisgel
    DAC 115
4-Hydroxybenzoesäure-
    Ester 82
8-Hydroxychinolin 245; 246
Hydroxyethylcellulose .. 77; 89
Hydroxyethylcellulose-
    gel DAB 117
11-α-Hydroxyprogesteron 106
Hydroxypropyl-
    cellulose 78; 87
Hygienische Hände-
    desinfektion 184
Hyperhidrosis 48; 200; 201
Hyperkeratosen 208
Hyperpigmentierung 219

I

Ichtholan® 237
Ichthyol® ... 48; 168; 236; 237;
    240; 246; 249; 250

Ichthyosis 137; 138; 139; 140; 141; 142; 146
Imidazolderivate 51
Imidazolidinylharnstoff 84
Impetigo 177
Impetigo contagiosa .. 178; 179
Infektabwehr 195
Inkompatibilitäten 88
Inscriptio 24
Instabilitäten 96
Invocatio 24
Ionische Wechselwirkung 89
Isopropanol 43
Isopropylalkohol 42; 71; 84
Isopropylalkoholhaltiger Salicylsäure-Haut-spiritus 148
Isopropylmyristat 43; 69
Isopropylpalmitat 69
Isosorbiddinitrat 106

J

Jellin-Präparate 241
Jojobaöl 43; 69
Juckreiz 159

K

Kaliumpermanganat 47; 58
Kaliumsorbat 85
Keratoderma palmo-plantare 140; 141
Keratolytika 137
Kligmansche Salbe 58; 219
Kolibakterien 57
Kompatibilitätstabellen 228
Konservierungsmittel 81; 82
Konsistenzgeber 67
Kontaktdermatitis 155
Kortikosteroide 59
Kortikosteroidhaltige Externa 149
Kraurosis vulvae 65
Kühlsalbe DAB 38; 124
Künstlicher Speichel 217

L

Laceran-Präparate 234
Lactose 76
Lanae alcoholum unguentum 113
Lanae alcoholum unguentum aquosum 119
Lanette®-Cremes 82
Lanolin DAB 123
Lauertaxe 223; 224; 225
Laufzeit 92
Laureth 73
Laurylalkohol 73
Leukichthol® 232; 236; 237
Lichen ruber planus ... 152; 156
Lichen sclerosus et atrophicans 65
Lichtschutzpaste 133; 134
Lidocain 91
Lidocain HCl 229; 241; 247; 252
Linola-Präparate 252
Lipidbestandteile 67
Lipophile Salben 34
Liquor carbonis detergens 64; 236; 239; 240; 243; 244; 246; 247; 249; 250; 251
Lokalanästhesie 159
Lösevermittler 70
Löslichkeit 88
Lösungen 42
Lotio alba aquosa 129
Lotio Cordes 44
Lotio rubra aquosa 129
Lotionen 44
Lupus erythematodes 152; 156

M

Macrogol 300 72
Macrogol 600 72
Macrogol-1000-glycerolmonostearat 74
Macrogolhydroxystearat 74
Macrogolsalbe 116

Macrogolstearat 400 74
Magnesiumcarbonat 76
Magnesiumoxid 76
Maisstärke 76; 99
Mandelöl 43; 70
Melanodermitis
  toxica 219
Menthol 232; 244; 247; 252
Merbromin 60
Methyl-4-hydroxybenzoat .. 86
Methyl-4-hydroxybenzoat-
  Natrium 86
Methylhydroxyethyl-
  cellulose 78
Methylhydroxypropyl-
  cellulose 78
Methylrosanilinium-
  chlorid 60; 182
Methylviolett 60; 183
Metronidazol 60; 193; 194;
      229; 235; 242; 245; 247;
                     249; 250; 252
Miconazol-
  nitrat 51; 72; 190; 239
Milchsäure 61; 81
Minoxidil 61
Minutentherapie 162; 164
Mittelkettige Triglyceride 70
Mollusca contagiosa 65
Morbus Darier 137
Mundgel 117
Mundhöhle 182
Mundhygiene 214
Mundpflege 215; 216

N

Nachtkerzenöl 251
Nachzulassung 102
Nagelentfernung 187; 205
2-Naphthol 102
Natamycin 253
Natriumacetat 80
Natriumbenzoat 85
Natriumbituminosulfonat . 103
Natriumcetylstearylsulfat 75
Natriumchlorit 61; 199
Natriumcitrat 80

Natriumdihydrogen-
  phosphat-Dihydrat 80; 81
Natriumdodecylsulfat 75
Natriumedetat 88
Natriumhydrogencarbonat .. 80
Natriumhydroxid 80
Natriumlactat 81
Natriumlaurylethersulfat 75
Natriummonohydrogen-
  phosphat-Dodecahydrat .. 80
Negativ-Aufbereitung 104
Neomycinsulphat 253
Neribas-Präparate 250
Neues Rezeptur-
  Formularium 16; 26
Nichtionische hydrophile
  Creme DAB 39; 74; 122
Nubral-Präparate 240
Numuläres Ekzem 160
Nutzen-Risiko-
  Beurteilung 109
Nystatin 52; 232; 236;
                        237; 239

O

Obsolete Hilfsstoffe 98
Obsolete Wirkstoffe 101
Octyldodecanol 68

Ö

Ölkappe 138
Öle 42

O

Oleogele 45
Oleum zinci 136
Oleyloleat 69
Olivenöl 43; 70
Onguent Roche-Posay 249
Onychomykosen 205
Oxytetracyclin-
  hydrochlorid 51

P

Panthotensäure 55
Paraffin 67; 68

Pasta Cordes........................... 237
Pasta zinci............................... 132
Pasta zinci mollis 135
Pasten 44
Pediculi....................................53
Pediculosis............................ 192
Peeling 91
Periorale
  Dermatitis 129; 193; 194
Perubalsam 102
PHB-Ester................................82
Pheniraminhydrogen-
  maleat...................................51
Phenol......17; 62; 84; 103; 211
Phenylmercuriborat...............86
pH-Regulantien 70; 79
Pigment 75
Pityriasis versicolor......52; 190
Pityrosporon ovale 52
Pix betulina............................64
Pix juniperi......................64; 249
Pix liquida......................64; 253
Pix lithanthracis 64; 236;
  237; 239; 243; 245; 246;
  249; 250
Podophyllin............................ 250
Polidocanol...............62; 82; 90;
  158; 159
Polyacrylsäure.................. 77; 80
Polyethylenglykolsalbe
  DAB................................36; 116
Polyisobutylen 68
Polymethacrylat-Natrium. 100
Polysorbat................................74
Polyvidon-Iod........62; 78; 170;
  171; 198
Praecutan-Präparate........... 251
Praescriptio.............................24
Prednisolon............. 28; 59; 151
Prednisolonacetat...................59
Preiskalkulation.................... 220
Procain-HCL 244
Proktologika.......................... 209
Propylalkohol 71; 84
Propylenglykol.. 43; 71; 83; 84
Prostaglandin-Synthese........54
Pruricalm Lotion................... 251

Pruritus 124; 125; 129;
  130; 131; 149; 151; 158
Psoriasis.................64; 137; 152
Psoriasis capillitii..................153
Psoriasis palmoplantaris....169
Psoriasis vulgaris 160; 164;
  165; 168
Puder...41
Pudergrundstoffe....................75
Pustulosis palmoplantaris.153
Pyodermien 177; 179
Pyoktanin 244; 249

Q

Quadratsäure 106
Qualitätsstandard der
  Rezepturen 18
Quecksilber.............................101
Quellmittel.............................. 47

R

Repellent 53
Resorcin 17; 63; 102; 103;
  172; 173; 207
Rezeptformalität.....................23
Rezepturarzneimittel.. 96; 255
Rezeptursammlung 110
Rivanol® 57; 175; 176; 178
Rizinusöl.............................70; 74
Rosazea 60; 193; 194; 203

S

Salben..................................... 34
Salicylcollodium....................208
Salicylsäure... 63; 88; 162; 203
Salicylsäure-Öl.......................138
Salicylsäuresalbe 137
Salicylvaselin.........................137
Schälpaste 17
Schimmelpilze 52
Schüttelmixtur 44
Schwangerschafts-
  dermatosen 129
Schwefel 17; 63; 103; 239;
  241; 243; 244; 245; 246;
  248; 249; 250; 252; 253

Schweineschmalz..35; 69; 111
Seborrhoe....................................203
seborrhoisches
    Ekzem........63; 149; 151; 193
Sekundäre Amine 99
Sesamöl.......................................70
Shampoo...............................73; 75
Signatura 25
Silbernitrat.................................64
Siliciumdioxid...........................77
Silikonöle...................56; 67; 127
Skabies 53; 63; 192
Sklerotherapie ...211; 212; 213
Softisan® 378..............................69
Solutio Castellani.....16; 17; 57
Sonnenblumenöl 70
Sorbinsäure.........................82; 85
Sorbitanlaurat...........................74
Sorbitanmonooleat 73
Sorbitanmonostearat 73
Sorbitol.......................................71
Squalan 68
Stabilität 96; 257
Standardrezepturen................26
Staphylokokken 57
Stärke..................................78; 100
Steinkohlen-
    teer............64; 232; 234; 248
Steinkohlenteerdestillat.....105
Steinkohlenteer-
    lösung.......................64; 83; 98
Stomatologika........................214
Streptokokken 57
Stützverband..........................218
Subscriptio.................................24
Sulfacetamid 244
Sulfanilamid 244
Sulfonamide 17; 102
    topisch........................... 103

T

Talkum 76; 99; 100
Tannin 248; 249
Teerpräparate 64
Tenside.................................70; 72
Testosteron................................65

Testosteron-
    propionat 65; 248; 252
Tetracainhydrochlorid...........83
Tetrachlorkohlenstoff.........100
Tetracyclin...............................250
Tetracyclinhydrochlorid 51
Thesit®...62
Thiomersal.................................86
Tinctura Arning.......16; 49; 169
Tinea corporis....189; 190; 191
Tinea pedis 189; 191
Titandioxid 76
Topisolon Basissalbe 245
Tretinoin 65; 243; 248; 257
Triamcinolon-
    acetonid 30; 32; 59; 152
Triamcinolonacetonid-
    Hautspiritus......................153
Trichomonaden-
    infektion....................185; 188
Trichomoniasis.........................60
Triclosan...............85; 230; 248
Triethanolamin 100
Triglyceride................................34
Triphenylantimon.................103
Triphenylmethan-
    farbstoffe 53; 57; 60
Trometamol 80
Tumenol-Ammonium..48; 241

U

Ulcera crurum 197
Ulkusreinigung......................170
Ultraschallkontaktgel 118
Ulzera 171; 198
Umschläge 47
Undecylensäure.....................103
Unguentum Cordes..............236
Unguentum emulsificans ..114
Unguentum emulsificans
    aquosum 121
Unguentum emulsificans
    nonionicum aquosum 122
Unguentum leniens..............124

V

Vaselin 34; 35; 68

Vaselinum album 110
Vaselinum flavum 110
Verbrennungen 170; 171
Verdickungsmittel 70; 77
Verfallsdatum 92; 95
Verletzungen 170
Verpackung 96; 97
Verpackungsform 41
Verrucae planae 65
Verrucae vulgares 206
Vitamin-A-Palmitat 239
Vitamin-A-Säure 65; 233; 234; 244; 249; 252

W

Wachse 67
Walrat 100
Warzen 208
Warzensalbe 206
Warzentherapeutika 205
Wasserfreie Salben-
   grundlagen 110
Wasserhaltige ambiphile
   Creme 40
Wasserhaltige Harnstoff-
   Wollwachsalkoholsalbe 145
Wasserhaltige Hydrophile
   Salbe DAB 39; 121
Wasserhaltige Wollwachs-
   alkoholsalbe DAB 38; 119
Wasserhaltige Wollwachs-
   alkoholsalbe pH 5 120
Wasserhaltiges Polyacry-
   latgel DAB 9 118
Wasserstoffbrücken-
   bindungen 89
Wechselwirkungen 89
Weiche Zinkpaste DAB 45; 135
Weißes Vaselin DAB 110

Weizenstärke 76
Windelderma-
   titis 128; 195; 196
Wirkungsbeeinflussung
   von Arzneistoffen 90
Wirtschaftlichkeit 258
Wismut 101
Wolff Basis Creme 252
Wollwachs 73
Wollwachsalkohol 73
Wollwachsalkohol-
   salbe 36; 113
Wollwachsalkoholsalbe
   DAB 37
Wundbehand-
   lung 170; 171; 175; 199

X

Xanthan 78
Xerosis 124; 125

Z

Zentrallaboratorium
   Deutscher Apotheker 22
Ziele der Rezeptur 19
Zinci oleum 136
Zinci pasta 132
Zinkchlorid 213
Zinkleim 83
Zinkleim DAB 218
Zinköl 136
Zinkoxid 65; 76
Zinkoxidschüttelmixtur 129
Zinkoxid-Talkum-Puder 128
Zinkpaste DAB 45; 132
Zinkstearate 76
Zinksulfat 66; 234
Zugsalbe 168